肝包虫病手术

Operative Techniques of Hepatic Echinococcosis

主　编　王文涛

副主编　黄　斌　杨　闯　沈　舒

编　者（以姓氏笔画为序）

万　娟	马　智	王　焘	王　谦	王　聪
王文涛	王保宁	王家嵘	孔俊杰	叶　慧
冯　曦	成　俊	吕明德	朱道珺	任秋平
邬　涛	孙　汀	阳　丹	严律南	李　波
李永忠	杨　闯	杨先伟	杨康明	吴孟航
吴春成	邱　实	邱海洲	邱逸闻	沈　舒
张　宇	张　鸣	张光葭	张自飞	陈　颖
陈卫霞	陈攀羽	罗兰云	罗朝志	赵纪春
郝景程	胡　兵	翁诚馨	黄　斌	蒋　利
覃　燕	景　涛	谢泽荣	廖安鹊	谭永琼
樊海宁	魏永刚	魏耕富		

人民卫生出版社

·北　京·

图书在版编目（CIP）数据

肝包虫病手术/王文涛主编. —北京：人民卫生出版社，2023.8

ISBN 978-7-117-31560-9

Ⅰ.①肝⋯ Ⅱ.①王⋯ Ⅲ.①肝疾病-棘球蚴病-外科手术 Ⅳ.①R532.32

中国版本图书馆 CIP 数据核字（2021）第 085632 号

| 人卫智网 | www.ipmph.com | 医学教育、学术、考试、健康，购书智慧智能综合服务平台 |
| 人卫官网 | www.pmph.com | 人卫官方资讯发布平台 |

肝包虫病手术

Ganbaochongbing Shoushu

主　　编：王文涛

出版发行：人民卫生出版社（中继线 010-59780011）

地　　址：北京市朝阳区潘家园南里 19 号

邮　　编：100021

E - mail：pmph @ pmph.com

购书热线：010-59787592　010-59787584　010-65264830

印　　刷：人卫印务（北京）有限公司

经　　销：新华书店

开　　本：787×1092　1/16　印张：21

字　　数：524 千字

版　　次：2023 年 8 月第 1 版

印　　次：2023 年 8 月第 1 次印刷

标准书号：ISBN 978-7-117-31560-9

定　　价：198.00 元

打击盗版举报电话：010-59787491　E-mail：WQ @ pmph.com

质量问题联系电话：010-59787234　E-mail：zhiliang @ pmph.com

数字融合服务电话：4001118166　E-mail：zengzhi @ pmph.com

主 编 简 介

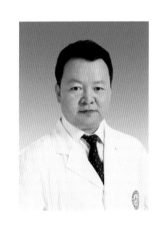

　　王文涛，四川大学华西医院肝脏外科主任，教授，主任医师，医学博士，博士研究生及博士后导师。2002年7月获四川大学外科学临床医学博士学位后留院工作。师从我国著名肝胆胰外科专家、肝移植领域泰斗严律南教授。曾赴英国伯明翰大学伊丽莎白皇后医院和香港大学玛丽医院研修。入选四川省有突出贡献的优秀专家、四川省卫生健康委学术技术带头人、四川省卫生健康领军人才。担任中国医师协会外科医师分会包虫病外科专业委员会副主任委员、国家卫生健康委包虫病医疗救治专家组副组长、中国医师协会结直肠肿瘤专业委员会结直肠肝转移专业委员会副主任委员、中华医学会外科学分会外科手术学学组委员、中华医学会肿瘤学分会肝癌学组委员、中国医师协会微无创医学专业委员会肝胆外科学组委员、中国抗癌协会肝癌专业委员会委员、四川省医学会包虫病专业委员会主任委员、四川省包虫病临床研究中心主任、四川省抗癌协会肝癌专业委员会主任委员、四川省医学会器官移植专业委员会副主任委员等学术职务。

　　一直致力于肝移植及肝胆胰复杂疑难疾病的基础与临床研究。在国际上率先开展离体肝切除联合自体肝移植治疗晚期肝泡型包虫病，并首创采用自体血管重建全程下腔静脉。累计完成国际上公认的本专业难度和复杂程度最高的自体肝移植手术逾100例，全肝移植300余例，活体肝移植170余例。参与实施了国内最小年龄(83天)的儿童活体肝移植、国内第1例儿童活体肝段移植和国内首例成人间双供肝活体肝移植。累计完成半肝切除、联合管道重建的根治性肝切除、分期根治性肝切除等各型复杂肝包虫病手术逾1 000例。多次受邀请赴30余家国内大型医院进行疑难病例会诊和疑难复杂手术演示并获好评。

　　受聘新疆医科大学客座教授兼职博士生导师，兰州大学第一和第二医院客座教授。担任中华医学会《中华肝胆外科杂志》《中华普通外科杂志》编委会通讯编委。累计发表SCI学术论文100余篇，以第一作者或通讯作者发表42篇。其中，复发性肝包虫病的研究发表于顶级传染病学杂志 *Lancet Infectious Disease*，系此类研究首次在世界顶级杂志报道。在体外肝移植联合自体肝移植临床实践中的相关经验被总结为论文并发表在包虫病治疗与移植医学领域顶级杂志 *American Journal of Transplantation*，并发表了多篇论文分别论述自体肝移植术的各个技术难点，系国际上首次系统性讨论了自体肝移植在治疗晚期包虫病中的创新性应用，研究成果受到国际同行的肯定。累计纵向科研课题经费超过650万元，承担国家自然科学基金面上项目、四川省科技厅重点研发项目等7项课题。曾获四川省科学技术进步奖一等奖、华夏医学科技奖一等奖、教育部科学技术进步奖二等奖。

序

我国的肝脏外科自二十世纪五十年代开始建设发展,至今虽已经历约 70 年,但从医学学科史的角度上讲仍是一门年轻的学科。整体而言,我国肝脏外科的发展呈现出"起步晚,发展快"的特点,通过数代医学工作者的辛勤付出,已经处于世界领先水平。

肝包虫病是一种关系到我国西部广大地区畜牧业生产,严重影响群众身体健康和生命安全,影响社会经济发展的重大地方感染性疾病,也是我国西部牧民群众"因病致贫、因病返贫"的原因之一。外科手术是肝包虫病患者的主要治疗手段。肝包虫病的外科治疗要求术者具有精湛的肝脏解剖与切除技术、丰富的血管与胆道重建经验以及细致的术后并发症管理手段。终末期肝泡型包虫病患者需进行的肝移植手术治疗,更是复杂程度高、技术难度大。同时,肝包虫病外科治疗存在根治性切除率低、围手术期并发症发生率高及术后复发率高等问题。

王文涛教授深耕肝脏外科领域多年,专注肝包虫病临床与基础研究,目前已完成不同部位肝切除、重要肝内结构受侵犯联合管道重建的根治性肝切除、分期根治性肝切除、肝脏预留体积不足的预处理后再切除等各类复杂肝包虫病手术逾 1 000 例;成功完成离体肝切除联合自体肝移植手术以及过去无法治疗的肝脏重要管道结构受侵犯的晚期肝包虫病多例,并在国际上首次采用自体血管全程重建下腔静脉,该技术是国际上公认的本专业难度和复杂程度最高的肝脏外科手术技术。目前已累计完成超过 100 例自体肝移植手术,相关学术成果发表在移植领域国际顶级杂志 *American Journal of Transplantation*,代表了我国肝包虫病诊疗水平处于国际领先地位。因此,《肝包虫病手术》的适时出版,一定会为肝包虫病的诊断和治疗提供技术支持,对肝包虫病规范化诊疗体系建立起到积极的推动作用。

王文涛教授主编的《肝包虫病手术》,凝结了四川大学华西医院几代肝脏外科学者以及四川、青海和甘肃等地的国内著名肝包虫病一线专家的智慧,是从事这一专业研究的学者、科研团队数十年的经验总结。书中结合国内外临床实践经验与最新研究成果,辅以丰富的手术实例,图文并茂、深入细致地对肝包虫病术前诊断、围手术期准备、手术操作、并发症防治以及术后管理等方面进行了阐释,同时还系统介绍了我国西部地区肝包虫病防控体系建设现状。书中所包含科学严谨的论述,翔实丰厚的论证,充分彰显了肝脏外科手术领域的"华西经验"。

"吾生也有涯,而知也无涯。"我将本书推荐给广大从事肝包虫病诊治及研究的临床医师、医学生及医学研究者。相信本书的出版对我国肝包虫病预防、诊治及规范化体系建设大有裨益。

严律南

2020 年 11 月

前　　言

　　包虫病又称棘球蚴病，是人兽共患的寄生虫疾病，全球有超过 100 万人患有此病。我国是包虫病流行最为严重的国家，其主要分布于四川省、青海省、甘肃省和新疆维吾尔自治区等西部 7 个省、自治区的牧区或半农半牧区，是严重危害少数民族群众身体健康和生命安全，影响社会经济发展的重大地方感染性疾病，是我国西部地区牧民群众"因病致贫、因病返贫"的原因之一，也是世界卫生组织认定的全球十种经济负担最重的疾病之一。

　　包虫病最常发生于肝脏，其次是肺、脑、骨骼等其他器官。外科手术是主要的治疗手段，也是根治性治疗方法。但围手术期并发症、术后复发、多器官播散等问题仍是包虫病诊治过程中亟待解决的难题。因此，如何提高根治性切除率、降低复发率、减少并发症发生率以及多学科综合治疗各种疑难复杂包虫病例，应当引起高度关注和思考。

　　本书邀请 50 多位国内著名肝包虫病一线专家，分享肝包虫病临床诊疗实践中的经验和教训，结合国内外文献和临床应用中的最新进展，经过 1 年多的努力编写而成。

　　全书共分 24 章，分别从肝包虫病流行病学特点、病理生理、预防措施、临床诊断、麻醉和管理、手术方式、手术技巧、术后管理、药物治疗等方面进行了详细介绍，并介绍了四川大学华西医院手术治疗肝包虫病的经验和手术技术改进，尤其介绍了四川大学华西医院离体肝切除联合自体肝移植、不同分期包虫病适宜手术方式及以围手术期管理为核心的多模式治疗体系建设。

　　本书图文并茂，含有大量精美的手术操作图片，着重实用性、先进性，希望能对从事肝包虫病防治的一线医务工作者、卫生防疫工作者以及热衷肝包虫病研究事业的科研工作者有所帮助。

　　需要说明的是，棘球蚴病为包虫病的专业用词，包虫病为其通俗用词，本书为便于读者阅读与理解，涉及临床疾病时统一命名为囊型包虫病或泡型包虫病；涉及病原学、微生物学时，则根据习惯统称为棘球蚴或棘球绦虫、细粒棘球蚴、多房棘球蚴、细粒棘球蚴病、多房棘球蚴病；涉及政策、论文题目、书名、课题名称、推广项目名称时则与实际的题目或名称保持一致。

王文涛

2020 年 10 月

目　　录

第一章

肝脏外科发展的历史与展望

　　肝包虫病手术的发展伴随着肝脏外科手术的发展,二者密不可分。自 Berta 在 1716 年实施的第一例肝切除手术距今已三百余年,这门古老的手术科学在步入二十世纪以来随着现代科技的进步不断发展,日趋完善。而我国肝脏外科起步至今已七十余年,各位医学前辈筚路蓝缕,历经坎坷,建立起属于自己的手术方式与研究路线,之后一代又一代医学工作者前仆后继,使我国肝脏外科的临床技术和科研创新水平逐渐走向世界前列。

一、肝脏解剖的发展

　　Galen 在其著作中首次描述了肝脏,认为肝脏分为 5 叶。1654 年,Glisson 研究肝脏的结构,提出了 Glisson 鞘及肝段解剖学概念。此后,Rex、Cantile、Hjortsjo 等先后提出了不同的肝脏分区的方法。1951 年,Healey 和 Schroy 建立了现代肝脏外科分段的基本概念:左外区、内区、前区和后区;1953 年,进一步将每个区分成两个部分,提出了肝动脉和胆管分段法。1954 年,Couinaud 在此基础上形成了肝脏八段的概念,并通过对 100 多个离体肝脏的门静脉、肝固有动脉、胆管系统进行解剖研究,于 1957 年提出了以门静脉走行为基础,以肝静脉 3 个主要分支为分区界线的基于门静脉和肝静脉的 Couinaud 肝脏分段法。1957 年,Goldsmith 和 Woodburne 根据活体肝脏研究,以门静脉和肝静脉的走行为基础,提出 Goldsmith 分段法。3 条主要肝静脉走行于肝段之间,Glisson 鞘进入每段的中央。1960 年,我国吴孟超等采用肝内管道系统灌注法研究肝内血管、胆管的分布规律,提出五叶四段法,将肝脏分成左、右、前、后及尾状叶,左外和右后分成上、下两段。1982 年,Bismuth 结合 Goldsmith 和 Woodburne 分段法与 Couinaud 分段法,提出目前临床广泛使用的八段法,将肝脏分为左、右半肝,右半肝分为前内、后外两个扇区,纠正了 Couinaud 对于活体右肝两个扇区相对位置关系的错误命名,每个扇区分成为上下两个段。左半肝分为左前、左后两个扇区。至此,肝脏的解剖分区及命名在世界范围内沿用至今。

二、肝脏血流阻断技术

　　1908 年,Pringle 发表了《肝外伤止血札记》(*Note on The Arrest of Hepatic Hemorrhage Due to Trauma*),为之后肝脏血流阻断技术的发展奠定了基础。1966 年,Heaney 首次提出全肝血流阻断法概念。近年来,为了减少血流阻断引起的并发症,发展出保留腔静脉通畅的全肝血流阻断法,术中保持了下腔静脉通畅,对全身血流动力学的影响小。1986 年,日本 Takasaki 教授提出 Glisson 蒂阻断法,通过解剖肝外 Glisson 鞘直接结扎欲切肝叶或肝段的 Glisson 蒂,使肝脏显示出缺血分界线,并沿此线进行快速肝切除,减少肝脏缺血再灌注损伤,提高了手术安全性。随着肝血流阻断技术的发展,阻断范围不断缩小,由此导致的肝脏缺血再灌注损伤也随之减轻,现在肝切除过程中可不采取肝血流阻断技术或仅使用局部血流阻断方式,从而达到减少对机体和肝脏创伤的目的。

三、肝脏切除

1888 年 Carl Langenbuch 首先成功实施肝左叶切除,1891 年 Lucker 首次报道从肝左叶切除肿瘤,1910 年 Wendell 首次报道切除右肝叶。之后手术技术迅猛发展,在二十世纪五十年代,肝叶切除术已逐渐标准化,1952 年 Lortat-Jacob、Quattlebaum 和 1953 年 Pack 的规则性肝叶切除奠定了肝脏切除手术的基础,二十世纪八十年代,随着肝脏功能解剖、肝脏病理学进展和现代解剖影像技术的支持,肝段切除既能有效清除肝脏病灶,又能保留较多功能性肝组织,从解剖学和病理学两个层面提升了肝切除的精度和效度。医疗设备的发展以及术中超声、术中胆管造影等技术的应用进一步提高了手术的安全性与精确性。

1991 年腹腔镜肝切除首次成功实施,拉开了腹腔镜下肝切除术的序幕。随着器械的改进和医生技术水平的提高,腹腔镜下大范围解剖性肝切除术、特殊部位肝切除术等报道相继出现并不断增加。微创手术的精准性可与开腹解剖性肝段切除术相媲美,无疑为精准微创外科的发展注入了新的活力。

四、肝移植

自 1963 年 Starzl 等首度将肝移植技术应用于临床以来,历经半个多世纪的发展,目前肝移植已成为治疗各种终末期肝病唯一有效的方法。受益于新型免疫抑制剂的开发应用和现代外科技术的创新发展,从 1977 年完成首例成人原位肝移植至今,中国的肝移植事业取得较大进步。国内肝移植围手术期病死率已降至 5% 以下,患者术后 1、5、10 年生存率已分别达到 90%、79% 和 72%。尸体肝移植与活体肝移植技术的成熟与发展在造福广大人民的同时也将进一步提升我国器官移植水平。

五、肝脏外科的未来

21 世纪将是肝脏外科飞速发展的时代。常规肝切除技术得到普及;微创肝脏外科技术有了前所未有的进步;肝移植技术成熟并得到推广,成为治疗终末期肝病的最终方案;影像学的发展为肝脏疾病的诊断提供了技术支持;传统生命科学的进步与新兴材料科学的应用均为肝脏手术注入新鲜血液。在现代医学模式推动下,在精准医疗模式指导下,在多学科联合诊疗模式带领下,肝脏外科手术的有效性、科学性、便捷性和安全性有机统一,进一步推动了肝脏外科技术革新和研究进步。相信通过众多"欲穷千里目"的肝脏外科临床医师与科研工作者的努力,我国肝脏外科事业一定会"更上一层楼"。

(严律南)

参考文献

[1] LAU W Y. The history of liver surgery[J]. J R Coll Surg Edinb,1997,42(5):303.

[2] HEALEY J E,SCHROY P C. Anatomy of the biliary ducts within The human liver; Analysis of the prevailing pattern of branchings and the major variations of the biliary ducts[J]. AMA Arch Surg,1953,66(5):599-616.

[3] KAWARADA Y,DAS B C,TAOKA H. Anatomy of the hepatic hilar area:the plate system[J]. J Hepatobiliary Pancreat Surg,2000,7(6):580-586.

[4] SCHWART S I. Surgery of the liver and biliary tract[M]. Edinburgh:Churchill livingstone,1988.

[5] PICHLMAYR R,GROSSE H,HAUSS J,et al. Technique and preliminary results of extracorporeal liver surgery (bench procedure) and of surgery on the in situ perfused liver[J]. Br J Surg,1990,77(1):21-26.

[6] LAU W Y. Historical review:the history of liver surgery[J]. J R Coll Surg Edinb,1997,5(5):303-309.

[7] MCCLUSKY D A,SKANDALAKIS L J,COLBORN G L,et al. Hepatic surgery and hepatic surgical anatomy: historical partners in progress[J]. World J Surg,1997,21(3):330-342.

[8] BUELL J F,CHERQUI D,GELLER D A,et al. The international position on laparoscopic liver surgery:the louisville statement,2008[J]. Ann Surg,2009,250(5):825-830.

[9] NGUYEN K T,GAMBLIN T C,GELLER D A. World review of laparoscopic liver resection-2804 patients[J]. Ann Surg,2009,250(5):831-841.

[10] SOYER P. Segmental anatomy of the liver:utility of a nomenclature accepted worldwide[J]. AJR Am J Roentgenol. 1993,161(3):572-573.

[11] LEI J,YAN L. Outcome comparisons among the Hangzhou,Chengdu,and UCSF criteria for hepatocellular carcinoma liver transplantation after successful down staging therapies[J]. J Gastrointest Surg,2013,17(6):1116-1122.

[12] 朱志军. 多途径扩展肝移植供肝来源[J]. 基础医学与临床,2012,32(6):593-597.

[13] DEVLIN J,O'GRADY J. Indications for referral and assessment in adult liver transplantation:a clinical guideline. British society of gastroenterology[J]. Gut,1999,45(Suppl 6):Ⅵ1-Ⅵ22.

第二章

中国包虫病流行病学概况

第一节 中国包虫病流行情况

包虫病(又称棘球蚴病)在我国西部广泛分布,是我国最具公共卫生重要性的人兽共患寄生虫病之一。包虫病包括细粒棘球绦虫幼虫引起的囊型包虫病和多房棘球绦虫幼虫引起的泡型包虫病。泡型包虫病被称为"虫癌",10 年病死率达 94%,危害十分严重。根据《2012年全国包虫病流行情况调查报告》数据显示,我国两型包虫病均高度流行,患者数量庞大,其中囊型包虫病分布范围更广,病例数更多。与现有的全球包虫病流行数据相比较,我国包虫病受威胁人口数和患者数居全球首位。

国家对包虫病防控高度重视,2016 年国家卫生计生委等 12 个部委联合印发了《全国包虫病等重点寄生虫病防治规划(2016—2020 年)》,要求到 2020 年底,建立完善重点寄生虫病监测体系,基本控制包虫病流行。

一、人群包虫病流行情况

(一) 地区分布

我国包虫病流行范围广,根据《2012 年全国包虫病流行情况调查报告》和既往数据,确定全国包虫病流行县共计 350 个,分布于内蒙古自治区(23 个)、四川省(35 个)、云南省(8 个)、西藏自治区(74 个)、陕西省(2 个)、甘肃省(56 个)、青海省(39 个)、宁夏回族自治区(19 个)、新疆维吾尔自治区(81 个)和新疆生产建设兵团(13 个)。

根据 2012—2016 年对内蒙古自治区、四川省、甘肃省、青海省、宁夏回族自治区、新疆维吾尔自治区和新疆生产建设兵团 259 个流行县的调查数据推算出人群包虫病患病率为 0.24%,其中人群患病率从高到低依次为四川省(1.08%)、青海省(0.63%)、宁夏回族自治区(0.22%)和甘肃省(0.19%),内蒙古自治区、新疆维吾尔自治区和新疆生产建设兵团人群患病率均低于 0.1%。

2005—2013 年,根据传染病报告信息管理系统,除广西壮族自治区以外,全国其他省(自治区、直辖市)均有病例报告,除少数病例具有流行区旅居史外,大部分病例的情况不明,不排除本地感染病例的存在。

(二) 人群分布

1. 不同性别、年龄人群包虫病分布 总体而言,女性患病率高于男性,患病率随着年龄增长而升高。女性患病率高于男性的原因可能为妇女承担更多家务,与犬接触更为频繁和密切,接触虫卵的机会较多。在流行区,人群随着年龄增长而暴露的机会更多,可能导致包虫病患病率随年龄增长而升高。

以四川、青海两省为例,四川省男、女包虫病患者检出率分别为1.02%、1.29%,而检出率最高的年龄段为65岁以上,检出率达1.86%,接下来依次为15~64岁(1.12%),0~14岁(0.83%);青海省男、女包虫病患者检出率分别为1.00%、1.43%,而检出率最高的年龄段为65岁以上,检出率达1.46%,接下来依次为15~64岁(1.24%),0~14岁(0.72%)。

2. 不同职业人群包虫病分布 宗教教职人员(主要为佛教)的包虫病检出率(4.66%)最高,其次为牧民(1.68%)和农牧民(0.47%)。宗教教职人员检出率高,是因为藏族聚居区佛教寺院周围存在大量无主犬,难以进行规范的犬只管理和定期驱虫,犬只包虫病感染率较高,使得寺庙周围环境受虫卵污染更为严重,从而增加宗教教职人员罹患包虫病的风险。牧民和农牧民因与家畜和犬的接触频繁,故患病概率较高。

3. 不同文化程度人群包虫病分布 从文化程度来看,文盲人群的检出率最高(1.11%),这可能与他们的健康意识和卫生习惯差有关,增加了虫卵入侵的机会。加强重点人群的健康教育,加强犬只驱虫,尤其是牧犬和寺庙周围的无主犬的驱虫力度,是减少人群暴露程度、预防和控制包虫病的关键措施。

(三)流行变化情况

包虫病发病过程隐匿,早期临床表现不明显,患者主动就诊数量较少。通过主动进行社区、乡村筛查,往往可以发现更多患者,尤其是缺乏临床表现的患者。

从二十世纪八十年代以来,包虫病患者发现数量逐年增加,尤其是2006年国家启动包虫病防治项目以来,病例报告大幅增加。主要原因包括:

1. 国家重视程度提高,大力开展社区人群主动筛查,发现了大量院外患者。

2. 诊断技术大幅度改进,从黑白超声到多普勒超声,从包虫皮内试验到特异性包虫病抗体ELISA检测,乃至采用CT、MRI等技术,极大地提高了诊断水平。

长期跟踪调查表明,大部分流行地区患病率呈现下降趋势,但少部分县患病率有所上升。《2012年全国包虫病流行情况调查报告》比较了在2004年和2012年均开展了人群包虫病患病情况调查的29个县,其中内蒙古自治区、四川省和新疆生产建设兵团两次调查的检出率差异无统计学意义;甘肃省、青海省、宁夏回族自治区、新疆维吾尔自治区4个省(自治区)2012年调查的人群包虫病检出率低于2004年。

二、动物宿主的感染或患病情况

(一)终宿主犬感染情况

1. 犬感染情况 犬是细粒棘球绦虫和多房棘球绦虫的终宿主,特别是在我国青藏高原,犬是多房棘球绦虫的主要终宿主,在对人群的感染中扮演着重要角色。

犬棘球绦虫粪抗原阳性率一方面反映了包虫病的传播状况,另一方面也反映了犬驱虫工作开展的情况。由于各地防控项目开展时间、力度不一,犬棘球绦虫粪抗原检测结果差异较大。2012年对内蒙古自治区、四川省、甘肃省、青海省、宁夏回族自治区、新疆维吾尔自治区和新疆生产建设兵团开展犬感染情况的调查显示,犬棘球绦虫粪抗原阳性率为4.26%,其中青海省达到13.02%,其他均在5%以下。

2. 其他终宿主感染情况 除犬以外,细粒棘球绦虫的终宿主还包括狼;多房棘球绦虫的终宿主还包括狐狸。2002年王虎在青海的青南高原、柴达木盆地、祁连山地和河湟谷地4个不同地形区开展终宿主动物棘球绦虫感染情况调查,剖检狐狸尸体21只,其中细粒棘球绦虫感染率为 14.29%（3/21），多房棘球绦虫感染率为 19.05%（4/21）；剖检狼尸体 3 只，均为细粒棘球绦虫感染。可见其他野生终宿主感染率之高。但由于我国至今未对全部流行区其他终宿主的数量和感染率开展科学规范的调查，其他终宿主对人包虫病流行的影响无法进行估算。

（二）中间宿主动物患病情况

1. 家畜棘球蚴检出率　囊型包虫病的中间宿主复杂多样，包括山羊、绵羊、牦牛、猪等家畜，也有麋鹿、驯鹿、藏羚羊、藏野驴、野牦牛、藏黄羊、白唇鹿、岩羊、盘羊等野生有蹄类动物。

调查表明青海省的家畜检出率最高（9.37%），其次是新疆维吾尔自治区（7.04%）、四川省（4.42%）、新疆生产建设兵团（3.88%）、甘肃省（1.73%）、宁夏回族自治区（1.10%）、内蒙古自治区（0.90%）。各流行区家畜包虫病的检出率与犬棘球绦虫粪抗原的阳性率一致，但远远低于过去的文献报道，应与近年各地开展了大规模的犬驱虫有关。

家畜包虫病的检出率随齿龄的增长而升高，与随齿龄增长暴露程度增加有关。其中，内蒙古自治区、新疆维吾尔自治区的绵羊感染率低，重要原因在于出栏时间早，大约在羔羊 6 个月大的时候可出栏上市，这样细粒棘球蚴就难以在其肝肺发育。而青藏高原出栏的牦牛多在 6、7 岁以上，因此细粒棘球蚴发育良好，为青藏高原细粒棘球绦虫生活循环史提供了良好基础。

各月均有家庭屠宰，屠宰较为集中的时间为 10 月至次年 1 月。家庭屠宰时间分布对犬驱虫有指导意义，家庭屠宰与犬的感染机会直接相关，可根据家庭屠宰时间分布情况重点加强犬驱虫工作。

2. 小型哺乳动物泡球蚴检出率　小型哺乳动物是多房棘球绦虫的主要中间宿主，主要包括啮齿目和兔形目。啮齿目动物包括田鼠、坦氏鼹形田鼠、狭颅田鼠、藏仓鼠等，兔形目包括鼠兔、野兔等。

2012 年在全国范围内开展的全国包虫病流行情况调查表明，在有泡型包虫病流行的四川省、青海省、新疆维吾尔自治区、甘肃省和宁夏回族自治区，对野外捕获的啮齿目和兔形目动物中间宿主进行了泡球蚴的检查，泡球蚴检出率为 1.54%。其中，四川省的检出率最高（2.42%），其次是新疆维吾尔自治区（1.73%）、青海省（1.72%）、甘肃省（0.30%），宁夏回族自治区未检出野生动物感染。

第二节　中国包虫病流行因素分析

我国是包虫病发病率最高的国家之一。从地理分布来看，我国包虫病高度流行区主要集中在高山草甸、气候寒冷、干旱少雨的牧区及半农半牧区，形成我国包虫病患病率西高东低，由西向东明显减弱的流行特征。由于地域辽阔，包虫病分布范围广，流行因素十分复杂，部分地区患病情况仍十分严重。综合相关报道总结，归纳包虫病在这些区域高度流行的主要因素包括：①一些区域更加适合细粒棘球绦虫或多房棘球绦虫完整生活史的形成。两型棘球绦虫虫卵适宜于寒冷、干旱少雨的自然环境，这些环境中存在丰富动物资源，相互间构成较为固定的食物链，从而使两型棘球绦虫能够形成完整的生活史。②中间宿主的大量存在增加疾病的传播。发达的畜牧业带来大量的牛、羊等细粒棘球绦虫中间宿主，而草原也是多房棘球绦虫中间宿主（小型哺乳类）的良好生存环境。现有数据表明，流行程度较高的区域大多有发达的畜牧业。③终宿主数量是包虫病传播的关键之一。包虫病终宿主犬只数量庞大，尤其是野犬数量极多，形成众多的传染源。在 1999 年四川省调查研究发现，野犬数量而非狐狸数量是泡型包虫病的显著流行风险因素，次年在甘肃省的研究也有类似发现，这种情况与其他国家和地区以狐狸为泡型包虫病的主要传染源有所不同。家犬、牧犬及野犬的大量存在，为形成完整的棘球绦虫生活史提供了良好条件。④生态恶化助长了疾病的传播。草原过度放牧、森林减少等生态改变使泡型包虫病野生中间宿主数量大幅增加，导致四川省、青海省、宁夏回族自治区、甘肃省部分区域泡型包虫病高度流行。⑤不良个人行为及卫生习惯增加患病概率。与犬密切接触、用病变脏器喂犬、进食前或准备食物时不洗手等不良卫生习惯和缺乏安全饮用水源，显著增加了传播感染的机会。⑥年龄与性别是重要流行风险因素。女性和男性的分工不同，如在家庭中，妇女往往承担喂养犬只的责任，与犬只关系更加紧密，导致患病风险更高。包虫病从感染到出现明显病灶、症状和体征，需要数年时间，因此人群平均年龄越大，人群患病检出率越高。⑦各地执行有关法规力度有所不同，贫穷、落后、偏远的牧区，规范的屠宰管理难以落实，导致病变脏器被不加处理地喂食犬只，促进了包虫病的传播。

第三节　包虫病预防控制和成效

包虫病在新西兰、澳大利亚的塔斯马尼亚岛及冰岛等国家和地区曾经高发，经过 20～100 年的控制到最终消灭包虫病，证明包虫病是可以控制和消除的。控制包虫病的流行主要是通过切断棘球绦虫生活发育环节，预防中间宿主（人、畜）对棘球蚴的感染，预防或驱虫治疗终宿主（犬），阻断虫卵的播散。

一、国外成功范例和经验

自二十世纪六十年代冰岛政府实施的包虫病防治项目取得成功以来，各国陆续开展了大量的包虫病防治工作和研究。世界卫生组织和动物卫生组织将包虫病控制和消除划分为计划、实施、巩固和消除后维持 4 个阶段。只要没遭遇重大的阻碍或财政困难，包虫病防治实施阶段通常可以在 15 年内顺利完成。截至 2002 年，全球已有 7 个地区的包虫病防治项目取得显著效果，包括 5 个岛屿地区（冰岛、新西兰、澳大利亚的塔斯马尼亚岛、阿根廷的马尔维纳斯群岛和塞浦路斯）以及 2 个大陆地区（阿根廷和智利）。而在欧洲、亚洲和非洲的包虫病流行地区，许多国家也开展了本国包虫病防治试点研究。总结各国包虫病防治经验，有利于促进我国包虫病防治工作的顺利开展。

（一）囊型包虫病防治研究

1. 岛屿型流行区囊型包虫病的防控　综合治理旨在杜绝农牧犬抢食带虫肝脏，在做法上国外重视宣传教育。此外，还建立管理机构，层层把关、处处设防，通过立法手段，实行屠宰管制，设立带虫肝肺销毁设施，加工与监督犬食用品等一系列社会工程，故称为综合治理。防控成功的实例有冰岛、塞浦路斯、新西兰、澳大利亚塔斯马尼亚岛和阿根廷马尔维纳斯群岛。

（1）冰岛于 1863 年启动包虫病防治项目，政府通过包虫病法案对家犬主人强制征收养犬税，并要求对含有包囊的脏器进行深埋或焚烧。每个社区安排一名驱虫员，要求每年对所有犬进行一次驱虫，最初使用的驱虫药是槟榔籽提取液，后改为氢溴酸槟榔碱。二十世纪初期，冰岛在各处建立屠宰房，并规定若在屠宰房外进行屠宰则违法。1863 年冰岛的犬解剖感染率为28%,通过实施养犬数量控制和屠宰管理等措施,1960年解剖感染率下降为零。冰岛于1960年正式消除包虫病,其防治成果首次证明控制甚至消除包虫病的可行性。

（2）新西兰于1959年启动包虫病防治项目,每年对犬实施4次氢溴酸槟榔碱驱虫,1972年后升级为成本更高的每6周一轮的犬驱虫项目,1991年后进入巩固阶段,主要对屠宰场的家畜进行持续监测和检疫。通过包虫病防治项目,新西兰的绵羊包虫病感染率从二十世纪五十年代的48.4%下降到1981年的0.43%,再到1996年下降为零。2002年,即防治项目启动43年后,新西兰宣布本国消除包虫病。

（3）澳大利亚的塔斯马尼亚岛农业部门于1964年正式启动包虫病防治项目,使用槟榔碱导泻法对犬进行检测以确定高风险农场,采取强制性6周犬驱虫措施,并对农场绵羊进行隔离检疫。通过槟榔碱导泻法检测犬的感染率从1965年的12.7%下降到1978年的0.22%,通过内脏包囊检查法检测3岁以上绵羊感染率从防治前的52%下降到1978年的3.4%。1996年,塔斯马尼亚岛宣布岛内消除包虫病。进入消除后维持阶段,其每年对屠宰场的牛羊进行检测,并对进口犬实行隔离和治疗。塔斯马尼亚岛的包虫病防治项目被认为是迄今为止最成功和最经济有效的包虫病防治项目之一。

（4）阿根廷的马尔维纳斯群岛从1977年开始启动包虫病防治项目,在农业部门的监督下实施强制性的针对家畜的6周吡喹酮驱虫措施,同时对屠宰场的动物内脏进行检测,对发现的病变脏器进行深埋或焚烧。绵羊包虫病感染率从1968年的59.3%下降到1981年的1.8%,再持续下降到1993年0.16%。其下降斜率比新西兰和塔斯马尼亚岛还快,甚至与塞浦路斯的速度相当,该成绩得益于强制实施的6周吡喹酮驱虫措施。经过20年的努力,马尔维纳斯群岛于1997年进入防治巩固阶段。该阶段采取的措施与新西兰和塔斯马尼亚岛相似,包括在屠宰场进行严格的动物内脏包囊监测和检疫,并继续向犬主人提供吡喹酮,同时限制外地犬进入岛内。

（5）塞浦路斯兽医部门于1971年启动国家包虫病防治项目,采取以大规模捕杀流浪犬为主的综合措施,并且每3个月使用一次氢溴酸槟榔碱对所有家犬进行驱虫和检测,对于检测结果为阳性的犬执行安乐死,对母犬采取卵巢切除措施,同时在屠宰场对牲畜脏器进行严格检疫。1985年犬的感染率从防治前的6.8%下降到零,防治项目随之终止。后由于引进非政府控制区的感染动物导致疫情再燃,兽医部门于1994年重新采取控制措施,进入巩固阶段,主要措施是在屠宰场对动物内脏包囊进行监测,追溯感染动物的来源地并执行隔离检疫。塞浦路斯包虫病防治项目的经验表明,在防治初见成效时不能立即停止控制措施,而应进入巩固阶段继续维持防治效果。

2. 大陆型流行区囊型包虫病的防控　　从冰岛、新西兰、澳大利亚塔斯马尼亚岛以及塞浦路斯的控制进程看,他们都是在开展教育的前提下,切断病原循环链的两个阶段,即对狗每6周驱虫1次(每年8次)、隔离或其他处理;同时又投入大量人力、物力、财力,建设屠宰场(点),对绵羊等中间宿主严加屠宰管制,销毁带虫脏器。经过20年至半个世纪以上的漫长进程,虽然取得了明显的控制效果,但其防治经验难以在大陆流行区推广,就连塔斯马尼亚岛的控制模式,至今也未能在澳大利亚大陆应用。问题就在于在大陆型流行区,由于其面积广阔、交通闭塞、卫生和经济条件落后等原因,控制包虫病的难度远远高于岛屿型地区。目前,智利和阿根廷等南美洲国家采取以单相灭绝病原为核心即以犬驱虫为主的综合措施,取得了一定成效。

（1）智利第七大区于1979年启动包虫病防治项目,对家畜严格执行6周吡喹酮驱虫措施,并不断扩大覆盖面,以进一步阻断传播。1997年进入防治巩固阶段,对屠宰场的食用动物内脏进行监测。从1979年到1997年,通过槟榔碱导泻法检测犬的感染率从71%迅速下降为0.35%,绵羊包虫病感染率从60%下降到1.3%。智利第七大区的包虫病防治项目已成为大陆型包虫病防治项目中的典范。

(2)阿根廷里奥内格罗省于1980年启动包虫病防治项目,主要措施是对该地区的所有犬进行登记,并使用吡喹酮驱虫,农村地区驱虫周期是45天,城市地区则为180天。卫生保健员走访农村地区,给犬主分发吡喹酮药片并进行健康教育,犬主负责对家犬驱虫;公共卫生专业人员通过检测犬和羊的感染情况评估项目实施效果。使用槟榔碱导泻法检测犬的感染率从1980年的41.5%下降到1997年的2.3%,绵羊包虫病感染率从1980年的61%下降到1997年的18%,B超检查6~14岁儿童包虫病患病率从1986年的5.6%下降到2008年的0.3%,防治效果显著。

(二)泡型包虫病防治研究

泡型包虫病(alveolar echinococcosis,AE)极难控制。泡型包虫病主要在啮齿类动物和狐狸之间循环。目前已证明,在我国青藏高原,犬是泡型包虫病的主要终宿主,对人群的感染扮演着重要角色。事实上,自然生态系统极大程度决定了啮齿类动物的种群变化,同时啮齿类的种群变化影响狐狸种群的变化。多房棘球绦虫以野生动物为主的循环链使得泡型包虫病的控制要比囊型包虫病困难得多。目前还没有成功的策略和措施用于泡型包虫病的控制。

在欧洲地区,泡型包虫病的主要传染源是狐狸,其采取的防治措施是长期对大范围内的野外狐狸进行吡喹酮驱虫,以阻断包虫病传播,该措施的实施难度和成本都很高。德国于2005年在施塔恩贝格县开展泡型包虫病防治试点,试验组在农场和疗养区使用飞机空投吡喹酮药饵,而在城镇和村庄则现场投放吡喹酮药饵,共覆盖狐狸活动范围213km^2。诱饵分发密度为50个/km^2,分发频率为每4周一次。1年后,在试验组地区通过解剖查虫的方法检测狐狸感染率从35%下降到1%,仅发现一只阳性狐狸;而在未采取驱虫措施的对照组地区,狐狸感染率在41%左右徘徊,没有显著下降趋势。瑞士于1999—2007年在苏黎世开展了两阶段吡喹酮饵料驱虫研究,诱饵分发密度为50个/km^2,并根据每个阶段的不同驱虫频率(每月一次或每3个月一次)组成4个试验组,并设置1个对照组,采用ELISA方法对狐狸的棘球绦虫粪抗原进行检测,计算粪便多房棘球绦虫污染率。第一阶段(2000年4月至2001年10月)每月一次驱虫的地区,粪便多房棘球绦虫污染率从22.2%~37.7%下降到5.4%~5.6%。第二阶段(2001年11月至2003年12月)依然每月一次驱虫的地区,粪便多房棘球绦虫污染率继续降低到3.1%的低水平;第二阶段驱虫频率降为每3个月一次的地区,粪便多房棘球绦虫污染率反而上升到19.5%。而对照组的粪便多房棘球绦虫污染率在20%到15%之间波动,没有明显改变。可见50个/km^{2}的吡喹酮饵料对于祛除狐狸体内的多房棘球绦虫有显著作用,且驱虫频率越高效果越好。

二、包虫病的综合治理

国内外实践证明,通过采取控制传染源、阻断传播链和查治患者等综合治理措施,可有效控制包虫病流行,乃至消除包虫病危害。

(一)包虫病综合治理的基本原则

1. 属地管理,上下联动 建立党委领导、政府负责、部门协作、社会参与的综合防治机制。

2. 依法防控,科学防控　根据《中华人民共和国传染病防治法》《中华人民共和国动物防疫法》等法律法规规定,加强对犬、畜、人等包虫病流行环节防治管理。

3. 联防联控,综合治理　采取控制传染源和阻断传播链并行的治理措施,重点加强犬传染源管理、畜牧屠宰管理、饮用水安全保障等工作。

4. 提高能力,早查早治　加大技术指导和培训力度,提高医疗卫生机构防治能力。扩大包虫病筛查覆盖面,及早发现并治疗患者。对患者按规定实施药物和手术治疗,并对贫困家庭辅以生活救助。

5. 社会动员,广泛参与　提高宣传教育针对性,改变群众不良生产生活习惯,培养健康文明的生产生活方式。动员基层村民组织、宗教团体、农牧民群众支持和参与包虫病防治。

（二）包虫病综合治理的实施策略概述

1. 实施犬只规范管理　对家犬实施全面登记管理,实行养犬许可制度;准养犬必须佩戴统一标识,拴养或圈养。犬只定期驱虫。流行区制定犬只驱虫、犬粪处理管理办法和技术规范,设立或指定无害化处理场所和方式,强制落实犬只定期驱虫,做到"犬犬投药、月月驱虫",犬粪无害化处理。家犬定额拴养。制定强制处理无主犬管理办法,组建队伍,对超限犬、无主犬及未按规定佩戴统一标识的犬只实施集中强制处理措施,建立犬尸处理机制,减少及控制无主犬数量。严禁牲畜病害内脏直接投喂犬只。制定严格的包虫病牲畜病害内脏无害化处理办法,对定点屠宰场(点)屠宰的牲畜实行严格的宰前检疫和宰后检验制度,对屠宰环节发现的病害牲畜内脏采取焚烧等无害化处理措施,严禁用于饲喂犬只和随意丢弃。

2. 实施畜间传染控制　坚持现场督查与源头管理同步推进,对调运的动物及其产品进行检疫监管。严格执行屠宰检疫和病害内脏无害化处理。定期对新生存栏羊进行免疫接种。定点屠宰,规范牲畜屠宰行为。加强病死牲畜无害化处理设施建设,建立病死牲畜无害化处理及监管长效机制。

3. 实施全民健康教育　针对不同职业人群,开发制作少数民族语言和汉语双语包虫病防治视频宣传片、小故事、歌曲、动画片、健康教育传单;制作含包虫病防治核心信息的实用性小物品。组建宣讲队,结合群众工作做到人群全覆盖,深入开展进机关、学校、企业、社区、农村、寺庙和家庭"七进"基层活动,面对面宣讲包虫病防治政策和知识,把包虫病危害、防治方法、防治成效、防治政策与措施、救助政策等讲透、讲全、讲准,消除对包虫病防治的不正确认识而造成的误导和恐慌,树立包虫病病因清楚、可防、可控、可治的正确观念。开展大众健康教育。利用广播、电视、报纸、彩信、短信、微信等媒体媒介开展防治包虫病的相关政策、知识、工作动态、重大事件的宣传报道,引导拍摄制作包虫病防治的专题片、宣传片,开展公益广告的创作与展播活动。编制发送包虫病防治知识核心信息、防治工作进展及重大事件情况等彩信、短信,持续开展包虫病专题健康咨询和人际传播干预活动,通过健康教育讲座、宣传骨干讲解、播放宣传片、发放实用性宣传品及传单等,广泛宣传包虫病防治知识。基础教育将包虫病防病知识纳入健康教育内容,做到专题教育有课时;将包虫病防治知识及核心信息纳入墙报、宣传栏内容,在教室和校园内张贴包虫病防治知识挂历和宣传画,向学生发放包虫病防治知识宣传读物,发挥好"一生带一户""小手拉大手"的作用。

4. 保证饮水安全　开展打深井和集中式供水工程建设,重点解决居民使用污染严重的地表水问题,保障饮用水安全。有条件的地区供水到户,条件尚不具备的地区,供水到集中供水点;加强水源地周边环境保护,防止污染,设置必要的水净化设施,向用水户提供水质达标的饮用水。引导农牧民养成喝开水不喝生水的习惯。

5. 实施筛查治疗及扶贫救助　设立包虫病诊疗点,对就诊患者进行免费包虫病检查,开展患者线索调查,积极发现患者。深入牧区、寺庙等重点区域,对重点人群开展筛查。建立首次检查登记制度和动态检查登记制度。对符合治疗指征的包虫病患者,免费集中发放治疗药物,同时加强药物不良反应监测,及时有效地处置药物不良反应。对符合包虫病手术指征的患者,积极动员其进行外科手术治疗。对患者的药物发放、跟踪记录和治疗督导进行管控,保证患者的规范治疗;对所有患者进行电子档案管理,记录患者诊断、治疗和随访复查的有关信息,规范患者管理。摸清底数,收集、梳理患病群众,特别是因病致贫、因病返贫、已纳入低保的患病群众基本信息,建立患病群众扶贫救助基础数据库。统筹包虫病专项救治补助、基本医保报销、城乡居民大病保险报销、城乡医疗救助和社会慈善救助等政策,将符合条件的贫困包虫病患者纳入精准扶贫、社会救助、城乡低保、基本养老保险范围,切实减轻患者及其家庭的负担。

6. 包虫病治疗定点医院专项管理机制　有肝包虫外科治疗资质的定点医院需建立针对包虫病治疗的专项管理办法。需建立包虫病治疗医疗技术人员的准入标准,至少有 1 名具有副主任医师以上专业技术职务任职资格的外科医生,具备 100 例以上肝囊型包虫手术和 30 例以上肝叶切除(包含泡型包虫病例)手术经验者优先。并有中级技术职称的外科医师和麻醉医师,以及配合手术的相关护理人员队伍;至少有 1 名具有副主任医师以上专业技术职务任职资格的内科医师。定点医院在患者办理入院手续前,向患者或家属说明有关政策和事项,患者或家属同意并签字后方可办理入院手续。医院应根据患者病情合理检查、合理用药,严格实行“住院一日清单”制,各类单据须由患者或家属签字。凡不属于包虫病外科治疗范围的疾病,超范围的检查和用药,需事先告知患者,征得同意并签字,其费用全部由患者自行承担。患者住院治疗期间出现意外情况或严重并发症,要及时请包虫病外科治疗专家技术指导小组会诊。患者出院时,主管医生应认真交代出院后的注意事项。包虫病外科治疗经费要严格执行本省、自治区制定的补助标准,实际治疗费用在补助标准以内的,实报实销。要严格执行《包虫病外科治疗项目技术方案》(试行),保证医疗质量,同时要厉行节约,杜绝不合理收费发生。

定点医院必须妥善保存包虫病患者的完整病案资料,包括诊断结果、影像学检查资料、实验室检查报告、病历、医嘱单和县级卫生行政部门出具的相关证明,以备查验。要建立完善的病案资料登记管理制度和随访制度。

三、我国防控主要措施和经验

我国包虫病防控工作已开展 30 余年。

1985 年,包虫病的防治得到了中央书记处的批示,卫生部在新疆建立了包虫病防治培训基地,制定了《1991—1995 年全国包虫病防治规划》。

1987 至 1991 年,新疆维吾尔自治区在呼图壁县、和硕县和特克斯县三个县开展包虫病防治试点工作。试点县以家犬管理、药物驱虫为中心,每年对家犬进行吡喹酮驱虫 8~12 次,并辅以屠宰管理、查治患者和健康教育等措施,通过家犬管理收费和社会集资的方法建立包虫病防治基金,以保障犬驱虫工作稳定进行。经过 4 年的防治,三个县家犬粪抗原阳性率分别从 30%、18.5% 和 66.7% 下降至 0.7%、1.52% 和 1.38%;和硕县和特克斯县的绵羊感染率分别从 83.3% 和 81.5% 下降至 15.7% 和 21.5%。四川省也于 1987 年在甘孜州石渠县的尼呷镇和菊母村开展包虫病防治试点工作,通过广泛的健康教育、杀灭野犬、家犬登记挂牌并定期服用吡喹酮驱虫和人群普查普治等措施,三年后家犬感染率由防治前的 38.6% 下降至 11.1%。

随后,西部各个流行省区也陆续开展了当地的包虫病防治试点工作。甘肃省于 1990 年建立防治包虫病专业队伍,选定天祝藏族自治县、环县和漳县为包虫病防治试点县,推行以犬驱虫和屠宰管理为主的综合防治措施。1993 年家犬粪抗原感染率分别由防治前的45.45%、21.97% 和 26.09% 下降到零,绵羊感染率分别由防治前的 96.32%、59.12% 和40.00% 下降到 48.51%、23.05% 和 17.54%。青海省于 1991 至 1993 年间在海晏县实施"棘球蚴病综合防治技术推广"项目,通过"犬犬投药、月月驱虫"的防治模式,每月对全县的牧犬进行吡喹酮驱虫,并利用广播、电视等多种形式,大力开展宣传教育。家犬棘球绦虫感染率从防治前的 63.64% 降为零,1~2 岁绵羊的棘球蚴感染率分别从 47.50% 和 56.93% 下降为13.28% 和 21.62%。2001 至 2003 年,新疆维吾尔自治区在福海县、额敏县和木垒哈萨克自治县三个县开展以家犬皮下埋植吡喹酮缓释药棒为主要措施的包虫病新技术防治试点研究,使家犬粪抗原阳性率从 19.5%~43.2% 下降至 1.0%~1.98%,绵羊包虫病感染率从50.6% 下降到 13.6%,防治效果良好。

2005 年,国家将包虫病的防治纳入中央财政转移支付重点支持的项目,启动了包虫病防治规划,随后将包虫病列为国家免费救治的 6 种传染病之一,中央财政安排了专项资金对中西部贫困地区开展包虫病患者筛查和治疗、控制犬传染源、健康教育等工作予以支持,有力地推动了包虫病防治工作的开展,并取得了较好的成效。包虫病防治项目逐渐覆盖内蒙古自治区、四川省、西藏自治区、甘肃省、青海省、宁夏回族自治区和新疆维吾尔自治区。

2010 年,卫生部等 14 部委联合下发了《防治包虫病行动计划(2010—2015 年)》,对我国"十二五"期间包虫病的防治工作做出了重要部署,并对 2015 年终期评估的防治效果指标和相关工作指标提出了具体要求,即到 2015 年,以乡镇为单位达到下列目标:①青藏高原地区,犬感染率降到 8% 以下,2 岁以下家畜感染率降到 15% 以下,6~12 岁儿童血清学阳性率降到 8% 以下;②其他流行地区,犬感染率降到 5% 以下,2 岁以下家畜感染率降到 10% 以下,6~12 岁儿童血清学阳性率降到 5% 以下。根据《防治包虫病行动计划(2010—2015 年)终期评估报告》显示,《防治包虫病行动计划(2010—2015 年)》得到较好地贯彻落实,基本实现了既定的防治目标。全国流行区 6~12 岁儿童患病情况达标率、犬只感染情况达标率、家畜患病情况达标率分别为 96.64%、92.91%、92.77%。青藏高原地区上述 3 个目标的达标率分别为 97.66%、88.89%、90.91%,非青藏高原地区上述 3 个目标的达标率分别为 93.56%、94.79%、93.60%。

在此基础上,国家卫生和计划生育委员会等 12 个部委联合印发了《全国包虫病等重点寄生虫病防治规划(2016—2020 年)》,总目标为:到 2020 年底,建立完善重点寄生虫病监测体系,基本控制包虫病流行。具体目标为到 2020 年,70% 以上的流行县,人群包虫病患病率控制在 1% 以下,家犬感染率控制在 5% 以下。到 2020 年,70% 以上的流行县,2 岁以下家畜感染率控制在 8% 以下;患者管理率、监测点任务完成、中小学生包虫病防治知识知晓率、专业人员技能合格率均达到 90%;犬登记管理率达到 85%,家犬驱虫覆盖率达到 80%;流行区定居点安全饮水覆盖率达到 95%。

我国包虫病防治工作在充分学习国外成熟的防治经验基础上,不断自上而下逐渐完善适宜我国实际情况的防治策略和措施,主要采取控制传染源为主,中间宿主防控和患者查治相结合的综合防治策略：①加大传染源控制力度；②开展患者查治和救助工作；③加强家畜屠宰管理和免疫；④控制鼠密度；⑤提供安全饮用水；⑥开展防治试点；⑦大力开展宣传教育、健全监测网络。

（王谦　张光葭　邱实　冯曦）

参考文献

[1] DEPLAZES P, RINALDI L, ALVAREZ ROJAS C A, et al. Global distribution of alveolar and cystic echinococcosis[J]. Adv Parasitol, 2017, 95: 315-493.

[2] ECKERT J, GEMMELL M A, MESLIN F X, et al. WHO/OIE manual on Echinococcosis in humans and animals: a public health problem of global concern[J]. International Journal for Parasitology, 2001, 31(14): 1717-1718.

[3] ANDERSON R M, MAY R M. Regulation and stability of Host-Parasite population interactions: I regulatory processes[J]. Journal of Animal Ecology, 1978, 47(1): 219-247.

[4] VAN SEVENTER J M, HOCHBERG N S. Principles of infectious diseases: transmission, diagnosis, prevention, and control[J]. International Encyclopedia of Public Health, 2017: 22-39.

[5] ECKERT J, DEPLAZES P. BIOLOGICAL. Epidemiological, and clinical aspects of echinococcosis, a zoonosis of increasing concern[J]. Clinical Microbiology Reviews, 2004, 17(1): 107-135.

[6] LAWSON J R, GEMMELL M A. Hydatidosis and cysticercosis: the dynamics of transmission[J]. Adv Parasitol, 1983, 22: 261-308.

[7] MING R, TOLLEY H D, ANDERSEN F L, et al. Frequency distribution of echinococcus granulosus hydatid cysts in sheep populations in the Xinjiang Uygur Autonomous Region, China[J]. Vet Parasitol, 1992, 44(12): 67-75.

[8] MACPHERSON C N, FRENCH C M, STEVENSON P, et al. Hydatid disease in the Turkana district of Kenya, IV. The prevalence of echinococcus granulosus infections in dogs, and observations on the role of the dog in the lifestyle of the Turkana[J]. Ann Trop Med Parasitol, 1985, 79(1): 51-61.

[9] ECKERT J, DEPLAZES P. Alveolar echinococcosis in humans: the current situation in central Europe and the need for countermeasures[J]. Parasitol Today, 1999, 15(8): 315-319.

[10] DEPLAZES P, ECKERT J. Diagnosis of the echinococcus multilocularis infection in final hosts[J]. Appl Parasitol, 1996, 37(4): 245-252.

[11] RAUSCH R L, FAY F H, WILLIAMSON F S. The ecology of echinococcus multilocularis (Cestoda: Taeniidae) on St. Lawrence Island, Alaska. II. helminth populations in the definitive host[J]. Ann Parasitol Hum Comp, 1990, 65(3): 131-140.

[12] MATSUMOTO J, KOUGUCHI H, OKU Y, et al. Primary alveolar echinococcosis: course of larval development and antibody responses in intermediate host rodents with different genetic backgrounds after oral infection with eggs of echinococcus multilocularis[J]. Parasitology International, 2010, 59(3): 435-444.

[13] EMAMAPOUR S R, BORJI H, NAGIBI A. An epidemiological survey on intestinal helminths of stray dogs in Mashhad, North-East of Iran[J]. Journal of Parasitic Diseases: Official Organ of the Indian Society for Parasitology, 2015, 39(2): 266-271.

[14] BUDKE C M, JIAMIN Q, CRAIG P S, et al. Modeling the transmission of echinococcus granulosus and echinococcus multilocularis in dogs for a high endemic region of the Tibetan plateau[J]. Int J Parasitol, 2005, 35(2): 163-170.

[15] DEPLAZES P. Ecology and epidemiology of echinococcus multilocularis in Europe[J]. Parassitologia, 2006, 48(12): 37-39.

［16］ SCHMITT M,SAUCY F,WYBORN S,et al. Infestation of water voles（Arvicola terrestris）with metacestodes of echinococcus multilocularis in the canton Freiburg（Switzerland）［J］. Schweiz Arch Tierheilkd,1997,139（2）:84-93.

［17］ EL BERBRI I,PETAVY A F,UMHANG G,et al. Epidemiological investigations on cystic echinococcosis in North-West（Sidi Kacem Province）Morocco:infection in ruminants［J］. Advances in Epidemiology,2015（2015）:1-9.

［18］ Beard T C. Evidence that a hydatid cyst is seldom"as old as the patient"［J］. Lancet,1978,2（8079）:30-32.

［19］ Beard T C. Hydatids in Australia—the present position in man［J］. Australian Veterinary Journal,1979,55（3）:131-135.

［20］ O'HERN J A,COOLEY L. A description of human hydatid disease in Tasmania in the post-eradication era［J］. Med J Aust,2013,199（2）:117-120.

［21］ WANG Q,QIU J M,SCHANTZ P,et al. Investigation of risk factors for development of human hydatidosis among households raising livestock in Tibetan areas of western Sichuan province［J］. Chinese Journal of Parasitology & Parasitic Diseases,2001,19（2）:93.

［22］ WANG Q,QIU J,YANG W,et al. Socioeconomic and behavior risk factors of human alveolar echinococcosis in Tibetan communities in Sichuan,People's Republic of China［J］. The American Journal of Tropical Medicine and Hygiene,2006,74（5）:856-862.

［23］ VEIT P,BILGER B,SCHAD V,et al. Influence of environmental factors on the infectivity of echinococcus multilocularis eggs［J］. Parasitology,1995,110（Pt 1）:79-86.

［24］ 王国强. 全国包虫病流行情况调查报告［M］. 上海:科学技术出版社,2016.

［25］ 温浩. 包虫病学［M］. 北京:人民卫生出版社,2015.

［26］ 王陇德. 全国人体重要寄生虫病现状调查［M］. 北京:人民卫生出版社,2008.

［27］ 伍卫平,江莉,韩秀敏,等. 人与动物棘球蚴病手册［M］. 上海:文汇出版社,2014.

［28］ 伍卫平,王虎,王谦,等. 2012—2016年中国棘球蚴病抽样调查分析［J］. 中国寄生虫学与寄生虫病杂志,2018,36（1）:1-14.

［29］ 王虎,SOHA P M. 青海省人与动物多房棘球绦虫的感染［J］. 中国寄生虫病防治杂志,2000,13（2）:120-123.

［30］ 王虎,柴君杰,刘凤洁,等. 青海省包虫病的生态流行病学研究［J］. 中国寄生虫病防治杂志,2002（5）:32-35.

第三章

肝包虫病的生物学特性及分型

肝包虫病专指引起肝脏病变的包虫病。而包虫病则是指由一类棘球属绦虫的幼虫寄生人体和其他动物体内引起的疾病。因这种幼虫的形态结构为具有明显囊壁的圆形包囊,故常称之为包虫(hydatid);又因为引起包虫病的该类寄生虫均属于绦虫纲带绦虫科的棘球属,包虫亦称为棘球蚴(echinococcus),包虫病亦称为棘球蚴病(echinococcosis)。临床上有囊型包虫病(cystic echinococcosis,CE)和泡型包虫病(alveolar echinococcosis,AE)之分。引起囊型包虫病的病原是细粒棘球蚴,引起泡型包虫病的病原是多房棘球蚴。包虫可以侵入和寄生在人体包括肝脏在内的多个器官而导致包虫病,习惯上也就以包虫所寄生的脏器将其分别命名为肝包虫、肺包虫、脑包虫等。

关于棘球属内的分类一直存在着分歧,迄今尚未形成各方均能认可的结论。总括各种分类定种的意见,到目前为止先后报告的棘球属虫种共有 16 个之多。考虑到本书的性质,我们仍然沿用传统的以形态学为主的分类习惯,也是传统上大家公认的标准,即棘球属共有 5 个种:细粒棘球绦虫、多房棘球绦虫、伏氏棘球绦虫(E. volgeli)、少节棘球绦虫(E. oligart-hrus)和石渠棘球绦虫(E. shiquicus)(表 3-1)。同时我们也对其他的分类方法和种类适当加以介绍以供读者参考。

表 3-1　棘球绦虫种类及宿主

种名	主要中间宿主	主要终宿主	流行区域	人体病例
细粒棘球绦虫	绵羊/牛/人(偶蹄类食草动物)	犬	全球	最普遍
多房棘球绦虫	小型啮齿类动物/人	狐	北半球	常见
伏氏棘球绦虫	啮齿类动物	灌木犬	中/南美洲	少见
少节棘球绦虫	小型啮齿类动物	野生猫科动物	中/南美洲	罕见
石渠棘球绦虫	高原鼠兔	藏狐	青藏高原	尚未发现

目前还有一种得到许多学者认可的分类方法,即表 3-1 中的 5 种传统公认的棘球属绦虫以外,还有 4 种也应独立建种:加拿大棘球绦虫(E. canadensis)、马棘球绦虫(E. equinus)、奥氏棘球绦虫(E. ortleppi)和猫棘球绦虫(也称狮棘球绦虫, E. felidis)。

第一节　肝囊型包虫病的生物学特性及分型

肝囊型包虫病是由细粒棘球绦虫的幼虫寄生于肝脏引起的,也可称为肝囊型棘球蚴病。因该类型的肝包虫常呈现单一的囊状,其生活发育阶段由成虫(细粒棘球绦虫、包生绦虫)、幼虫(包虫、棘球蚴)、虫卵(六钩蚴)形成。成虫通常主要寄生在犬的小肠中,但也可以寄生于其他一些犬科动物;幼虫寄生于马、牛、羊等有蹄类草食性动物的内脏。通常,犬—绵羊传播环是国内主要的传播方式,也是囊型包虫病感染人体的主要方式。

一、形态

(一) 成虫(adult)

学名为细粒棘球绦虫,因幼虫俗称为包虫,故成虫也被称为包生绦虫。体长在不同报道中差异较大,范围在 2～7mm,平均 3.6mm。成虫由头节(scolex)及链体(strobila)两部分组成,无消化系统,通过体表皮层进行物质交换。链体含幼节(immature proglottid)、成节(mature proglottid)和孕节(gravid proglottid)各一节,偶尔有两节孕节(图 3-1)。头节略呈梨形,具有顶突(rostellum)和 4 个吸盘(sucker),其上有大小相间的两圈小钩(hooklet)共 28～48 个,呈放射状排列。头节后端变长变细的部分为颈节,具有无限增长的生发细胞,产生出链体并不断排出孕节片。因为头节与颈节在解剖上并无分离,故也有人将绦虫的头节称为头颈节。各节片均为背腹扁长形状。幼节(未成熟节片)内无任何明显的器官组织,成节(成熟节片)内含已经发育成熟的生殖器官。因为扁形动物门的生物均为雌雄同体,故在成节内可见雌雄两套生殖器官;孕节(妊娠节片)内只含充满虫卵的子宫,有不规则的分支和侧囊,内含 200～800 个虫卵。其他器官都已经萎缩,以为子宫提供更大的空间。

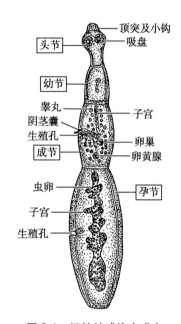

图 3-1　细粒棘球绦虫成虫

(二) 虫卵(egg)

因幼体具有 6 个角质小钩,故也称之为六钩蚴(oncosphere)。带科绦虫虫卵形态都很相似,在光镜下从形态学上无法区别。虫卵直径为大约 31μm,虫卵的卵壳脆而薄,在虫卵从虫体释放出来时大多就已经破裂脱去,所以我们通常观察到的绦虫虫卵都缺失卵壳。在光镜下,绦虫卵略呈球形,最外面是很厚的呈放射状排列的棕黄色胚膜,内含六钩蚴(图 3-2)。

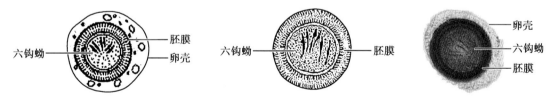

图 3-2　带科绦虫虫卵

(三) 幼虫(larva)

寄生在人体和动物的组织器官的棘球蚴(图 3-3)呈圆形,有明显的囊壁,对物质交换具有选择性。囊内充满囊液。囊液无色、透明或略带黄色,pH 6.7～7.8,内含多种蛋白(酶)、肌醇、卵磷脂、尿素,少量的糖和无机盐等,是棘球蚴进行发育代谢的物质来源和场所,因此,囊液具有很强的抗原性。囊壁由外层的角皮层(laminated layer)和内层的生发层(germinal layer)组成。角皮层是富含糖原的多层板状结构,厚约 1mm,与生发层紧密结合在一起,呈乳白色,似粉皮状,易破碎,无细胞结构,有微毛等结构伸展至生发层。生发层也叫胚层,由大量生发细胞组成,在棘球蚴的后期发育生长中起主导作用。生发细胞通过无性增殖,长出以下结构成分:

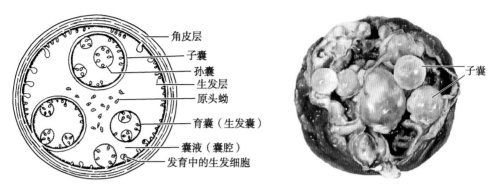

图 3-3　细粒棘球蚴

1. 子囊(daughter cyst)　是由生发层细胞长出的结构与棘球蚴母囊完全相同的小囊,一般直径 1~6mm,肉眼可见,可由母囊生发层细胞直接长出,也可由原头节或育囊进一步发育形成。同样,在子囊内还可长出与之结构相同的,称之为孙囊(granddaughter cyst)的下一代包囊,及生发囊和原头节。

2. 生发囊(brood capsule)　生发囊也称为育囊,由生发层细胞长出。生发囊没有角皮层,只具有生发层,通过一蒂部与母囊的生发层相连,内含原头节。

3. 原头蚴(protoscolex)　亦称原头节,其形态结构基本与成虫的头节相似,可以内陷也可以外翻(图 3-4)。原头蚴是包虫囊液中最重要、最活跃和最具生理活性的成分之一,进入终宿主小肠后,每一个原头蚴都会发育成为一条成虫。

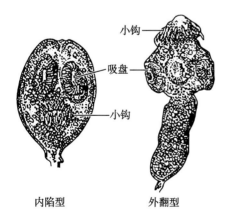
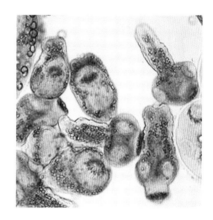

内陷型　　外翻型

图 3-4　原头蚴

子囊、生发囊、原头蚴以及生发层细胞等往往脱离母囊的生发层进入囊液,统称为棘球蚴沙(hydatid sand)。

除了以上结构以外,在整个棘球蚴的外层还有一层由宿主嗜酸性粒细胞、淋巴细胞、浆细胞、巨噬细胞浸润形成的纤维层,将整个棘球蚴包裹,临床上称其为外囊(pericyst),其厚度与棘球蚴寄生的部位和寄生时间长短有关,一般在 2mm 左右。该层在生物学上不属于包虫自身的组织结构,是宿主表现的防御性反应,对限制棘球蚴生长有积极意义。但研究也同时发现,外囊的形成也会产生不利于宿主的结果,导致免疫病理损伤。有研究发现在外囊中有较丰富的新生血管产生,其分布以肝侧较为密集,内囊侧稀疏,而且并未发现有任何与内囊相连的通道,这为抗包虫药物的治疗效果似乎总是差强人意提供了组织结构方面的解释;最新的研究结果证实,外囊并非仅仅是宿主针对包虫的一种自我保护反应,它在包虫的发育和生存中也充当了重要的作用,其任何退行改变都会导致包虫自身生活状态的变化。

棘球蚴的大小因寄生的时间、部位及宿主的不同而异,包囊直径由不足一厘米至数十厘米不等。

二、生活史

生物在一生中所经历的生长、发育和繁殖等全部生命过程,称为它们的生活史(life cy-cle)(图 3-5)。细粒棘球绦虫完成其生活史需要有两种哺乳动物参与。其终宿主(definitive host)是犬、豺、狼、狐狸等犬科食肉动物,其中犬是它最主要的终宿主。中间宿主(intermedi-ate host)是牛、羊、马、鹿、驼等有蹄类食草动物以及人,其中羊在我国是最为重要的中间宿主。

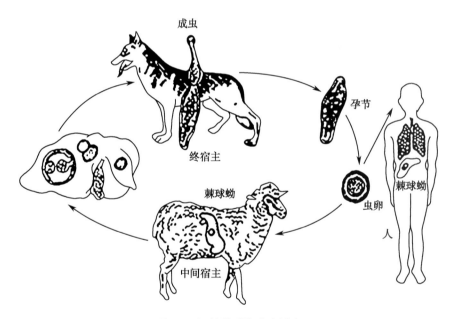

图 3-5   细粒棘球绦虫生活史

细粒棘球绦虫寄生在犬科动物小肠上端,以头钩和吸盘固着于肠黏膜上,当孕节发育成熟后从虫体脱落,随粪便排出体外,虫卵由孕节片逸出污染水源、草地等周围环境。虫卵被中间宿主食入后,卵内的六钩蚴在小肠内孵出,经肠壁的血管或淋巴管进入循环系统,最终停留至肝、肺等器官发育为棘球蚴。棘球蚴生长缓慢,往往感染后多年才出现临床症状。原发性棘球蚴囊多为单个,继发感染可为多发,可同时累及多个器官。由于六钩蚴进入中间宿主体内是通过循环系统感染各个器官的,所以最多见的部位是门静脉汇集的肝脏,且多在肝右叶,其次是肺脏。棘球蚴在人体内可长期存活达十几年或几十年。当囊液内含有数以万计原头蚴的棘球蚴被犬、狼等终宿主吞食后,原头蚴外翻,以吸盘吸附在终宿主的小肠内进行发育,并通过头颈部的生发细胞持续生长出后面的节片,最后发育为成虫。每一个原头蚴在终宿主小肠内都可发育为一条成虫。从原头蚴感染到发育至成熟成虫排卵或排孕节,大约需要8周,大多数成虫寿命为5~6个月。

如上所述,原头蚴是感染终宿主时期的形态,可以在终宿主小肠内发育为成虫。然而在中间宿主体内,如棘球蚴发生破裂或囊液溢漏,原头蚴接触到邻近的脏器也可发生种植性感染,形成新的棘球蚴囊;或者原头蚴可随血液循环进入远端器官定居寄生,形成转移性感染,发育成新的棘球蚴。原头蚴这种在中间宿主和终宿主体内发育形成不同形态的特点,被称为原头蚴发育的不稳定性或原头蚴发育的双向性。

三、增殖方式

虽然棘球蚴随着在中间宿主体内的寄生时间增加,包囊体积逐渐增大,并对周围组织形成压迫,但在普通情况下包囊仍然保持完整,其增殖是在包囊内部进行,呈内殖性芽生,即包囊壁生发层的生发细胞先开始局部增生,然后细胞核群重组排列,并向周边密集,中央形成空隙,从而形成育囊,育囊进一步发育形成原头蚴。内殖性芽生是细粒棘球蚴的主要增殖方式。除了内殖性芽生方式外,细粒棘球蚴还可以外殖性芽生方式增殖,即原头蚴、生发细胞或育囊向外穿透包囊囊壁,进入人体组织中导致继发感染;如果包虫破裂,囊内的原头蚴、生发细胞、育囊进入组织会导致邻近组织器官多发性的、广泛的继发感染;如进入血液循环,有可能引起全身性的多脏器转移扩散。

也有的棘球蚴内不产生原头蚴,称为不育囊(infertile cyst),常发生在寄生于非适宜宿主体内时,如人体。

四、细粒棘球绦虫的种内变异及虫株

由于棘球绦虫的中间宿主种类繁多,流行分布区域广泛,因此,在不同地理环境下和不同中间宿主中,种内变异现象突出,这也是为什么有不同分类系统的原因。于是在传统的分类方法中已经根据生态、流行环节和中间宿主的不同,区分出了不同虫株。不同的虫株无论是在其感染性、致病特点和临床表现等各方面均有差异。近年来,有人利用分子生物学方法,对细粒棘球绦虫线粒体的细胞色素氧化酶亚基1、烟酰胺腺嘌呤二核苷酸脱氢酶1以及第一内转录间隔区进行序列分析,从而分出了10种不同的基因型,并且发现这些基因型与虫株具有极大的对应性。由于在分类学上的不同观点,作为一种过渡性的办法,引入了细粒棘球绦虫广义种(E. granulosus sensu lato)的概念,以区别于传统上公认的细粒棘球绦虫,即狭义种(E. granulosus sensu strict)。广义种包括10个基因型(G1~G10)和狮株(lion strain)(表3-2)。

这些虫株,除了狮株是以细粒棘球绦虫寄生的终宿主命名的以外,其他都是以它们寄生的中间宿主的名字命名的,分别对应于10个基因型(G1~G10)。

狮/猫细粒棘球绦虫的终宿主是猫科食肉动物,而非犬科动物,这是包虫中唯一的、独特的一种,其形态与基因组序列与其他虫种和虫株也有较大的差异,因此一些学者建议将其独立设种为猫细粒棘球绦虫;其他被认为也应该独立设种的虫株还有表3-2中所列的马棘球绦虫、奥氏棘球绦虫和加拿大棘球绦虫,加上传统上公认的5种棘球绦虫,棘球属共有9种棘球绦虫。这就是当前一部分学者对于棘球属绦虫的最新分类观点。

表 3-2   细粒棘球绦虫(广义种)的虫株与基因型

种	虫株*/基因型	流行区域
细粒棘球绦虫狭义种 E. granulosus sensu strict	普通绵羊株(S)/G1 型	世界性分布,是中国主要的流行株,同时也是引起绝大多数人体包虫病的虫株
	塔斯马尼亚绵羊株(TS)/ G2 型	澳大利亚、印度、阿根廷、意大利
马棘球绦虫 E. equinus	水牛株(B)/G3 型	亚洲,中国部分人体包虫病的虫株
奥氏棘球绦虫 E. ortleppi	马株(H)/G4 型	欧洲、中东、南非、新西兰
加拿大棘球绦虫 E. canadensis	牛株(C)/G5 型	欧洲、南非、印度、斯里兰卡
	骆驼株(CAM)/G6 型	中东、非洲、阿根廷、加拿大
	猪株(P)/G7 型	中国、欧洲、南非、加拿大
	鹿株(C)/G8 型	南美、加拿大
	波兰株(P)/G9 型	波兰、加拿大
	驯鹿株(R)/G10 型	加拿大

* 虫株最初是以棘球蚴寄生的中间宿主命名,但后来发现中间宿主的范围要更广。如骆驼株、猪株、鹿株也可感染牛、羊等。

五、致病

细粒棘球蚴主要致病机制是机械性压迫。由于棘球蚴不断生长,向外挤压周围组织器官,引起周围组织细胞萎缩、坏死,同时伴有局部和全身症状。棘球蚴液中含有大量包虫的代谢产物,有很强的抗原性,如渗出或溢出,可引起机体超敏反应,表现为荨麻疹、血管神经性水肿。如果由于包囊破裂、囊液大量溢出,可引起严重的过敏性休克,甚至死亡。肝包虫病患者常有肝区痛、肝大、上腹部饱胀感、消化不良、恶心、呕吐等症状;位置浅表者可触到弹性包块,叩诊时有液性震颤感。巨大的肝包虫囊肿可使横膈抬高,膈肌活动受限,患者出现呼吸困难。肝包虫囊向下生长时,会压迫胆总管引起阻塞性黄疸、门静脉高压或腹水。

第二节   肝泡型包虫病的生物学特性及分型

肝泡型包虫病是由于多房棘球绦虫的幼虫——泡球蚴,寄生人体肝脏引起的,也称为肝泡型棘球蚴病。由于泡球蚴的外殖性芽生的增殖方式和大体病理表现与恶性肿瘤有些类似,预后也比较差,故又俗称为"虫癌"或"Ⅱ型肝癌"。多房棘球绦虫的终宿主主要是狐,其次是犬、狼、獾和猫等。中间宿主以小型啮齿类动物,如田鼠、旅鼠、仓鼠、大沙鼠、棉鼠、黄鼠、长爪鼠、小家鼠、鼠兔等为主,故泡型包虫病的传播主要在野生动物之间循环进行。人体感染主要是由于接触了被狐狸等终宿主粪便污染的野外环境,或者饮用了被终宿主粪便污染的水源。此外,犬也可以作为多房棘球绦虫的终宿主,因此犬在人体泡球蚴传播中的作用也不可小觑。人是泡球蚴的非正常宿主,故在人体泡球蚴中很少发现原头蚴。

一、形态

(一)成虫

多房棘球绦虫与细粒棘球绦虫成虫形态结构十分相似。前者较之后者虫体更小,是绦虫中最小的虫种,仅 1.2~3.7mm 长。头节、顶突及其上的小钩和吸盘均较细粒棘球绦虫小,小钩数目 13~34 个;生殖孔位于节片侧缘中线之前,睾丸数为 26~36 个,多分布于节片生殖孔后方;孕节子宫呈袋状,无侧囊。两种棘球绦虫形态鉴别见表 3-3。

表 3-3 细粒棘球绦虫和多房棘球绦虫形态鉴别

	细粒棘球绦虫	多房棘球绦虫
虫体长度	2~7mm	1.2~3.7mm
常见节片数	3~4 节	4~5 节
头节	顶突明显可伸缩,具有 24~48 个小钩	顶突小,13~34 个小钩
成节	生殖孔位于节片中线侧缘,睾丸 45~65 个,分布于生殖孔前后	生殖孔位于节片中线侧缘偏前位置,睾丸 26~36 个,多分布于生殖孔之后
孕节	子宫具有不规则的分支,有侧囊棘球蚴,可寄生多个脏器	子宫袋状,无侧囊
幼虫	角皮层完整,其外有宿主结缔组织包裹。内殖性芽生为主要增殖方式,生长较局限,较少发生转移	泡球蚴,几乎完全寄生于肝脏。角皮层不完整,和正常组织间无明显界限。外殖性芽生为主要增殖方式,可发生远端器官转移

(二) 虫卵

即六钩蚴,与细粒棘球绦虫虫卵相似。实际上,整个带科绦虫虫卵的形态都很相似,在光镜下形态上无法区别。

(三) 幼虫

也称泡球蚴。肉眼所见为淡黄色或白色的团块组织,实际上是由许多直径为 0.1~5mm 的圆形或椭圆形小囊泡组成。囊泡以外殖性芽生方式向周围组织浸润侵蚀。囊泡相互连接、聚集,囊泡内为胶状的、被破坏的宿主肝脏剩余组织和原头蚴,但由于人体是该寄生虫的非适宜中间宿主,故肝泡球蚴中常无原头蚴。囊壁亦具有生发层和角皮层,但角皮层薄且不完整。整个泡球蚴与周围组织间无纤维被膜组织分隔(图 3-6)。

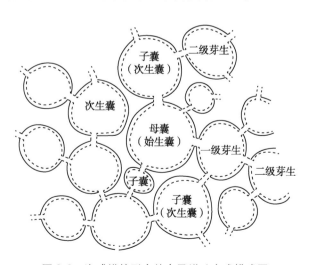

图 3-6 泡球蚴的形态特点及增殖方式模式图

二、生活史

多房棘球绦虫的生活史除了宿主不同外,其他过程均同细粒棘球绦虫,完成其生活史需要有两种哺乳动物参与。终宿主主要是狐,其次为犬、狼、獾、猫等;中间宿主主要是野生的小型啮齿类动物,如田鼠、沙鼠和高原鼠兔等。在我国报道的有黄鼠、鼢鼠、长爪沙鼠、小家鼠、鼠兔等。在终宿主体内可同时有细粒棘球绦虫和多房棘球绦虫的寄生,称之为混合感染。当肝脏有泡球蚴寄生的啮齿类动物被狐、犬或狼等终宿主吞噬后,约经 45 天,原头蚴在终宿主肠道发育为成虫,其孕节和虫卵随粪便排出后,虫卵又可感染鼠类。人和食草类动物亦可因食入虫卵而感染泡型包虫病,但人、牛、羊均是多房棘球绦虫的非适宜中间宿主,所以泡球蚴组织中常不含原头节而仅有胶状物(图 3-7)。泡球蚴几乎百分之百寄生在肝脏。

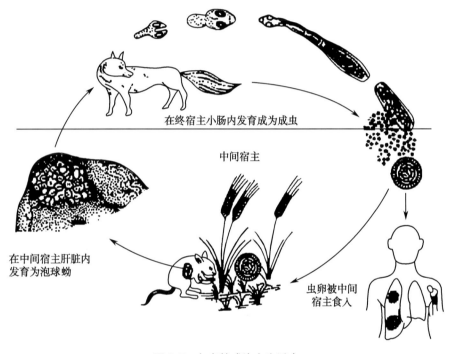

在终宿主小肠内发育成为成虫

中间宿主

在中间宿主肝脏内
发育为泡球蚴

虫卵被中间
宿主食入

图 3-7 多房棘球绦虫生活史

泡球蚴的囊壁角皮层很薄且不完整(也有学者认为其角皮层的化学组织成分与细粒棘球绦虫不同,缺少角蛋白),而且也缺乏细粒棘球蚴那样的外囊结构。

三、增殖方式

泡球蚴增殖生长也有外殖性芽生和内殖性芽生两种方式。前者是泡球蚴母囊壁一处或几处向外突出增殖,形成单个或多个与母囊结构相似的子囊,称之为一级芽生。子囊泡同样可通过向外突出增殖形成自己的次生囊泡,称之为孙囊泡或二级芽生,如此可形成无数多级新囊泡。在这个由大量囊泡形成的泡球蚴组织块的中心位置,是相对陈旧的母囊泡,也称之为始生囊;边缘部分是新生的各级芽生囊泡,也称之为次生囊。内殖性芽生是指母泡囊壁向腔内呈棘状突出,然后继续延伸直至囊壁对面;或者是母泡囊壁有两处或几处棘状突出,朝囊腔内相对方向延伸增殖,最终汇合成为隔膜,隔膜仍含生发层和角皮层,将母泡囊分隔为两个或多个小囊泡,故内殖性芽生又称隔膜样芽生。虽然泡球蚴具有两种增殖方式,但外殖性芽生为其主要的增殖方式。正因为泡球蚴这种特殊的增殖方式,可以无限向外,以浸润方式不断侵蚀破坏宿主的器官组织,最终导致宿主器官大部或完全被破坏,器官功能丧失。泡球蚴的这种增殖方式与癌的浸润扩散方式很相似,且加之后果严重,因此常被称为"Ⅱ型肝癌"或"虫癌"。同时,泡球蚴囊壁角皮层的不完整性,以及缺少如单房棘球蚴那样由宿主形成的纤维性隔离层(外囊),使得泡球蚴的这种外生性增殖变得更加容易,破坏性变得更加严重。

四、致病

绝大多数泡型包虫病的原发病灶均在肝脏。泡球蚴特殊的浸润性生长方式,导致了其对肝脏实质的严重损害,造成肝功能的严重破坏或完全丧失,引起肝硬化、肝衰竭、肝性脑病等严重后果,中晚期患者预后很差。泡球蚴在肝实质内呈弥漫性浸润生长,形成蜂窝状小囊,直接破坏肝组织。其中心部位常发生坏死,崩解液化,从而形成空腔或钙化。有研究发现,泡球蚴除了直接损伤肝实质组织外,还可以导致肝纤维化,从而进一步加重肝脏的损伤。

由于泡型包虫病绝大部分都原发于肝脏,而肝脏又是机体内血管最为丰富的器官之一,加之泡球蚴特殊的外生浸润生长方式,很容易侵入病灶附近的血管,然后随血液循环到达远端脏器,如肺、脑、骨等,导致转移性、继发性感染。

(景　涛)

参考文献

[1] 蒋次鹏,焦郭堂.肝胆寄生虫病学[M].天津:天津科技翻译出版公司,2001.

[2] 贾万忠.棘球蚴病[M].北京:中国农业出版社,2015.

[3] 李立,娄忠子,闫鸿斌,等.棘球属绦虫分子种系发生研究进展[J].中国人兽共患病学报,2014,30 (11):1155-1161.

[4] 景涛,吴移谋.病原生物学[M].3版.北京:人民卫生出版社,2013.

第四章

包虫病的超声诊断

包虫病是棘球蚴绦虫的幼虫在人体内所引起的寄生虫病,是畜牧地区常见的传染性疾病。由于肝脏是包虫病最常见的受累器官,因此通常称包虫病往往是指肝包虫病(hepatic echinococcosis,HE)。在人、畜之间流行感染的 HE 主要有两种类型,一种由细粒棘球蚴感染所致的囊型包虫病,另一种由泡状棘球蚴感染所致的泡型包虫病。

现在公认超声是诊断 HE 的首选影像学方法,图像直观,无放射性,价格便宜,准确性高,特别是对于囊型包虫病的诊断准确率可达98%。国内应用超声诊断 HE 始于二十世纪五十年代末,1964 年见诸文献报道。

囊型包虫病和泡型包虫病两种包虫病在形态学、流行病学、病理、临床过程、预后以及临床治疗等方面截然不同。尤其是泡型包虫病有类似肿瘤生长的特点,易误诊为肝癌,因此要想正确诊断囊型包虫病和泡型包虫病,了解二者各自的超声声像图特点非常重要。

第一节　肝囊型包虫病的超声诊断

一、概述

囊型包虫病(CE)是由细粒棘球绦虫幼虫引起的,它可侵犯人体的任何器官。超过80%的囊型包虫病患者仅一个器官受累,并最终形成单独的囊性病灶。对于囊型包虫病,棘球蚴生发层中的生发囊逐渐发育、膨大,最终发育成为原头蚴子囊,并进入囊型包虫病充满清亮液体的中央腔内。囊型包虫病的囊肿周边围绕着非细胞层成分,其主要源于宿主的生理反应。囊型包虫病中子囊的大小、数目变化较大,通常出现在母囊的囊内,但也可出现于母囊之外(图 4-1)。

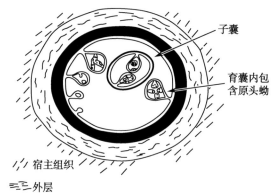

图 4-1　囊形包虫病囊肿结构示意图

二、生长和变化过程

超声检查显示囊型包虫病其病灶以每年约 1~50mm 的速度生长,亦可在相当长的时间内体积无明显增大。在疾病的发展过程中,囊性病灶可发生自发性破裂、塌陷甚至消失的情况。到目前为止,对于人体内囊性病灶的发展变化规律尚不清楚。总的来说,在肝脏内的囊性病灶比位于肺内的囊性病灶发展速度较慢。当囊型包虫病灶出现压迫周围组织或是破裂时,会出现相应的临床症状。

三、诊断

肝囊型包虫病的诊断方式主要包括临床表现、影像学检查和血清学检查。原头蚴的检查还需要依赖对囊液进行病理组织学检查。无论对于个人,还是对于特定人群囊型包虫病的腹部的筛查,超声都是最基本的方法。超声还能清晰地显示位于肝外其他组织器官的包虫病灶。

对于囊型包虫病的声像图的分型问题,目前尚无统一标准。多数学者主张根据包囊的声像特征分型,也有依据囊肿的声像表现结合包虫所处的不同的自然发展阶段进行分型。肝囊型包虫病的超声分型怎样才算恰当合理,以下原则可供参考:①能区别是单发、复发、播散,声像图分类、分型应以原发灶为依据;②能区别是单发、多发和病灶部分;③声像图各型之间应具有不同声像特征;④能反映囊型包虫病自然发展过程和不同阶段的病理变化,对手术方案的选择有指导意义。在本节里将重点介绍世界卫生组织(World Health Organization,WHO)的肝囊型包虫病超声分型方法。该方法也是国际上最为广泛接受的分型标准。

1995 年,WHO 包虫病非正式工作组正式建立了肝囊型包虫病的分型标准,以替代先前过多的分类方法。该分型标准按包虫囊肿内的自然活性将病灶分为 3 期:活跃期(CE1 型和 CE2 型)、过渡期(CE3 型)和非活动期(CE4 型和 CE5 型)。WHO 的分型标准与先前影响最为广泛的 Gharbi 在 1981 年提出的分型标准有明显的差异。WHO 的超声分型增加了囊性病灶阶段(CL 型),并将 CE2 型与 CE3 型的顺序进行了调换。

过渡期的 CE3 型又被细分为 CE3a 型(伴随内囊的分离)和 CE3b 型(显著的实性成分中出现子代囊泡)。CE1 型~CE3a 型是疾病的早期阶段,CE4 型和 CE5 型是疾病的晚期阶段。CL 型(有潜在寄生性的囊肿)并未出现在 Gharbi 的分型中。WHO 中的 CE3b 型也未被列入 Gharbi 的分型当中。CE3b 型应归类于 CE3 型,尽管在 Gharbi 的描述里对"蜂窝状"囊肿与实性基质成分内存在子代囊肿并未作出区分。

2001 年,WHO 包虫病专家工作组正式确定了对于肝囊型包虫病的超声分型。该分型根据肝囊型包虫病的超声表现,将肝囊型包虫病分作 6 型,分别是:①单纯囊肿型/CL 型;②单囊型/CE1 型;③多子囊型/CE2 型;④内囊破裂型/CE3 型;⑤实变型/CE4 型;⑥钙化型/CE5 型。其中,CE3 型又可细分为 CE3a 型和 CE3b 两型。

WHO 的分型优势在于通过超声表现对囊型包虫病的活性有一个较为准确的预判,从而对囊型包虫病的治疗有非常好的指导意义。下面将根据此分型,介绍各型的超声声像图特点。

四、WHO 对肝囊型包虫病的超声分型

(一) 单纯囊肿型/CL 型

肝内常见圆形或类圆形均匀一致的单个液性暗区,囊壁不清晰,内含回声均匀的内容物,一般呈圆形或椭圆形,轮廓清楚,后方回声明显增强。此型与肝脏囊肿较难以鉴别。包

虫病疫区接触史是诊断 CL 型的重要依据,需要长期随访观察。图 4-2 显示一 43 岁男性,肝左叶及肝右叶内查见大小约 1.0cm 囊性团块。因该患者来自包虫病疫区,因此被诊断为 CL 型。

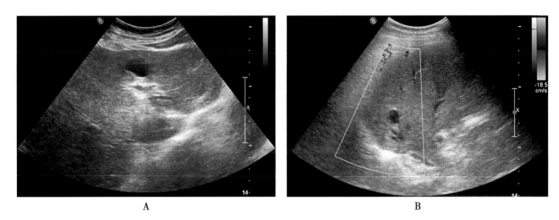

图 4-2　超声分别显示肝左、右叶内囊性团块
A.肝左叶内 1.0cm 囊性团块;B.肝右叶内 1.0cm 囊性团块

(二) 单囊型/CE1 型

此型最为多见,约占囊型包虫病的 70%,为圆形或类圆形均匀一致的单个液性暗区,囊性暗区的直径多大于 3.0cm。囊肿的轮廓清晰,包膜完整,与肝组织的界限清晰,囊壁较厚,回声增强,后壁增强效应明显。棘球蚴囊肿内充满水样囊液。棘球蚴囊壁与肝组织密度差别较大,而呈现界限清晰的囊壁。图 4-3,女,27 岁,肝右叶内查见大小约 13.4cm×15.4cm×15.6cm 的无回声团,边界清楚,形态较规则,内未见明显血流信号。术后病理结果:肝细粒棘球蚴病。

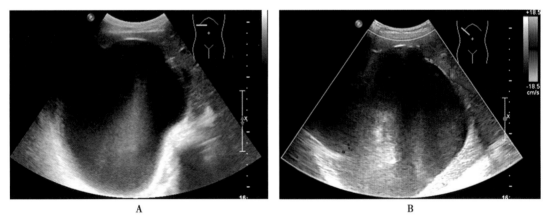

图 4-3　肝右叶巨大囊性无回声团
A.肝右叶巨大囊性无回声团灰阶图;B.肝右叶巨大囊性无回声团的彩色多普勒血流图

本型的特异性影像为其内、外囊壁间有潜在的间隙界面,可出现"双壁征"。图 4-4,女,25 岁,肝右叶内查见大小约 8.7cm×9cm×12.6cm 的无回声团,囊壁较厚,呈"双壁征",最厚约 4mm,边界较清楚,形态规则,内未见血流信号。术后病理结果:肝细粒棘球蚴病。

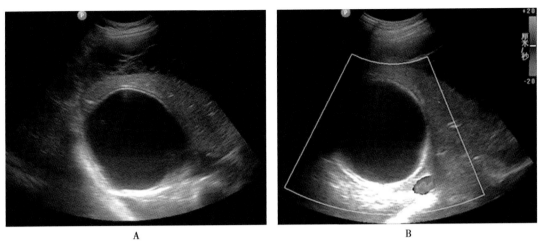

图 4-4　肝包虫病厚壁呈"双壁征"
A.肝右叶囊性团块灰阶图;B.肝右叶囊性团块彩色多普勒血流图

　　灰阶超声检测棘球蚴囊肿的后壁呈明显增强效应,用探头震动囊肿时,在暗区内可见浮动的小光点,称为"囊沙"影像。也有人称之为"落雪征"。图 4-5,女,36 岁,肝右叶查见12cm×11cm×13cm 的无回声团,其内可见细弱光点样回声,内壁不光滑,可见结节样稍强回声附着于内壁,较大者约 1.1cm,结节形态较规则,结节及无回声团内均未见明显血流信号。术后病理结果:肝细粒棘球蚴病。

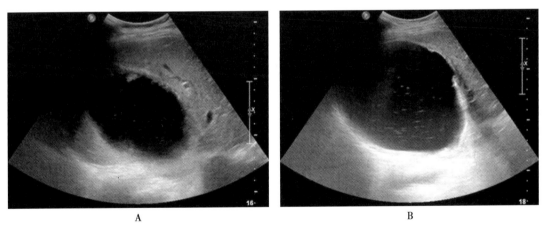

图 4-5　肝包虫病"囊沙"征象
A.肝右叶无回声内壁查见结节样稍强回声附着;B.囊内可见"囊沙样"光点漂浮

　　图 4-6,男,41 岁,肝右叶查见大小约 10cm×6.5cm×7.2cm 无回声团,囊壁呈"双壁征",内可见光点样回声飘动,呈"落雪征",团块边界较清楚,形态不规则,内未见明显血流信号。术后病理结果:肝细粒棘球蚴病。

　　(三) 多子囊型/CE2 型

　　在较大的母囊内查见大小不等、数目不等的较小的子囊,子囊表现为较小的球形暗影及光环,子囊的内壁光滑,其内为无回声,形成囊型包虫病特有的"囊中囊"征象。图 4-7,男,31岁,肝内查见大小约 15.0cm×14.0cm×16.0cm 的无回声团块,边界较清楚,形态较规则,内可

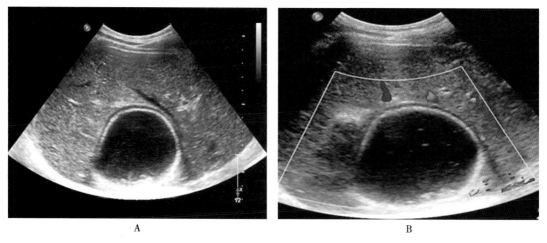

图 4-6 肝包虫病囊壁呈"双壁征",囊内呈"落雪征"
A.超声灰阶图;B.彩色多普勒血流图

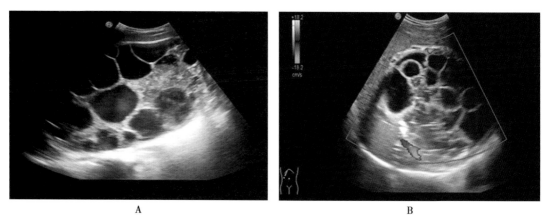

图 4-7 肝包虫病"囊中囊"征象
A.超声灰阶图显示肝内团块表现为典型"囊中囊"征;B."母囊"的彩色多普勒血流图

见多个分隔,内未见明显血流信号。术后病理结果:肝细粒棘球蚴病。

当子囊过多时,表现为众多圆形光圈或由多条光带分隔成为形状各异数目不等的"蜂窝状",超声显示为花瓣形分隔的"车轮征"或者"蜂房征"。图 4-8,男,43 岁,肝内查见大小约 10cm×15cm×17cm 的分隔团块,分隔大小不一,比较清楚。术后病理结果:肝细粒棘球蚴病。

(四)内囊破裂型/CE3 型

囊肿由于受外来因素的影响或囊内发生感染,使内囊壁破裂所致。肝囊型包虫病的内囊发生破裂后,囊液进入内、外囊壁间,显示内囊壁发生分离。内外两层的间隙增宽,形成明显的暗带且宽窄不一,或内囊壁塌陷于囊液中,囊壁增厚,表面毛糙,出现"套囊征"。图 4-9,女,42 岁,左外叶查见混合性团块,大小约 12.5cm×8.5cm,边界清楚,形态规则,内见条状分隔及絮状弱回声,内未见明显血流信号。术后病理结果:肝细粒棘球蚴病。

若内囊壁由外囊壁完全脱落,则显示为"天幕征"。图 4-10,男,31 岁,右肝查见大小约 16cm×15cm 无回声团,边界清楚,形态规则,内见卷曲带状回声,未见血流信号。术后病理结果:肝细粒棘球蚴病。

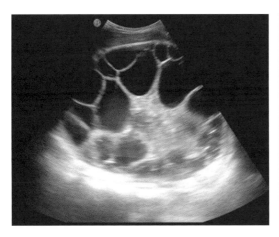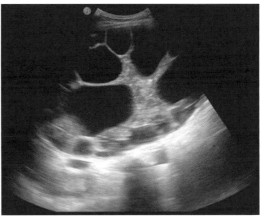

图 4-8　肝包虫病典型"蜂房征"

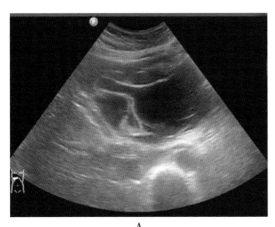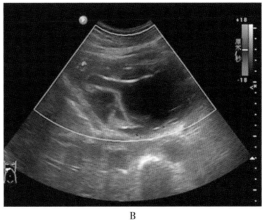

A　　　　　　　　　　　　　　　　　B

图 4-9　肝包虫病"套囊征"

A.灰阶超声图显示肝左叶内团块表现为典型的"套囊征";B.团块的彩色多普勒血流图

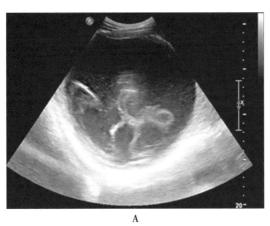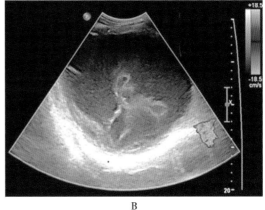

A　　　　　　　　　　　　　　　　　B

图 4-10　肝包虫病"天幕征"

A.灰阶超声图显示肝右叶内团块表现为典型的"天幕征";B.团块的彩色多普勒血流图

　　若囊壁塌瘪,收缩内陷,卷曲皱折,囊液内有卷曲的强光带或不规则光带飘动,出现"飘带征",此型即为CE3a。图4-11,女,28岁,肝左外叶查见大小约3.3cm×2.8cm的低回声团,边界较清楚,形态较规则,囊内有卷曲的强光带,内未见明显血流信号。术后病理结果:肝细粒棘球蚴病。随着囊肿内出现显著的实性成分,则病变进入CE3b期。图4-12,男,43岁,肝内查见大小约14.5cm×12.0cm的囊实性混合回声团,边界清楚,形态较规则,内未见明显血流信号。术后病理结果:肝细粒棘球蚴病。

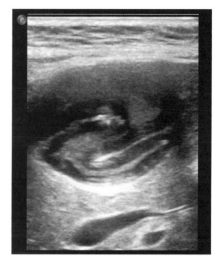

图4-11　肝包虫病灰阶超声图显示团块内典型的"飘带征"

(五)实变型/CE4型

　　囊型包虫病的病灶逐渐发生退化、坏死以及机化,病灶仍然呈球形,囊壁明显增厚,边界回声粗糙且囊壁厚薄不均。囊液成分被吸收并减少,呈粥状或干酪样,病灶内显示杂乱不均匀的密集强光斑、光团。超声检查显示为囊内密度强弱相间的"脑回征"。图4-13,男,36岁,肝右叶查见不均质回声团,边界较清楚,形态较规则,大小约8.5cm×6.5cm×5.5cm。术后病理结果:肝细粒棘球蚴病。

(六)钙化型/CE5型

　　病灶的囊壁增厚粗糙,常常呈球状光圈强回声或碗边样改变,如"蛋壳样"或"瓦缸边样"。囊内呈不均质中低回声及无回声,亦可为点状、斑片状、点片状交错在一起的不规则强回声,提示囊内容物有钙化,包虫多已死亡。超声显示棘球蚴囊密度不均匀增高,囊壁呈絮状肥厚,并伴宽大声影及侧壁声影。图4-14,男,46岁,肝脏右后叶内查见大小约5cm×4.5cm的弱回声团,边界清楚,形态规则,内部回声不均匀,内未见明显血流信号。术后病理结果:肝细粒棘球蚴病。图4-15,男,31岁,肝右后叶内查见大小约8.2cm×6.7cm×7.5cm的混合性回声团,边界较清,形态较规则,团块内未见明显血流信号。术后病理结果:肝细粒棘球蚴病。

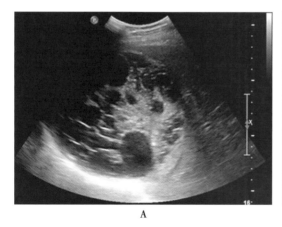

A

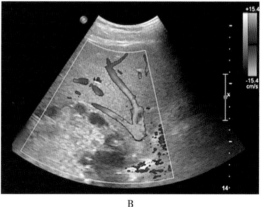

B

图4-12　肝包虫病"飘带征"囊实性变
A.灰阶超声图显示团块表现为分隔的囊肿内实性成分增多;B.团块的彩色多普勒血流图

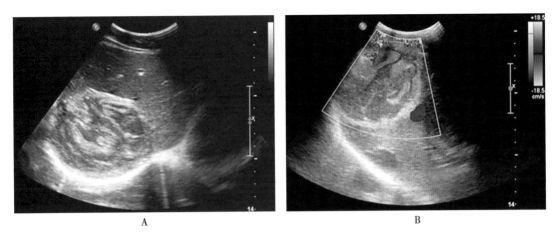

图 4-13 肝包虫病"脑回征"

A.灰阶超声图显示肝右叶内团块呈典型的"脑回征"表现;B.团块的彩色多普勒血流图

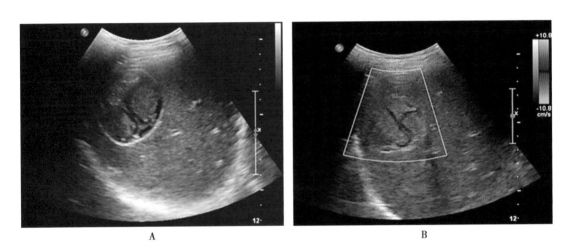

图 4-14 肝包虫病"蛋壳样"改变

A.灰阶超声图显示肝右叶团块呈典型的"蛋壳样"表现,内部可见散在点状钙化灶;B.团块的彩色多普勒血流图

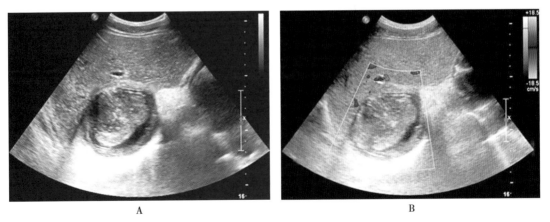

图 4-15 肝包虫病点、片状钙化改变

A.灰阶超声图显示肝右叶团块囊壁较厚,内部可见点、片状钙化灶;B.团块的彩色多普勒血流图

五、肝囊型包虫病的鉴别诊断

肝囊型包虫病囊肿的诊断,依据患者多来自包虫病疫区,有明确牛、羊、犬的接触史,根据症状、局部体征、生物学试验以及超声声像图表现,一般不难确定诊断,但需与以下肝脏病变相鉴别。

(一)CL型、CE1型与肝囊肿

肝包虫囊肿有明显张力感,CE1型的直径大多超过3.0cm,囊壁增厚。典型者囊壁可出现"双壁征",为CE1型的特征性声像表现。普通的肝囊肿则通常表现为囊壁薄而光滑。患者来自于包虫疫区也是鉴别诊断特别重要的鉴别信息,病患如来自疫区,囊壁薄而光滑则可诊断为CL型,对患者进行随访、观察。

(二)CE2型与多囊肝

多子囊型表现为囊壁结构和囊内回声不尽一致,差异明显。多囊肝的形态多失常,肝内显示多个大小不等的无回声团,囊肿间可有正常肝实质,常伴有肾、脾、肺等其他脏器的多囊病变,其中约半数多囊肝患者同时伴有多囊肾,而原发的囊型包虫病,肝、肾同时受累并不多见。

(三)CE1型与巨大先天性胆总管囊肿

临床上有70%~90%的CE1型病例有间歇性发作性黄疸、腹痛等症状。检查时须认真辨认胆囊、胆总管、门静脉三者的解剖关系。如在胆囊后方、门静脉前方观察到与胆管相连续的无回声区,则需与巨大先天性胆总管囊肿仔细鉴别。

(四)右肾上腺、右肾上极巨大囊肿,右肾巨大肾盂积水与右肝后叶包虫囊肿的鉴别

应多体位、多切面仔细观察囊肿与肝、肾、肾上腺的关系以及囊壁结构和回声,肝囊型包虫病与右肾、右肾上腺的囊肿不难鉴别。

(五)CE4型与肝癌

实变型囊型包虫病病灶的内部回声杂乱,见不均匀密集强光斑、光团,囊壁增厚,而多普勒检查病灶内及周边观察不到彩色血流信号,病灶大小与临床体征多不对称,在结合流行病学、临床表现、甲胎蛋白(AFP)等检查不难鉴别。

第二节   肝泡型包虫病的超声诊断

肝泡型包虫病是由于多房棘球绦虫的幼虫——泡球蚴,寄生于人体肝脏引起的,故也称为肝泡型棘球蚴病。由于本病蚴囊呈外殖性芽生,无被膜形成,似癌样浸润扩散,有"虫癌"之称。该病早期无临床症状,出现临床症状时往往已处于疾病晚期,失去手术机会,死亡率高,是一种严重危害牧区居民身体健康的寄生虫病。

一、概述

泡型包虫病最初的病灶往往位于肝脏内,特别是右肝多见。病灶从仅有几毫米,可一直发展到病灶直径达10~15cm,甚至更大,多伴有中心性坏死。泡型包虫病不是从囊型包虫病发展而来,二者分别由同属不同种的绦虫引起。泡状棘球蚴幼虫通过浸润性生长,从肝脏向全身各个器官发生转移。原发于肝外的泡型包虫病罕见。

二、临床病程

肝泡型包虫病的显著病程特征是长达5~15年无临床症状的潜伏期和随后的慢性疾病

过程。临床表现:约 1/3 病例出现胆汁淤积性黄疸,约 1/3 病例出现腹部疼痛,约 1/3 病例出现疲乏和体重减轻、肝大等临床表现,被超声或常规实验室检查偶然发现。未接受治疗的肝泡型包虫病的病患死亡率很高。在宿主免疫机制的影响下,幼虫可以发生死亡或退化改变,病灶内的钙化灶被认为是肝泡型包虫病的特征之一。

三、诊断

同囊型包虫病一样,腹部超声检查对于无论是个人还是人群筛查,都是诊断肝泡型包虫病的最基本的方法,但要求检查者有足够的经验。

(一)临床表现

泡型包虫病的临床表现包括上腹部隐痛,有时伴有腹绞痛和寒战高热等感染症状;肝大或肝区有明显肿块,肝脏质地坚硬,有时可触及硬结节;有不同程度的胆汁淤积性黄疸、门静脉高压症。泡球蚴具有“类肝癌”样浸润性生长的特点,可发生转移并可出现转移病灶所在脏器的相应症状。主要的并发症有因胆管系统阻塞、感染而致的败血症或脓毒症休克(中毒性休克),肝功能损害直至肝衰竭或多器官功能衰竭而死亡。

(二)超声声像图表现

典型表现(70% 病例):在不规则假性肿瘤病灶的范围内高回声和低回声并存,并伴有不规则的钙化灶。因中心性坏死表现为假性囊性肿块,并伴有周边高回声影。

不典型表现(30% 病例):最初病灶表现类似血管瘤样强回声结节。因虫体死亡或增值而出现小的钙化灶。

(三)国内学者总结泡型包虫病的声像图特点

主要表现:①病灶无包膜,无一定界限,形态不规则;②病变区内有数目不等、大小不一、弥散分布的点状、斑片状、丛状或小圈状钙化影,伴线状或瀑布状声影;③小病灶的内部为大小不一的粗砂样强回声与较低回声相间的小光点,密集的细小结节或相互融合成粗大结节的强回声,亦有小泡状较低回声,其间无正常肝实质回声;④巨块型病灶内回声杂乱,多为形态不一的斑片状、环状低强混合回声,常呈地图样结构,呈砂样钙化;⑤坏死液化的病灶,由于中心部缺血退行性变,有较大范围的坏死液化暗区形成不规则的空腔,声像显示形似虫蚀样或熔岩状液化区,周边无包膜回声,凹凸不平形如耸立或悬挂的熔岩伴瀑布样声影;⑥钙化的病灶内呈片状或不规整的强回声;⑦正常肝实质增大。

(四)肝泡型包虫病的分型

由于肝泡型包虫病有类似恶性肿瘤的生物学特征,因此肝泡型包虫病的 WHO 分型借鉴了恶性肿瘤 TNM 的分型标准,建立了 PNM 分型。感兴趣的读者可参看相关书籍。早在 2003 年,日本学者 Yoshihisa Kodama 利用磁共振成像(MRI)对肝泡型包虫病按照病程发展的顺序,将肝泡型包虫病共分为 5 型(图 4-16)。就超声而言,目前尚未有获得一致认可的分型标准。国内按照常见的肝泡型包虫病声像图的特点将其分为 3 型:浸润型、钙化型以及液化空洞型;2015 年的德国乌尔姆(Ulm)最新分级则按照声像图特点,

1型
多个不含实性成分的小囊泡

2型
多个含有实性成分的小囊泡

3型
围绕一个大囊或不规则囊的实性成分,伴有多个小囊泡

4型
病灶完全实性改变,没有囊泡结构

5型
一个巨大的不含实性成分囊泡

图 4-16　肝泡型包虫病 MRI 分型

将肝泡型包虫病分为6型:雹暴型、假囊肿型、血管瘤样型、骨化型、肿瘤转移灶型及为未分类型。本节中将对这两种分类方法分别进行介绍。

四、肝泡型包虫病的鉴别诊断

根据流行病学,来自疫区有犬、猫、牛、羊及狐、鼠等接触史,依据症状与体征,如上腹包块等,结合免疫学试验和特有的声像图表现,诊断不难确立。少数病例需与以下肝脏病变相鉴别。

1. 肝血管瘤　肝血管瘤声像图病灶界限清楚,多为圆形,内部呈网络状,其内无粗砂粒或线状声影,血清免疫学、超声造影有助鉴别。

2. 肝癌　声像图显示肝癌瘤体周边多有暗晕,可有"结中结",彩色多普勒超声可检测到彩色血流信号,绝无泡球蚴特有的呈多形状、点状、分叶状的杂乱回声、小结节状及小圈状砂粒样钙化。结合流行病学、AFP试验不难做出鉴别诊断。

3. 肝脓肿　肝脓肿声像图显示肝脏弥漫增大,病灶内见不均匀低回声,有的中心可见液性暗区,但与肝泡型包虫病液化型特有的液化腔无包膜回声,呈虫蚀样或熔岩洞样改变的声像图特征截然不同。

五、国内肝泡型包虫病的超声分型

(一) 浸润型

超声显示肝脏增大,病灶内可查见低密度与高密度共存的回声光团,周围边界多模糊,后方声束可见衰减。图4-17,女,23岁,肝右叶查见大小约5.1cm×4.8cm×5.5cm的杂乱回声团,边界欠清晰,形态较规则,内未见明显血流信号。术后病理结果:肝多房棘球蚴病。

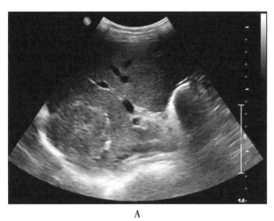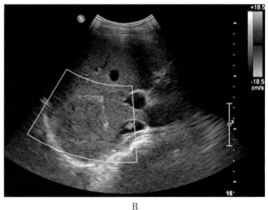

A	B

图4-17　肝泡型包虫病示肝内稍强回声团块

A.灰阶超声声像图显示肝右叶稍强的回声团,边界不清,内部回声不均匀;B.肝内团块的彩色多普勒血流图

(二) 钙化型

肝泡型包虫病在侵蚀肝组织的过程中,病灶内发生钙盐沉积,早期即出现点状钙化颗粒,随着病程延长,钙化颗粒融合成絮状或不规则的大片钙化灶。灰阶超声显示在肝内探及

低中密度占位病变,内有散在钙化点或不规整的大片钙化强回声光团伴声影。图4-18,男,60岁,肝内查见大小约4.4cm×4.1cm混合回声团块,边界欠清,形态欠规则,后方见声影,未见明显血流信号。术后病理结果:肝多房棘球蚴病。

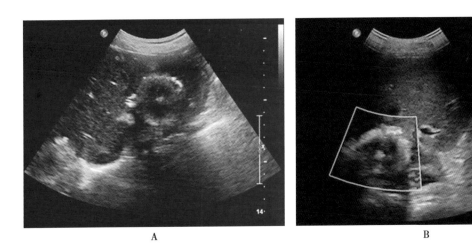

A   B

图4-18　钙化型肝泡型包虫病

A.灰阶超声图显示病灶外周可见环状强回声包裹病灶,病灶内也有点状钙化分布;B.病灶的彩色多普勒血流图

(三) 液化空洞型

泡型棘球蚴增殖成巨块病灶,其中心部因缺血坏死,液化呈胶冻状,形成形态不规整的坏死液化空腔。灰阶超声显示在不均质强回声光团内出现形态不规则、无回声的大块液性暗区,后方回声增强,呈"空腔征"。图4-19,男,47岁,肝右叶内查见大小约6.4cm×7.5cm×7.1cm的囊实性团块,边界不清楚,形态不规则,内未见明显血流信号。病理结果:肝多房棘球蚴病。

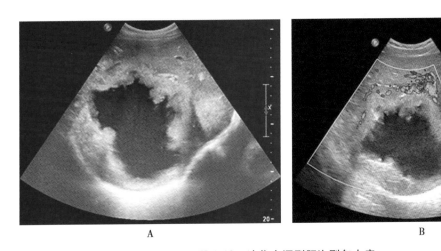

A   B

图4-19　液化空洞型肝泡型包虫病

A.灰阶超声显示病灶内呈大片不规则的无回声区;B.病灶的彩色多普勒血流图,病灶周边可见点线状血流信号

六、乌尔姆肝泡型包虫病的超声分型

(一) 雹暴型(hailstorm)

典型的雹暴型表现为边界模糊不清、不规则,内部回声不均匀,强回声形成伴或不伴后方声影。图 4-20,男,37 岁,肝右叶查见大小约 12.8cm×8.0cm×9.9cm 的杂乱回声区,边界不清楚,形态不规则,内未明显血流信号。术后病理结果:肝多房棘球蚴病。

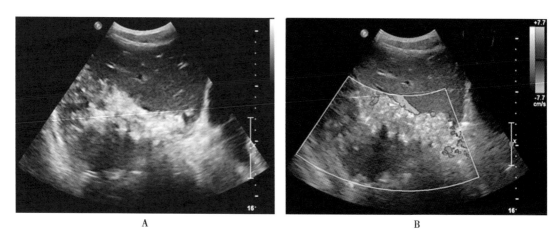

图 4-20　雹暴型肝泡型包虫病

A.灰阶超声图显示病灶呈杂乱强回声团伴钙化,后方回声发生衰减;B.病灶的彩色多普勒血流图,周边可见点线状血流信号

(二) 假囊肿型(pseudocystic)

假囊肿型肝泡型包虫病以外周呈环状的不规则、不均匀的强回声,在彩色多普勒超声上表现为无血流信号。它的厚度可超过 10mm。图 4-21,男,39 岁,肝内查见杂乱回声团,大小约 6.8cm×6.3cm×6.6cm,壁厚,可见多个斑片状强回声,边界欠清,形态不规则,内未见明显血流信号。术后病理结果:肝多房棘球蚴病。

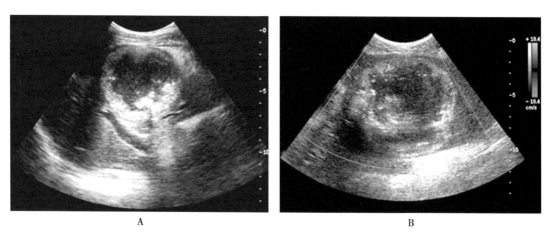

图 4-21　假囊肿型肝泡型包虫病

A.灰阶超声显示病灶呈囊实性团块,厚壁,内可见大片状钙化;B.团块彩色多普勒血流团显示内无明显血流信号

(三) 血管瘤样型(hemangioma-like)

此型与血管瘤较难于鉴别。超声声像图表现为分界相对清晰的不均匀结节,相较于周围肝脏实质呈稍强回声。回声强度从不均匀稍高增强到不均匀高增强。图4-22,女,46岁,肝脏右后叶下段查见大小约5.1cm×3.8cm×4.5cm的稍强回声团块,内部回声不均匀,内未见明显血流信号。术后病理结果:肝多房棘球蚴病。

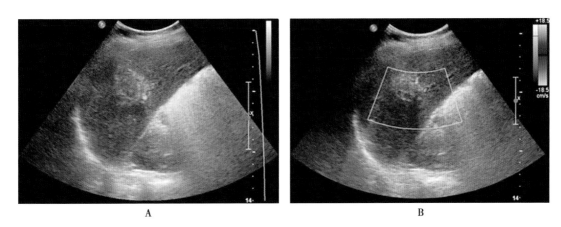

图4-22 血管瘤样型肝泡型包虫病
A.灰阶超声显示病灶呈管网样稍强回声团,形态欠规则,边界欠清;B.病灶的彩色多普勒血流图

(四) 骨化型(ossification)

骨化型的病灶为孤立或成组,后方大多伴有明显的声影。此型包虫病与炎性病灶或强回声的恶性肿瘤转移灶鉴别有一定困难。巨大的骨化型包虫病灶罕见。单灶或多个骨化病灶都是可能出现的。图4-23,男,22岁,肝右后叶查见大小约2.5cm×3.2cm的强回声团,后方伴声影,边界较清楚,形态较规则,团块壁可见片状强回声包绕,内未见明显血流信号。术后病理结果:肝多房棘球蚴病。

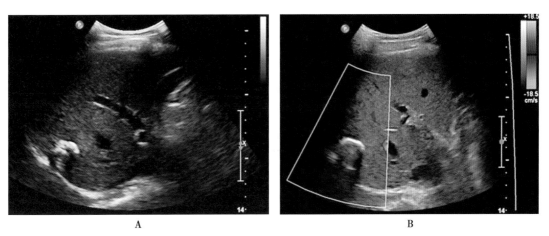

图4-23 骨化型肝泡型包虫病
A.灰阶超声显示病灶呈前壁强回声伴宽大声影;B.病灶的彩色多普勒血流图

（五）肿瘤转移灶型（metastasis-like）

对于类似肿瘤转移灶型的泡型包虫病的鉴别更加困难。病灶表现与典型的肝转移癌（如结肠癌肝转移）的特点极为相似，呈现低回声并伴有声晕。不同的是，病灶的中心区呈强回声及不均匀瘢痕影。图 4-24，男，48 岁，左外叶分别查见大小约 2.9cm×3.2cm×3.0cm 和 2.4cm×2.4cm×2.2cm 的弱回声团，边界欠清，形态较规则，内部回声不均匀，内见点线状血流信号。术后病理结果：肝多房棘球蚴病。

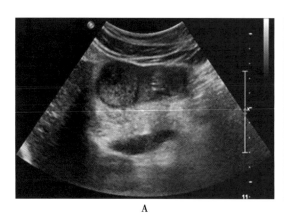 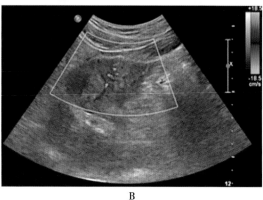

A B

图 4-24　肿瘤转移灶型肝泡型包虫病

A. 灰阶超声显示病灶呈低回声团伴低回声晕，内部可见点状钙化；B. 病灶的彩色多普勒血流图显示病灶内可见短线状血流

（六）未分类型（unclassifiable）

声像图中与上述 5 型均不符合的，被划分为未分类型肝泡型包虫病。据 Kratzer W 等统计，此型在泡型包虫病中的发生率不足 5%。

七、小结

上述两种分类各有优势：三分类法能将大部分的肝泡型包虫病进行分类，方法简单，易用，适用性强。缺点在于对特殊类型的肝泡型包虫病的诊断较为困难，如血管瘤样型。Ulm 分型方法囊括了约 95% 的肝泡型包虫病的声像图特点，并加以分型。但仍有 5% 的病例被划入了未分类型，因此仍然有其局限性。

值得注意的是，肝泡型包虫病与肝囊型包虫病虽为两种不同类型的肝包虫病，但对于患者来说，可同时感染两种包虫病，并共存于肝脏中。图 4-25，女，41 岁，肝脏形态失常，肝右叶查见范围约 11.4cm×11.5cm×11.7cm 的片状稍强回声区，边界不清楚，形态不规则，内部回声不均匀，内可见点状强回声，内未见明显血流信号。肝右叶另查见一大小约 9.5cm×6.8cm×9.5cm 的低回声团块，边界较清楚，形态欠规则，内部回声不均匀，可见点状强回声，内未见明显血流信号。术后病理结果：肝多房棘球蚴及细粒棘球蚴病。

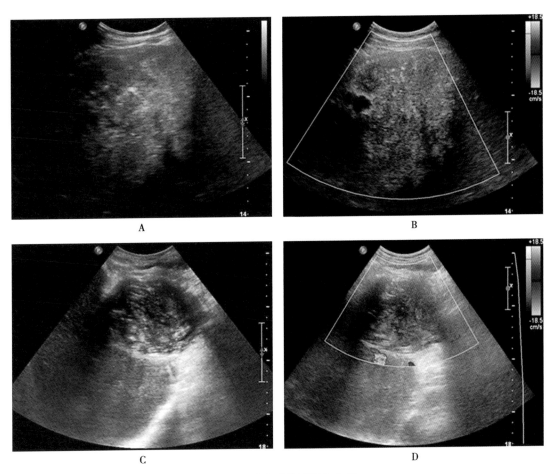

图4-25　混合感染型肝包虫病

A.灰阶超声显示肝右叶不规则的团块,边界不清楚,形态不规则,内有点状钙化灶;B.A图团块彩色多普勒血流图;C.灰阶超声另显示一囊实性团块,边界清楚,形态欠规则,内可见点片状钙化灶;D.C图团块彩色多普勒血流图

第三节　超声造影对肝包虫病的诊断价值

一、概述

目前,超声成像诊断是以超声脉冲反射技术为基本原理,当界面两侧组织的特性阻抗之差达到0.1%时,就有超声脉冲反射。然而由于人体组织界面的复杂性,检测技术存在局限性。在实际临床应用中,超声仪器常常对差别较小的组织无法分辨,如病灶回声与正常组织的背景回声接近时,超声便无法检出这些病变组织。因此,人们试图寻找一种可以使病灶与周围的正常组织回声相区分的方法,即增强病变组织的回声或减低其周围背景的回声,使二者间有明显的反差,从而把病灶的影像衬托出来,那就是超声造影(contrast-enhanced ultrasound,CEUS)。

用于诊断的超声造影有两类:一类是血管内造影,即经周围静脉或心导管注射微泡造影剂后,在一定的时间段内提高病变组织的显现力和某些组织边界的显示,如肝、脾、肾等脏器的肿瘤、心腔、心室壁的显示等;另一类是非血管造影,即液体造影剂通过口服、灌肠或其他途径进入人体的管道、体腔,利用液体的无回声区或悬浮于液体中的微小粒子的散射回声作为对比造影诊断,如胃肠造影、宫腔造影、尿道造影等。在这里,对于包虫病的超声造影选用第一类造影方法。

二、超声造影剂

目前临床使用的超声造影剂多为微泡/微球造影剂,如注射用六氟化硫微泡、注射用全氟丁烷微球、全氟丙烷人血白蛋白微球注射液等。其中较为常用的注射用六氟化硫微泡,其内充填六氟化硫气体,外以柔软的磷脂为壳膜,微泡平均直径为 $2.5\mu m$,$90\%<8\mu m$。使用前用 5ml 生理盐水稀释,摇荡后成为乳白色六氟化硫微泡混悬液。该造影剂具有高稳定性、易配制、适用范围广和安全性高等特点;半衰期为 6 分钟,并且在 11 分钟内由肺呼出超过80%;适用于肝、肾等全身的组织脏器增强造影。

三、超声造影成像技术

常规超声成像系统虽能进行超声造影检查,但由于其探头频率、输出的声功率、声波发射速率以及后处理等因素的影响,常规超声成像往往不能满足诊断需要。从二十世纪九十年代开始,不少从事超声诊断仪生产的厂家开始着手研究各种超声造影技术,以满足高质量超声造影的需要。现将简单介绍应用最多的实时谐波成像(real-time harmonic imaging)。

实时谐波成像或称低机械指数成像(low mechanical index imaging),是在低功率或低机械指数状态下连续发射声波并接收谐波信号进行成像的技术。第 2 代新型造影剂如注射用六氟化硫微泡含稳定的低溶性惰性气体并有柔软的薄膜包裹,在机械指数约为 0.15 时,微气泡有良好的共振并产生丰富的谐波成分,同时微泡的破裂很少。此外,在低机械指数下,组织的谐波信号很弱,因此造影微泡谐波与组织谐波的信噪比高,此时利用滤波成像技术可获得实时造影效果,并通过相应的软件进行组织血流灌注的定量分析。

四、超声造影在肝脏结节的应用

超声造影用于实质性脏器的肿瘤检测中,以肝脏肿瘤的检测及其定性诊断最为成熟。超声造影检查可提高肝脏肿瘤病灶的检出率,但早期的超声造影由于应用基波成像,对肿瘤病灶检测的敏感性无明显改进。随着各种谐波造影成像技术的应用,其病灶检出率有了明显的提高。Bernatik T 等的研究结果显示,超声造影对肝脏肿瘤的检出率由常规超声的59%提高到97%,其中小于2cm 和近膈顶的肿瘤的检出率提高尤为明显。

超声造影对于肝脏肿瘤的鉴别诊断主要是通过观察肿瘤增强和动态增强的方式。肝脏的血液供应具有肝动脉和门静脉双重供血的特点,正常情况下,肝动脉占25%~30%,门静脉占70%~75%。从外周静脉注射造影剂,造影剂显影门静脉较显影肝动脉需要多经过一些循环路径,因此门静脉显影开始时间较肝动脉延迟数秒钟,即大部分肝组织显影时间要晚于肝动脉。与增强 CT 或增强 MRI 相似,超声造影可以定义并观察到 3 个血管期/时相,其划分基本沿用了增强 CT 的标准。即动脉相、门静脉相和肝实质相。肝动脉相的显像开始于造影剂注射后 10~40 秒,门静脉相 40~80 秒,实质相 80~240 秒。肝动脉单独供血所致的组织增强常常在外周静脉注射造影剂后 10~20 秒开始,持续 10~25 秒。接着是门静脉期,一般持续到注射造影剂后 1.5~2 分钟。延迟期延续至造影剂从肝实质中清除,如注射造影剂后 4~6 分钟或更长。

不同的肝脏局灶性病变有着不同的血供特点。应用超声造影对其进行鉴别诊断,就是以病灶不同的增强时相和不同的增强形式作为判断的依据。如原发性肝癌多为富肝动脉供血的肿瘤,与主要由门静脉供血的肝脏组织比较,超声造影显示出瘤体在动脉早期明显增强的特征;门静脉期时,肿瘤灌注开始减少,导致回声减弱;在造影的延迟期,肿瘤血管的灌注状态很快消退,而肝实质仍有灌注(回声依然增强),故而肿瘤结节呈现边界清晰的弱回声灶。对于高灌注的肝脏局灶性病变的诊断,超声造影的动脉期具有重要价值,如局灶性结节性增生、肝细胞腺癌、原发性肝癌和肝转移癌等。门静脉期和延迟期的增强特性可以增加有关病变性质的主要信息,与肝实质增强回声相比较,大多数恶性病变在门静脉期和延迟期的回声低于周围肝实质,而大多数良性病变在门脉期或延迟期的回声等于或高于肝实质。

肝包虫病作为肝脏内占位性病灶,其实质是伴肝实质坏死的炎性病变,超声造影后病灶与周围实质增强不同,有助于肝包虫的定性诊断。

五、超声造影的适应证和禁忌证

(一) 适应证

欧洲超声医学与生物联合会(EFSUMB)小组于 2004 年 11 月修订了超声造影使用指南,确定了适应证。

超声造影检查适用于所有存在不能明确诊断的肝脏内病灶的患者,尤其在伴有下列临床情形时:①常规超声偶然发现;②慢性肝炎或肝硬化者的病变或可疑病变;③有恶性肿瘤病史患者的病变或可疑病变;④患者的 MRI/CT 或者细胞学/组织学结果不能确诊时。

(二) 禁忌证

1. 对超声造影剂内任何成分过敏者禁止使用。

2. 近期有急性冠心病症状或临床确定的不稳定性缺血性心脏病患者禁止使用。这些疾病包括进展中或正在发作的心肌梗死、7 天内安静状态下有典型心绞痛发作者,或有明显加重的心脏病症状,最近行冠脉介入治疗或存在其他不稳定因素者(例如心电图、实验室检查或临床显示有心脏病加重倾向),急性心衰,严重心律失常者。

3. 下列情况禁忌使用　心脏血流右向左分流者,严重肺高压患者(肺动脉压高于 90mmHg),不能控制的高血压患者,急性呼吸窘迫症患者。对于怀孕及哺乳期妇女的安全性尚未确认,因而怀孕及哺乳期妇女禁忌使用。

4. 在使用超声造影剂可能会损害一些组织的微血管并引起严重临床后果时要谨慎,如无颅骨的大脑、眼睛。对新生儿使用时应谨慎。

5. 在进行体外冲击波疗法前 24 小时应避免使用造影剂。

六、超声造影的使用方法

目前,肝脏实时超声造影多采用低机械指数(一般在0.2以下)实时扫查成像技术,使用低溶解度气体的超声造影剂可以进行动态成像并对造影的三个不同血管相进行评估。

(一) 使用途径及注射方法

经外周静脉注入造影剂为新型超声造影剂的常规使用途径。目前市售造影剂多为瓶装粉剂,注入前按说明配制成造影剂溶液,使用剂量一般在0.01~0.1ml/kg,经肘前浅静脉注入。注入方式可依不同检查要求而异,一般常规采用快速"团注"(bolus injection)方式,即在5秒内一次性推入,会产生明显的肝动脉期、门静脉期及延迟期的动态期相变化的增强效应,有利于对肝脏占位病变的鉴别和诊断。当需要重点观察延迟期肝内有无小病灶,或观察血管内造影剂局部灌注等,也可以借助于微量泵持续注入(continuous injection)造影剂。

造影剂的使用浓度、剂量及推注速度等对肝脏动态期的表现有影响,如高浓度团注引起回声信号增强、峰值增加及造影剂持续时间延长等。因此,对一组病例之间进行比较,应使用同一注射标准。不同的造影剂使用时的浓度和注射速度各有不同的要求,可按说明进行。

(二) 检查方法

1. 对病灶进行常规灰阶、彩色和/或能量多普勒超声检查,同时注意肝内有无其他可疑病灶。

2. 识别目标病变后,将探头持续置于显示靶目标的稳定位置,把成像模式切换到低机械指数或其他特定造影成像条件。

3. 调整机械指数,必要时调整探头频率,来获得足够的组织抑制并保持合适的穿透深度。大血管结构和一些解剖标志如横膈应该维持在勉强可见的水平上。

4. 经外周静脉以团注的方式注射超声造影剂,并用5ml生理盐水冲洗。注意造影剂配制后,推注前应再次摇匀后抽出注射。针头直径不应小于20G,以避免注射时因机械冲击而造成微泡破裂。注射超声造影剂的同时开始计时。

5. 建议连续追踪扫查病灶60~90秒来获得动脉期和门静脉期图像。至于延迟期的评估,可以连续扫查或采用间断扫查的方法,直至看到造影剂从肝脏微血管内消失。如果要对动态图像进行造影增强时间强度曲线分析,则应连续扫查。另外,除观察靶病变外,延迟期快速扫查全肝,观察有无其他低回声结节,是检出恶性肿瘤如肝转移癌的有效方法。

6. 图像记录   由于实时造影增强超声的动态特点,建议以数字形式储存在设备的硬盘上,或者在视频媒体上记录检出结果,便于图像回放观察,以免遗漏快速、短暂变化的重要图像信息。

七、肝包虫病的超声造影表现

肝囊型包虫病的诊断相对容易,通过灰阶及彩色多普勒超声能较为准确诊断,因此肝囊型包虫病的超声造影应用较少。由于肝泡型包虫病的病灶差异较大,与血管瘤、肝癌等存在鉴别困难的情况,超声造影主要应用于对肝泡型包虫病的诊断。国内外的相关文献较少。

据宋涛等的报道,典型的肝包虫病超声造影模式表现为病灶呈动脉期、静脉期及延迟期三期无增强的"黑洞征",造影后病灶的大小明显大于常规超声,更加接近病灶的实际大小。图4-26,肝囊型包虫病超声造影,女,33岁,肝右叶上段查见大小约 9.7cm×9.7cm 杂乱回声团,内见不规则无回声区。术后病理结果:肝细粒棘球蚴病。

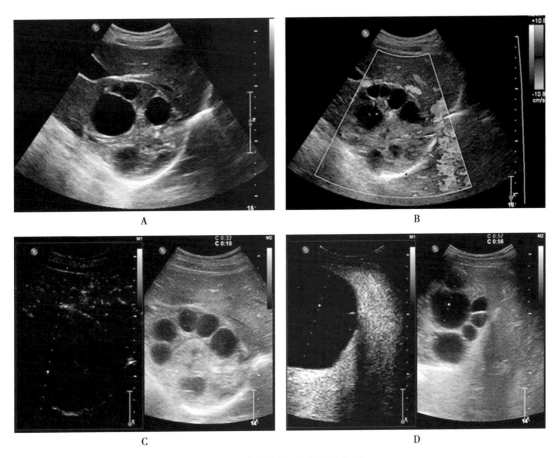

A   B

C   D

图 4-26　肝囊型包虫病超声造影

A.灰阶超声显示囊性分隔团块,边界清楚,形态规则,符合 CE2"蜂房征"表现;B.彩色多普勒血流图显示病灶内未见明显血流信号;C.超声造影显示动脉期病灶内部无增强;D.超声造影显示病灶门静脉期无增强

图4-27,肝泡型包虫病超声造影,男,23岁,肝左叶及右肝前叶查见巨大囊实混合回声团,大小约 12.0cm×11.9cm,以囊性为主,壁厚薄不均,较厚处约 3.2cm,边界不清楚。术后病理结果:肝多房棘球蚴病。

我国随着牧区居民健康意识的提高和政府支持力度的增加,更多的小病灶肝包虫病被发现,可由于表现不典型,常规超声诊断困难,超声造影无疑是一种有效的手段,能为检查者提供更多的诊断信息。特别是对于血管瘤样型、肿瘤转移型等不典型包虫病病灶,通过超声造影,对于诊断有非常大的帮助。

笔者对于小病灶(直径<3cm)肝泡型包虫病病灶进行超声造影检查,研究超声造影的效果发现,此组病例在常规超声的表现上均呈不典型声像图,以类似血管瘤样型最多,呈稍高增

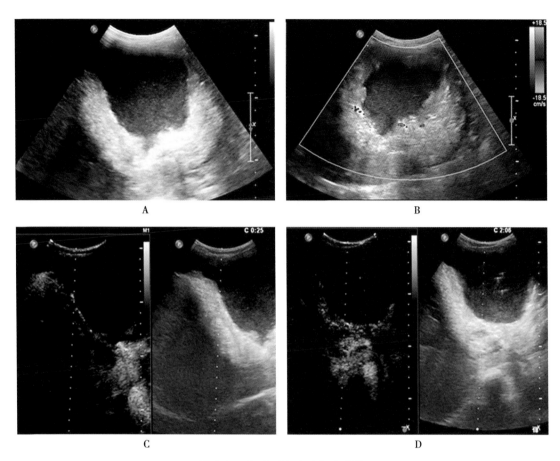

图 4-27   肝泡型包虫病超声造影

A. 灰阶超声显示肝内巨大囊实性混合回声团块,厚壁,内可见大片无回声区;B. 彩色多普勒血流图显示病灶后壁区仅见点状血流信号;C. 超声造影检查显示动脉期病灶内无增强;D. 超声造影检查显示延迟期病灶内无增强

强、不规则的实性结节。通过超声造影,病灶的造影特点与先前报道的大病灶泡型包虫病并不相同。增强模式呈现病灶内动脉期不均匀的高增强,门静脉期及延迟期呈低增强,病灶边界清楚,形态规则,病灶内可见规则的三期无增强区。结合病理结果,笔者认为造成此种造影表现的原因在于小病灶泡型包虫病为疾病早期,病灶内尚存在残存的肝组织,并往往伴有炎症反应,因而内部可见不规则的高增强区域,无增强区说明该部分的肝组织已被泡型棘球蚴侵蚀而坏死。因而对于小病灶肝泡型包虫病来说,超声造影有非常好的诊断价值。

图 4-28,小病灶泡型包虫病超声造影,男,45 岁,肝右叶下部查见大小约 2.9cm×2.2cm 的混合回声团,团块边界不清,形态不规则。术后病理结果:肝多房棘球蚴病。

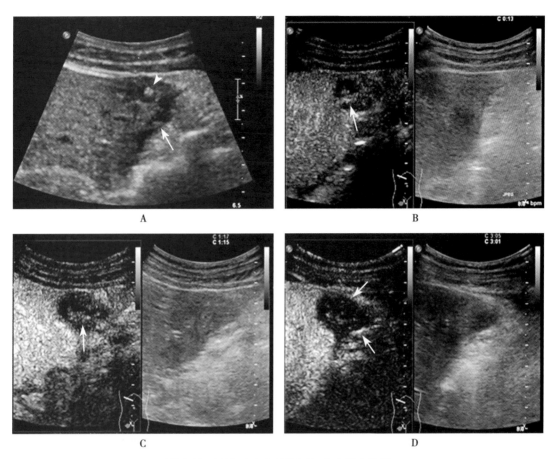

图 4-28　肝右叶小病灶泡型包虫病超声造影
A. 灰阶超声显示边界模糊、回声不均匀的减弱回声团,内可见点片状强回声;B. 超声造影检查显示动脉期呈不规则等增强,内有不规则的无增强区;C. 超声造影检查显示门静脉期呈不规则低增强,内有不规则的无增强区;D. 超声造影检查显示延迟期呈不规则低增强,内有不规则的无增强区

第四节　肝外包虫病的超声诊断

肝外包虫病是指除肝脏外,其他的组织和器官中出现包虫病灶。细粒棘球蚴和多房棘球蚴均可发生肝外包虫病,发生部位以肺、腹腔较为常见,骨、脑、脊柱等处的包虫病罕见。继发肝外包虫病的超声声像图特点与肝内原发病灶声像图特点类似,有利于肝外包虫病的诊断。发生在肺、腹腔、盆腔、肾脏的肝包虫病可通过超声诊断;发生在脑、心脏等部位的肝包虫病可通过 CT 或 MRI 诊断(详见第五章)。

一、肺包虫病

肺囊型包虫病的发病率仅次于肝脏,居第二位,约占人体包虫病的 10%~20%。儿童肺部受累率较高。

超声所见:位于肺中心部的包虫囊肿不易探及,靠近肺表面及靠近胸壁的体积较大的包虫囊肿,可探测到液性暗区,与肝包虫囊肿的特征基本相同,并可见包虫囊肿呼吸征。据统计,肺多发病灶病例约占 20%,以右肺下叶为多见,肝包虫囊肿以肝右叶多见,因此当发现右肺下叶包虫囊肿时,应对肝脏进行常规检查;当发现肝右叶包虫囊肿时,应对右肺进行常规扫查,以期早期发现二者并存的病例,采用胸腹联合切口,一次手术摘除治疗。

二、腹腔包虫病

腹腔包虫病的发病率仅次于肺包虫病,约占人体包虫病的 12.4%,多与肝、肺等包虫囊肿并存及多发。其病程较长,临床发现时囊肿比较大。主要表现为压迫症状及腹部可触及弹性包块。常见并发症有机械性肠梗阻、囊肿破裂引起的全腹膜炎。包虫囊肿向肠管破溃时,形成包虫囊-肠瘘,可从大便中排出囊液、子囊及内囊碎片。

超声表现:腹腔包虫团块一般较大,为圆形、类圆形液性暗区,邻近器官受压移位、变形。病程久者常见囊壁钙化呈高回声环,或囊壁明显增厚,回声增强。图 4-29,男,60 岁,右侧腹查见巨大分隔的厚壁囊性团块,大小约 40cm×12cm×9cm,上部位于右肾及右肝后方,下部达腹股沟区;团块边界不清,形态不规则,内未见明显血流信号。术后病理结果:多房棘球蚴病。

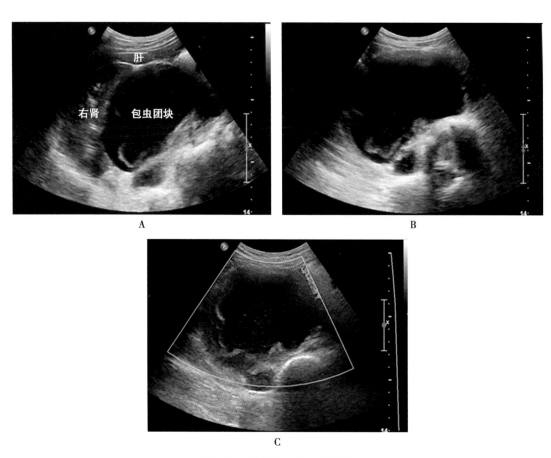

图 4-29　腹部包虫病超声影像
A 和 B.灰阶超声显示腹内常见巨大分隔的囊性团块,边界不清,形态不规则,内有大片无回声区;
C.彩色多普勒血流图显示病灶内未见明显血流信号

三、盆腔包虫病

腹腔包虫团块可累及盆腔,多与肝包虫肿块并存。其病程较长,临床发现时体积较大,主要表现为下腹部包块及下腹部疼痛。

超声表现:类似腹腔包虫团块,发生部位位于盆腔或下腹腔内。肿块一般较大,为圆形、类圆形液性暗区,邻近器官受压移位、变形。对于盆腔内包虫囊肿,可通过直肠超声检查更加清楚显示肿块性质。图4-30,男,39岁,肝右叶查见大小约6.5cm×5.1cm的弱回声团,边

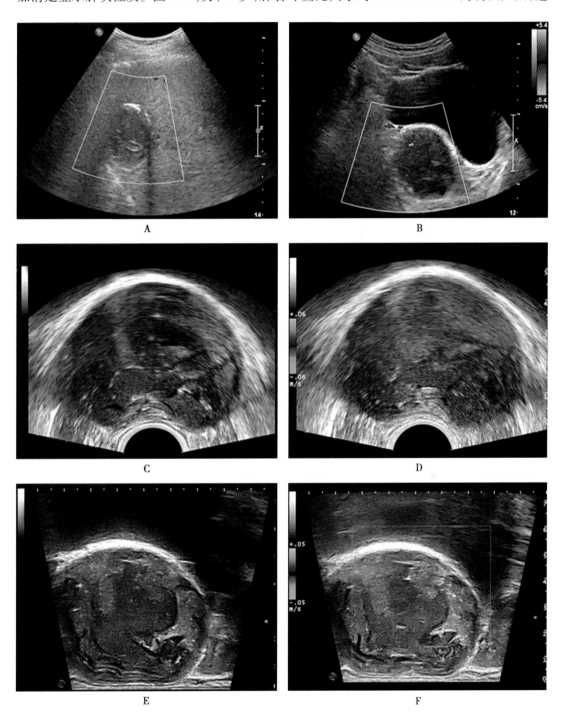

图4-30 盆腔包虫病超声影像

A.灰阶超声显示肝右叶弱回声团块,边界清楚,周边可见环状钙化伴声影;B.彩色多普勒超声显示膀胱后方查见弱回声团,边界清楚,形态规则,内部回声不均匀,内可见线状血流信号;C和D.经直肠超声横断面扫查;E和F.经直肠超声纵断面扫查

界较清,形态较规则,内可见斑片状强回声,未见明显血流信号。膀胱后方查见大小约
5.1cm×5.4cm×4.8cm 的弱回声团,边界清楚,形态规则,内部回声不均匀,内可见线状血流信号。经直肠超声检查,盆腔内在前列腺上方、膀胱后方、直肠前方查见大小约 6.3cm×5.1cm×6.4cm 的弱回声团,边界清楚,形态规则,内部回声不均匀,可见数个点片状强回声及轨道样弱回声,未见明显血流信号,探头加压时,似可见细弱光点样回声流动。术后病理结果:细粒棘球蚴病。

四、肾包虫病

本病发病率甚低,约占人体包虫病的 0.4%~4%,但在泌尿系统包虫病中以肾包虫囊肿最为多见,绝大多数为单侧单发,肾上极比下极多见。

超声表现:肾脏体积多增大,形态失常;肾实质见团块回声,呈圆形或椭圆形、边界清晰、边缘规整之液性暗区,囊壁较肝包虫囊肿薄;集合系统受压移位,肾盏呈弧形分离,有时可见肾盂积水;巨大囊肿可使周围组织挤压移位。图 4-31,男,45 岁,左肾形态失常,左肾上部及外侧查见杂乱回声团块,实质受累,形态不规则,边界欠清楚,内回声强弱不均,可见较多散在的点状强回声,团块内未见明显血流信号。术后病理结果:多房棘球蚴病。肾包虫囊肿需与肾盂积水,孤立性肾囊肿,肾癌伴中心坏死出血、液化者相鉴别,诊断困难时可借助超声造影。

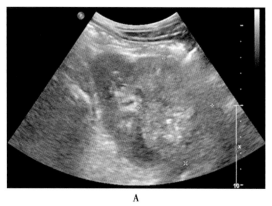
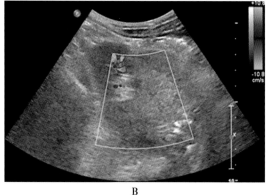

A　　　　　　　　　　　　　　　B

图 4-31　肾包虫病超声影像
A.灰阶超声显示左肾形态失常,左肾查见杂乱回声团块,边界不清,形态不规则,内可见点片状钙化;
B.彩色多普勒血流显示病灶内未见明显血流信号

（李永忠）

参考文献

[1] BRUNETTI E,KERN P,VUITTON D A. Expert consensus for the diagnosis and treatment of cystic and alveolar echinococcosis in humans[J]. Acta Trop,2010,114(1):1-16.

[2] 周永昌,郭万学. 超声医学[M]. 4 版. 北京:科学技术文献出版社,1989.

[3] KODAMA Y,FUJITA N,SHIMIZU T,et al. Alveolar echinococcosis:MR findings in the liver[J]. Radiology,2003,228(1):172-177.

[4] KRATZER W,GRUENER B,KALTENBACH T E,et al. Proposal of an ultrasonographic classification for hepatic alveolar echinococcosis:echinococcosis multilocularis Ulm classification-ultrasound[J]. World J Gastro-

enterol,2015,21(43):12392-12402.

[5] ALBRECHT T,BLOMLEY M,BOLONDI L,et al. Guidelines for the use of contrast agents in ultrasound. Ultraschall Med,2004,25(4):249-256.

[6] TAO S,QIN Z,HAO W,et al. Usefulness of gray-scale contrast-enhanced ultrasonography (Sonovue®) in diagnosing hepatic alveolar echinococcosis[J]. Ultrasound Med Biol,2011,37(7):1024-1028.

[7] CAI D M,WANG H Y,WANG X L,et al. Ultrasonographic findings of small lesion of hepatic alveolar echinococcosis[J]. Acta Trop,2017,174:165-170.

[8] MCMANUS D P,ZHANG W,LI J,et al. Echinococcosis[J]. Lancet,2003,362:1295-1304.

[9] SCHIPPER HG,KAGER PA. Diagnosis and treatment of hepatic echinococcosis:an overview[J]. Scand J Gastroenterol Suppl,2009,39(241):50-55.

[10] JIANG C. Today's regional distribution of echinococcosis in China[J]. Chin Med J (Engl),2002,115(8): 1244-1247.

[11] JIANG C P. Present epidemic situation of liver alveolar echinococcosis in Gansu province,China[J]. Chin Med J (Engl),2005,118(4):327-328.

[12] MORO P,SCHANTZ P M. Echinococcosis:a review[J]. Int J Infect Dis,2009,13(2):125-133.

[13] DIDIER D,WEILER S,ROHMER P,et al. Hepatic alveolar echinococcosis:correlative US and CT study [J]. Radiology,1985,154(1):179-186.

[14] EHRHARDT A R,REUTER S,BUCK A K,et al. Assessment of disease activity in alveolar echinococcosis:a comparison of contrast enhanced ultrasound,three-phase helical CT and [(18)F]fluorodeoxyglucose positron emission tomography[J]. Abdom Imaging,2007,32(6):730-736.

[15] WILSON J F,RAUSCH R L. Alveolar hydatid disease. A review of clinical features of 33 indigenous cases of echinococcus multilocularis infection in Alaskan Eskimos [J]. Am J Trop Med Hyg,1980,29(6): 1340-1355.

[16] KERN P,WEN H,SATO N,et al. WHO classification of alveolar echinococcosis:principles and application [J]. Parasitol Int,2006,55(Suppl):S283-S287.

[17] HEMPHILL A,STADELMANN B,RUFENER R,et al. Treatment of echinococcosis:albendazole and mebendazole—what else[J]. Parasite,2014,21:70.

[18] BULAKCI M,YILMAZ E,FERHAT CENGEL,et al. Disseminated alveolar hydatid disease resembling a metastatic malignancy:a diagnostic challenge—a report of two cases[J]. Case Rep Radiol,2014,2014:638375.

[19] JIANG CP,DON M,JONES M. Liver alveolar echinococcosis in China:clinical aspect with relative basic research[J]. World J Gastroenterol,2005,11(30):4611-4617.

[20] WHO INFORMAL WORKING GROUP. International classification of ultrasound images in cystic echinococcosis for application in clinical and field epidemiological settings[J]. Acta Trop,2003,85(2):253-261.

[21] CORREAS J M,BRIDAL L,LESAVRE A,et al. Ultrasound contrast agents:properties,principles of action,tolerance,and artifacts[J]. Eur Radiol,2001,11(8):1316-1328.

[22] BEISSERT M,DELORME S,MUTZE S,et al. Comparison of B-Mode and conventional colour/power doppler ultrasound,contrast-enhanced doppler ultrasound and spiral CT in the diagnosis of focal lesions of the liver: results of a multicentre study[J]. Ultraschall Med,2002,23(4):245-250.

[23] LENCIONI R A,ALLGAIER H P,CIONI D,et al. Small hepatocellular carcinoma in cirrhosis:randomized comparison of radio-frequency thermal ablation versus percutaneous ethanol injection[J]. Radiology,2003, 228(1):235-240.

[24] WANG Q,VUITTON D A,QIU J,et al. Fenced pasture:a possible risk factor for human alveolar echinococcosis in Tibetan pastoralist communities of Sichuan,China[J]. Acta Trop,2004,90(3):285-293.

[25] AOKI T,HAGIWARA M,YABUKI H,et al. Unique MRI findings for differentiation of an early stage of he-

patic alveolar echinococcosis [J]. BMJ Case Rep, 2015, 2015: bcr2014208123. Doi: 10. 1136/bcr-2014-208123.

[26] BECCE F, POMONI A, ULDRY E, et al. Alveolar echinococcosis of the liver: diffusion-weighted MRI findings and potential role in lesion characterisation[J]. Eur J Radiol, 2014, 83(4): 625-631.

[27] LIU W, DELABROUSSE E, BLAGOSKLONOV O, et al. Innovation in hepatic alveolar echinococcosis imaging: best use of old tools, and necessary evaluation of new ones[J]. Parasite, 2014, 21: 74.

[28] DIETRICH C F, CUI X W, BOOZARI B, et al. Contrast-enhanced ultrasound (CEUS) in the diagnostic algorithm of hepatocellular and cholangiocellular carcinoma, comments on the AASLD guidelines[J]. Ultraschall Med, 2012, 33(Suppl 1): S57-S66.

[29] XU H X, CHEN L D, LIU L N, et al. Contrast-enhanced ultrasound of intrahepatic cholangiocarcinoma: correlation with pathological examination[J]. Br J Radiol, 2012, 85(1016): 1029-1037.

[30] LORIA F, LORIA G, BASILE S, et al. Contrast-enhanced ultrasound appearances of enhancement patterns of intrahepatic cholangiocarcinoma: correlation with pathological findings [J]. Updates Surg, 2014, 66(2): 135-143.

[31] LU Q, LING W W, MA L, et al. Contrast-enhanced ultrasonographic findings of hepatic paragonimiasis[J]. World J Gastroenterol, 2013, 19(13): 2087-2091.

第五章

肝包虫病的 CT 及 MRI 诊断

CT 检查不仅局限于对两型肝包虫病的诊断,CT 血管成像(CTA)检查能够准确显示两型包虫病灶累及血管时的血管受压变窄、移位情况,CT 胆管成像检查可清晰直观地显示病灶与胆管的关系,明确包虫囊有无破入胆管等情况,对术前准备、手术规划和术中操作具有重要的指导意义。

MRI 检查具有多参数、高清晰度等优点,对合并感染、破裂等继发性变化的复杂不典型肝包虫病,应用 MRI 水成像可清楚显示病灶的细微结构从而帮助定性;磁共振胰胆管成像(MRCP)检查能非常清晰地显示包虫是否破入胆管以及是否合并胆管的梗阻、破坏及邻近胆管的受压移位等信息,有助于临床制订手术治疗方案及评估预后。

第一节　肝囊型包虫病的 CT 及 MRI 诊断

肝囊型包虫病是一种由细粒棘球蚴寄生在人体肝脏内而引起占位性病变的疾病。人感染后约 75% 累及肝脏,15% 累及肺,其他组织器官受累约占 10%。CT 可以显示肝包虫的位置、数目、大小及与周围器官组织的关系,对囊型包虫病的诊断、指导手术及判断预后有着重要的意义。肝囊型包虫病占位可单发或多发,以肝右叶为多见,可同时累及左右肝脏。包虫囊壁分为内囊和外囊两层,二者之间有大小约 2mm 的间隙,从而形成囊肿特有的"双层壁"结构,内囊可破裂塌陷与外囊分离,从而呈现带状漂浮于囊液中(图 5-1)。

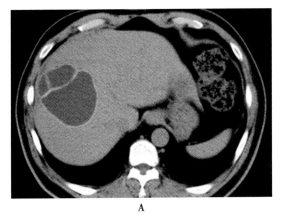

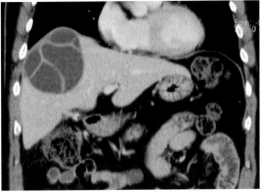

A　　　　　　　　　　　　　　B

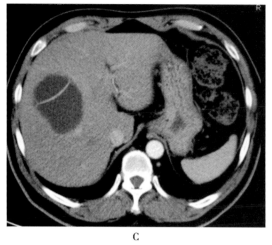 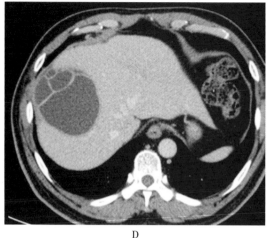

C   D

图 5-1　肝囊型包虫病 CT 典型表现
A. 平扫期；B. 冠状位；C. 动脉期；D. 门脉期

一、肝囊型包虫病的 CT 表现

世界卫生组织(WHO)对肝囊型包虫病进行了标准化的分期(CL～CE5)，见表 5-1。按生物学特征分为有活性组：CE1 型(单囊型)和 CE2 型(多子囊型)；过渡组：CE3a 型和 CE3b 型(内囊塌陷型)；无活性组：CE4 型(实变型)和 CE5 型(钙化型)。各型肝囊型包虫病典型 CT 表现见图 5-2。

表 5-1　各型肝囊型包虫病 CT 表现及囊内容物

分型	CT 表现	囊内容物
CL 型及 CE1 型	肝实质内囊性占位阴影，病灶密度均匀，呈水样低密度影，病灶为圆形或类圆形，CL 型囊壁不显示，CE1 型可见囊壁，增强扫描后病灶内无变化，囊壁稍强化；包虫囊肿较大时，可见内外囊间有潜在间隙，形成"双壁征"	囊液清澈透明，内囊为柔软而富有弹性的白色半透明膜，状如粉皮，且附着于外囊内侧，易和外囊分离，内囊分为内外两层，有许多细小的白色颗粒状物质附着于内囊内层表面或混于囊液、沉淀于囊腔底部
CE2 型	母囊内可见数量不等、大小不一的圆形子囊沿母囊内壁排列，呈"车轮征"，子囊充满母囊时，相互挤压呈不规则状，呈"蜂窝征"	大小不等的子囊充满内囊，子囊为微白色或无色半透明的葡萄状囊泡，圆润有光泽，破裂的子囊及内囊呈粉皮样，母囊及子囊液清澈透明，部分母囊液较混浊，破裂的子囊及细小的白色颗粒状物质悬浮于母囊液中，内囊内面可见向囊腔生长的小囊泡
CE3 型	病灶内密度不均匀，单囊囊肿可见条索状高密度影，呈"水蛇征""飘带征"，增强扫描时，内囊不强化或稍强化；子囊囊肿中母囊液 CT 值增高，且母囊明显高于子囊，母囊内可见条索状高密度影	单囊囊肿中破裂的灰白色内囊卷曲并漂浮于混浊的囊液或胶冻样黏稠的囊液中；多子囊囊肿母囊内可见破裂坏死的内囊及子囊聚集在一起，呈胶冻样，完整的子囊中囊液清澈透明，无密度增高影
CE4 型	病灶近似良性肿瘤的影像，囊壁增厚，病灶内呈密度均匀或迂曲条索状高密度影。囊壁和囊内可见钙化影	囊内为胶冻样或干酪样物，坏死破裂的内囊和子囊折叠、迂曲于囊内
CE5 型	病灶大面积钙化或完全钙化，呈斑片状、圆曲状或花边状的高密度影。	外囊较硬，囊肿大部分钙化，或囊内可见干酪样物

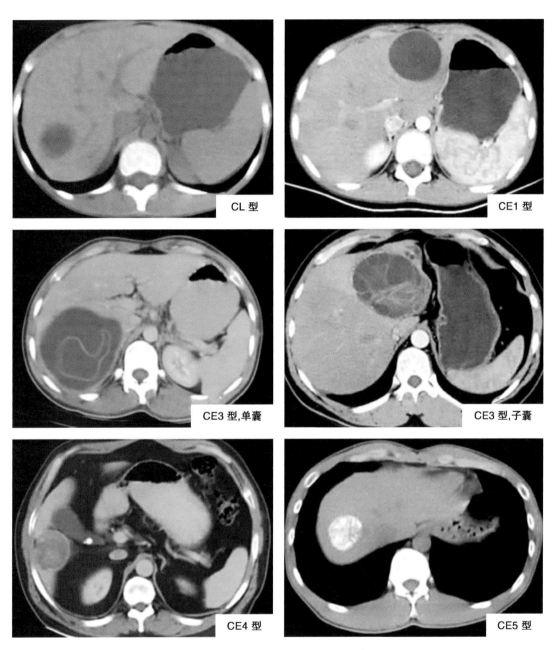

图 5-2　各型肝囊型包虫病典型 CT 表现

二、肝囊型包虫病的 MRI 表现

MRI 在肝囊型包虫病的诊断上更具有优势,具体表现在:①具有多参数、多方位成像特点,定性及定位十分准确;②显示肝包虫囊壁及多房型子囊更为清楚可靠。内层囊壁由幼虫生长形成,主要由角皮层或者生发层组成,在 MRI 加权像中 T1 显示为低信号,T2 显示为高信号。外囊为肝组织对包虫囊肿产生变态反应后逐步形成的以纤维结缔组织为主的一层包膜,其在 T1 及 T2 下呈现的是低信号,为此囊肿的影像学特异性表现,可以用来鉴别肝脓肿或者非包虫性囊肿。多子囊型包虫囊肿是由于包虫囊肿在生长过程中生发层不断长出含有头节的子囊,并且子囊脱离而形成,往往呈现特征性的车轮状或者玫瑰花瓣状表现。

三、肝囊型包虫病典型病例的影像学表现

1. 病例 1　男,30 岁,藏族,牧区生长,犬类密切接触史,上腹胀痛 2 个月。

【影像学表现】

包虫囊肿,内囊塌陷,平扫 CT 扫描显示囊肿内有环状强化区域,代表分离的内囊(图 5-3 中箭头所示)。

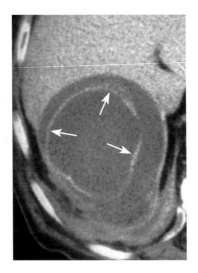

图 5-3　肝囊型包虫病(病例 1)

2. 病例 2　女,49 岁,藏族,牧区生长,犬类密切接触史,肝区胀痛不适 1 年。

【影像学表现】

钙化单囊型包虫囊肿,增强 CT 扫描显示一个囊性占位,伴有环状钙化(图 5-4 中箭头所示)。其代表包虫囊肿壁钙化,建议诊断为肝囊型包虫病。

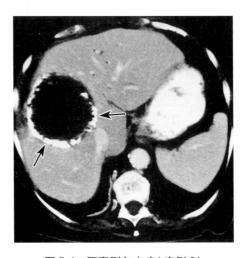

图 5-4　肝囊型包虫病(病例 2)

3. 病例 3　女,40 岁,藏族,牧区生长,犬类密切接触史,上腹隐痛不适 1 月。

【影像学表现】

典型单囊型包虫囊肿,平扫 CT 扫描显示肝右叶中有一个未钙化低密度囊壁(图 5-5 中箭头所示)。

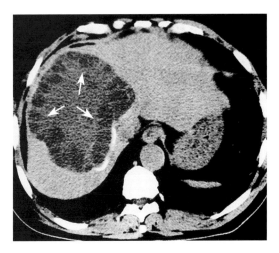

图 5-5　肝囊型包虫病(病例 3)

4. 病例 4　男,30 岁,汉族,牧区生长,犬类密切接触史,急性右上腹疼痛,无外伤。

【影像学表现】

CT 平扫显示囊壁部分塌陷,囊肿张力降低而呈椭圆形,囊壁部分钙化,左侧可见子囊(图 5-6 中白色短箭头所示),右后壁不连续(破裂的直接征象),邻近肝组织呈低密度,为囊液外渗所致(图 5-6 中白色长箭头所示)。

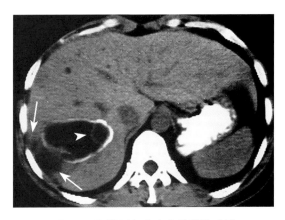

图 5-6　肝囊型包虫病合并囊肿破裂

5. 病例 5　男,28 岁,藏族,牧区生长,犬类密切接触史,突发右上腹痛,合并发热、白细胞升高。

【影像学表现】

CT 显示不规则形双囊,囊壁较薄、密度高(图 5-7A 中白色长箭头所示),周围肝组织密度减低(图 5-7A 中空箭头所示),增强扫描示囊壁分层状强化("split wall",图 5-7B 中白色长箭头所示),是薄层膜从外囊剥离的征象。炎症致周围肝组织不均匀斑片状明显强化(图 5-7B 中弯箭头所示)。

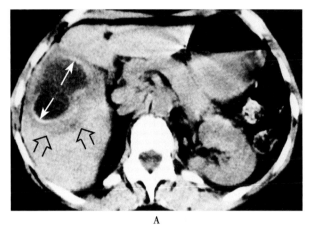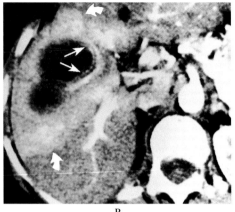

图 5-7　肝囊型包虫病合并囊肿感染
A. 平扫期;B. 动脉期

四、肝囊型包虫病的肝外生长通路

1. 肝裸区　经肝裸区扩散到胸腔,图 5-8 CT 显示肝右叶多囊灶、囊壁钙化,病灶经肝裸区累及胸腔,2 个囊呈沙漏状(白色短箭头示子囊)。

2. 肝胃韧带　经肝胃韧带扩散到胃,图 5-9 CT 显示肝左外叶囊型包虫,有少许钙化;病灶穿破肝包膜,沿肝胃韧带生长,手术证实病灶累及小网膜及网膜囊,未侵犯胃。

3. 经膈肌侵犯胸腔　肝包虫病经膈肌侵犯胸腔发生率为 0.6%~16%。图 5-10 CT 平扫显示膈肌被分为两层(图 5-10 中白色长箭头所示),居中的囊肿后壁不连续突向胸腔内生长(图 5-10 中白色短箭头所示);最大的囊肿位于胸腔内(图 5-10 中弯箭头所示)且经手术证实(肝包虫病灶位于较下方的层面)。图 5-11,男,56 岁,肝包虫病手术史(图中黑箭头示术区),CT 平扫显示囊肿壁部分钙化,穿破膈肌向肺内生长,膈肌上下方病灶似沙漏状(hourglass shape)。

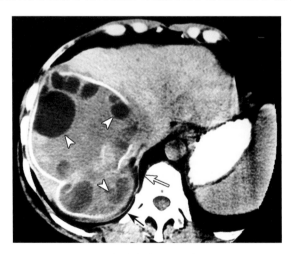

图 5-8　肝囊型包虫病经肝裸区扩散

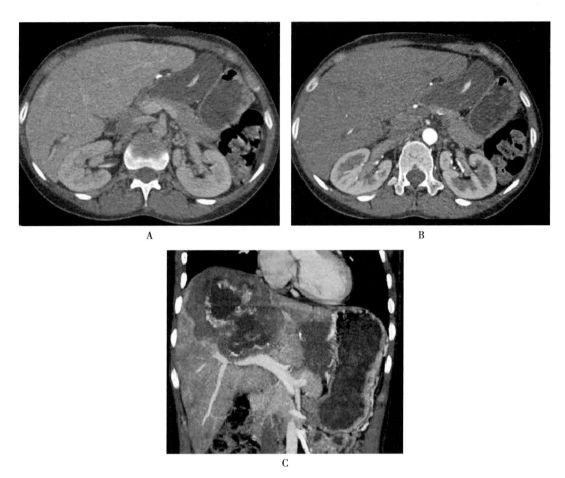

图 5-9 肝囊型包虫病经肝胃韧带扩散
A. 平扫期；B. 动脉期；C. 冠状位

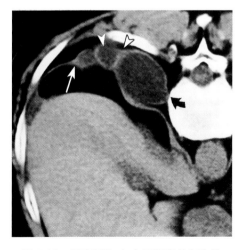

图 5-10 肝囊型包虫病经膈肌侵犯胸腔

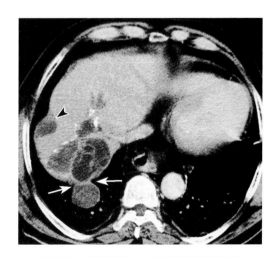

图 5-11 肝囊型包虫病经膈肌侵犯胸腔

4. 腹腔内种植 可发生于腹腔各处,多数与肝包虫囊肿破裂或手术相关联。图 5-12,患者肝包虫病手术史,CT 平扫显示肝内 2 个囊性病灶(黑箭头),图中 C 所示横结肠系膜区多个囊肿,白色短箭头示横结肠,S 示充盈少量对比剂的胃,P 示胰腺。

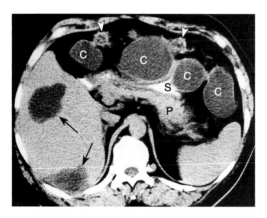

图 5-12　肝囊型包虫病腹腔内种植

五、肝囊型包虫病的常见并发症

1. 囊肿破裂　与轻微外伤有关;在包虫病的自然病程中约 50%~90% 会发生破裂,囊液进入血液循环可能引发过敏反应,也可能无临床症状。

(1) 囊内破裂(contained rupture):内囊破裂,外囊完整,断面影像可显示囊内漂浮的膜。与退变、外伤、治疗有关。

(2) 交通性破裂(communicating rupture):与胆管相通。

(3) 直接破裂(direct rupture):内、外囊都有破裂,囊内容物引流到周围腔隙、腹膜腔、空腔脏器、腹壁。包虫囊肿位于肝脏周边时容易发生此类型的破裂。

2. 囊肿感染　一般发生于囊肿破裂后,发生率为 5%~8%,临床表现、超声、CT 均与肝脓肿相似。典型征象:囊肿内软组织密度与水样密度影混合存在;CT 增强扫描显示囊壁明显强化,周围肝组织斑片状明显强化;囊内有气液平面。

3. 囊肿压迫　位于肝门部的较大包虫囊肿长期压迫肝总管、门静脉,导致梗阻性黄疸,或门静脉高压。

六、肝囊型包虫病的影像学鉴别诊断

详见第七章。

七、肝外囊型包虫病的影像学表现

肝外囊型包虫病包括发生于肺、脑、脾脏、骨骼、肌肉、腹盆腔、心脏、肾脏等组织器官的包虫病(图 5-13、图 5-14)。肺囊型包虫病右叶多于左叶,

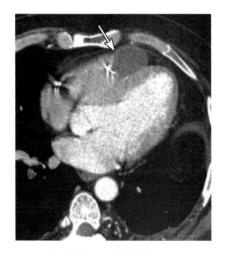

图 5-13　心脏囊型包虫病

下叶多于上叶,其生长过程及病理改变与肝包虫相同,以单纯囊肿和多子囊型为主。脑囊型包虫病以原发感染多见,儿童多于成人,包虫可发生于脑内任何部位,多分布在幕上大脑中动脉灌注区,以顶叶和颞叶多见。

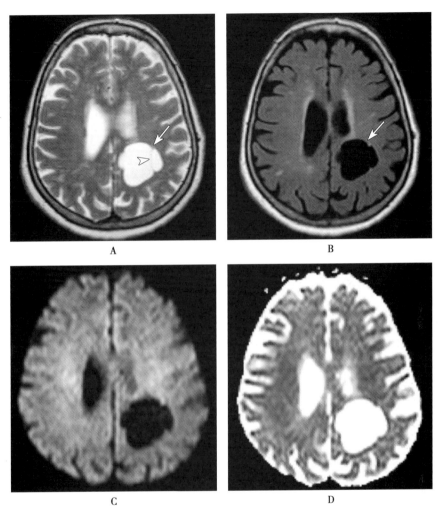

图 5-14 脑囊型包虫病
A. 轴位 T2W 序列;B. 轴位 T2W 水抑制序列;C、D. 轴位 DWI 序列

第二节 肝泡型包虫病的 CT 及 MRI 诊断

泡型包虫病病理改变:典型表现是由无数直径为 11~30mm 的不规则微小囊组成的泡状结构。由于组织变性、坏死,在病灶的中心区常形成充满坏死组织的液化腔。泡球蚴的内部为坏死组织区,外部有组织细胞和淋巴细胞浸润。泡球蚴周围伴有慢性炎症反应表现、组织纤维化和钙化。由于组织纤维化使泡球蚴变得致密和坚硬,表现极似肝癌,故泡型包虫病亦有"虫癌"之称。早期患者多无明显临床症状,随着肿块生长可导致肝组织代偿性增大,常因病灶侵犯肝门或胆管出现梗阻性黄疸、门静脉高压、肝功能失代偿等,晚期常发生肺、脑等部位转移。

一、肝泡型包虫病的 CT 及 MRI 表现

肝泡型包虫病 CT 扫描显示出外形不规则、质地不均匀的包块影,病灶边缘一般为向正常肝组织侵蚀生长的活跃带,可见直径 1~10mm 小泡状低密度影;病灶在发展生长过程中因炎症反应等不断出现钙盐沉积,沉积带钙化灶可呈点状分布和成片分布的"年轮样"表现;由于病灶生长过快或病灶中心缺血导致营养障碍,病灶中心液化形成低密度类似肝囊肿样表现;由于病灶内发生胆瘘或坏死液化,病灶内出现胶冻样坏死内容物,在 CT 上可见团块状高密度影和低密度液化腔共同存在。

由于肝泡型包虫病病灶不断向周围生长,肝脏发生纤维收缩和液化坏死导致肝段和肝叶边缘收缩内陷,病灶所在肝段表面可呈波浪样改变或直接侵犯周围组织呈片状影。肝泡型包虫病 CT 影像特征表现为:肝脏内不规则、不均质的包块,增强扫描后病灶本身不强化,可表现为特征性的"地图征"和"熔岩征"。

MRI 可反映泡型包虫病的基本结构,其病灶表现为不规则实性团块,周围可见浸润带,边缘无包膜,内部信号不均匀,病灶在 T1WI 上为低信号,在 T2WI 上呈现以低信号为主的混杂信号。磁共振水成像技术可进一步显示病灶与肝脏内胆管、血管和周围组织之间的解剖定位关系,可判断病灶是否侵犯胆管、引起胆管梗阻和胆管受压等情况,可清晰显示病灶与血管关系,特别是判断是否累及门静脉、肝后下腔静脉、肝动脉,以及判断和邻近血管如肾血管、肠系膜血管之间关系,以利于进一步制订复杂肝泡型包虫病手术方案,因此在复杂肝泡型包虫病的诊断上具有极高的应用价值。

二、肝泡型包虫病影像检查的注意事项

1. 初诊或怀疑肝泡型包虫病,CT 优先于 MRI,因为 CT 对显示病灶内钙化较敏感;对一些诊断困难的病例,MRI 可提供更多病灶组织病理学的特征信息。

2. CT 扫描强调三维后处理,可显示内容包括:病灶向周围侵犯,病灶与肝后下腔静脉、肝门区血管和胆管的毗邻关系及有无侵犯,病灶与膈肌间有无正常肝组织等。

3. CT 扫描可用于测量切除后剩余肝脏体积。

4. 应注意对于肝外病变评估。

三、肝泡型包虫病典型病例的影像学表现

1. 病例 1　女,28 岁,藏族,牧区生长,犬类密切接触史,上腹持续性胀痛 10 年余。

【影像学表现】

CT 增强扫描动脉期肿块未见强化,门脉期囊性灶周围炎性纤维组织不均匀强化(图 5-15B 中白色短箭头所示)。

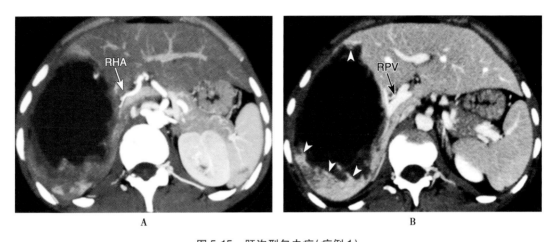

图 5-15　肝泡型包虫病(病例 1)
A. 动脉期;B. 门脉期
RHA. right hepatic artery,右肝动脉;RPV. right portal vein,门静脉右支

2. 病例 2　男,37 岁,藏族,牧区生长,犬类密切接触史,右上腹胀痛不适 2 年。
【影像学表现】
CT 增强扫描示肿块密度不均匀,侵犯右肝管和门静脉右支(图 5-16)。

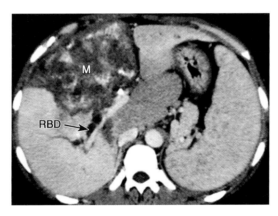

图 5-16　肝泡型包虫病(病例 2)
RBD. right biliary duct,右肝管

3. 病例 3　男,62 岁,汉族,牧区生长,犬类密切接触史,右上腹胀痛不适 1 年余,加重 1 个月,伴全身皮肤巩膜黄染。
【影像学表现】
CT、MRI 增强扫描提示泡型包虫病,病灶侵犯肝后下腔静脉、肝右及肝中静脉、门静脉右支、门静脉左支矢状部近段,膈肌可疑受累(图 5-17)。

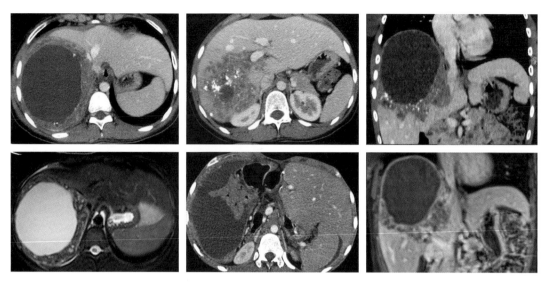

图 5-17 肝泡型包虫病（病例 3）

4. 病例 4 女,42 岁,藏族,牧区生长,犬类密切接触史,上腹痛 2 年余。

【影像学表现】

左内叶及右叶前段肿块穿破肝包膜并沿膈肌下扩散,穿透膈肌,累及心包右前下部;位于右叶后段的病灶与膈肌间未见正常肝组织(图 5-18)。

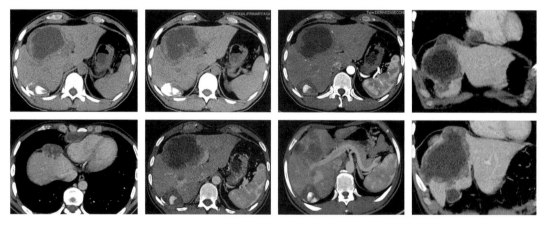

图 5-18 肝泡型包虫病（病例 4）

5. 病例 5 男,33 岁,汉族,牧区工作,犬类密切接触史,肝区疼痛 3 年余,加重 2 周。

【影像学表现】

CT 提示病灶穿透膈肌,与心包分界不清。肝右静脉、肝中静脉、肝后下腔静脉及门静脉右前支、左肝管受侵犯(图 5-19)。

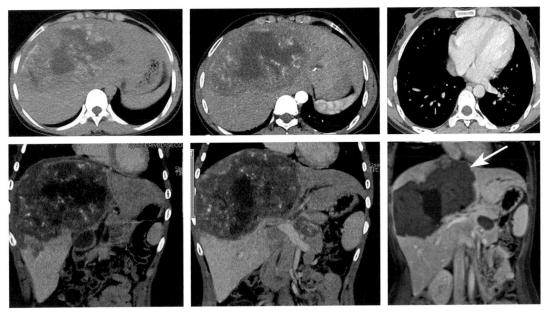

图 5-19　肝泡型包虫病(病例 5)

6. 病例 6　女,30 岁,藏族,牧区生活,犬类密切接触史,腹部胀痛 1 个月,行自体肝移植术。

【影像学表现】

混合型肝包虫病,肝胃间隙囊型包虫外囊完整,肝右叶巨大泡型肝包虫,下腔静脉肝后段、门静脉右支受侵犯,与膈肌间未见正常肝组织;肝脏与膈肌粘连严重,病灶侵蚀第二肝门。肝左叶下间隙腹腔包虫病变,侵及小网膜及网膜囊(图 5-20)。

四、肝泡型包虫病的影像学鉴别诊断

详见第八章。

五、肝外泡型包虫病的影像学表现

肝外泡型包虫病包括肺、脑、脾脏、骨骼、肌肉、腹盆腔、心脏、肾脏等组织器官包虫病。肺泡型包虫病多由肝泡型包虫转移而来,原发者很少见,两肺分布无明显差别,病灶几乎多发。脑泡型包虫病几乎 100% 由肝泡型包虫病血行转移而来,病灶以多发小囊泡为主,可分布于脑内任何部位,多位于幕上,以多发为主(图 5-21)。

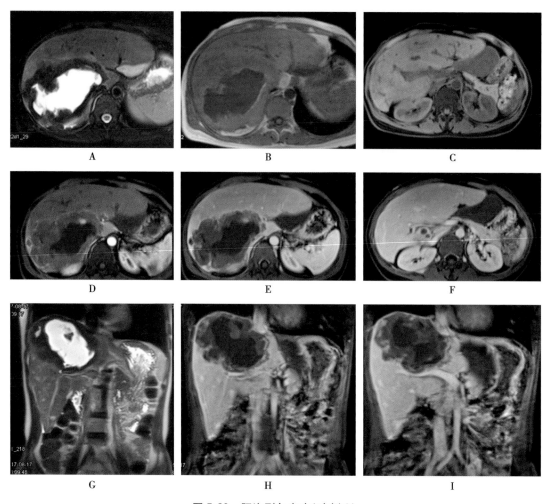

图 5-20　肝泡型包虫病（病例 6）

A. 轴位 T2W 脂肪抑制序列；B. 轴位 T1W 序列；C. 平扫轴位 T1W 脂肪抑制序列；D. 动脉期薄层增强轴位 T1W 序列；E、F. 门脉期薄层增强轴位 T1W 序列；G. 冠状位 T2W 序列；H、I. 静脉期薄层增强冠状位 T1W 序列

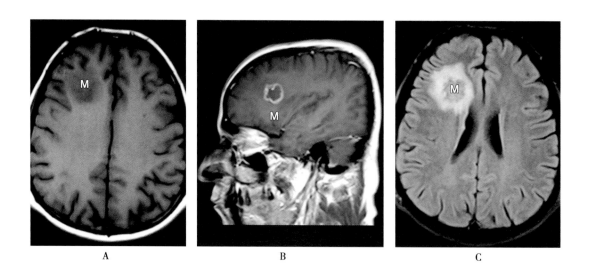

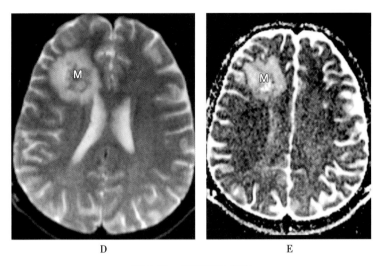

D   E

图 5-21 脑泡型包虫病

A. 横断位 T1 序列；B. 矢状位 T1 序列；C. 横断位 Flair 序列；D. 横断位弥散序列；E. 横断位 Adc 序列

M. 转移灶

（陈卫霞）

参考文献

［1］ PEDROSA I,SAÍZ A,ARRAZOLA J,et al. Hydatid disease:radiologic and pathologic features and complications［J］. Radiographics,2000,20(3):795-817.

［2］ 谢天皓,吕海龙,赵阳阳,等.肝囊性包虫病的 CT 表现与临床病理改变的相关性研究［J］.实用医学杂志,2013,29(13):2107-2110.

［3］ VILGRAIN V,LAGADEC M,RONOT M. Pitfalls in liver imaging［J］. Radiology,2016,278(1):34-51.

［4］ KANTARCI M,BAYRAKTUTAN U,KARABULUT N,et al. Alveolar echinococcosis:spectrum of findings at cross-sectional imaging［J］. Radiographics,2012,32(7):2053-2070.

第六章

两型包虫病的免疫学基础与应用

机体识别自身与非己抗原,对自身抗原形成天然免疫耐受,对非己抗原产生排斥作用的一种生理功能,称免疫(immunity)。通常情况下免疫是维持内环境稳定的一种生理性防御功能,一般免疫学上将免疫分为固有免疫(innate immune)和适应性免疫(adaptive immunity)这两大类。固有免疫是机体在种系发育和进化过程中形成的天然免疫防御功能,即出生后就已具备的非特异性防御功能,也称为非特异性免疫(non-specific immunity)。与此相对应的是适应性免疫,指出生后通过与抗原物质接触所产生的一系列防御功能。免疫系统(表6-1)是免疫功能的执行者,它包括免疫器官、免疫细胞及免疫分子。

表 6-1 免疫系统的组成

免疫器官		免疫细胞		免疫分子
中枢	外周	固有免疫	适应性免疫	
胸腺	脾脏	吞噬细胞	T 细胞	细胞因子/趋化因子及其受体
骨髓	淋巴结	树突状细胞	B 细胞	补体及其调节分子
	黏膜免疫系统	NK 细胞		分化抗原(CD 分子)
		NKT 细胞		黏附分子
		粒细胞、肥大细胞、γδT 细胞、B1 细胞等		TCR、BCR 及抗体分子
				MHC 分子

寄生虫侵入机体后,首先遇到的是黏膜屏障及局部黏膜分泌的杀菌物质,当病原体突破机体的物理、化学、微生物屏障后,吞噬细胞(包括单核细胞、中性粒细胞)首先对其进行识别和吞噬,并产生趋化因子(IL-8、NPA-2、MIP、MCP 等),NK 细胞对靶细胞进行杀伤,在抗体产生前,体液中的免疫分子,如补体、细胞因子 IL-1、IL-6、TNF-α 等以及急性期蛋白(如 C 反应蛋白)被激活,这些分子又通过反馈调节进一步激活补体系统和调理吞噬活性,导致产生局部组织水肿、疼痛等病生理改变。非特异性免疫的作用时间一般在 96 小时内,之后宿主进入特异性免疫应答。特异性免疫应答包括体液免疫与细胞免疫。体液免疫主要是由 B 细胞介导的免疫应答,当机体受到抗原刺激后,在 CD4$^+$Th2 细胞协助下,B 细胞或记忆 B 细胞增殖分化为浆细胞,合成并分泌免疫球蛋白(IgM、IgG、IgA、IgD、IgE),发挥抗感染作用。五类抗体中,IgG 和 IgM 是体液免疫的主要效应分子,IgG 包括 4 个亚类,分别为 IgG1、IgG2、IgG3、IgG4。分泌型 IgM 为五聚体,是初次体液免疫应答中最早出现的抗体,IgM 的检出提示感染处于初期,可用于感染的早期诊断。IgA 分为血清型与分泌型两类,分泌型 IgA 为二聚体,主要存在于黏膜中,参与黏膜免

疫。IgE 在正常人血清中含量很少,可引起Ⅰ型超敏反应,参与机体的抗寄生虫免疫,发挥抗感染作用。细胞免疫是指由 T 细胞介导的免疫应答,分为 T 细胞特异性识别抗原阶段,T 细胞活化、增殖、分化阶段,效应 T 细胞的产生及效应阶段,不同的效应 T 细胞具有不同的特点及作用。抗原特异性 T 细胞可直接发挥效应功能,如细胞毒 T 细胞(CTL)可直接裂解靶细胞,CD4⁺Th1 细胞可诱导巨噬细胞的进一步活化,辅助 CTL 细胞的分化,CD4⁺Th2 细胞可促进体液免疫,Th1 细胞及 Th2 细胞在机体对寄生虫的免疫应答中具有重要作用(图 6-1)。

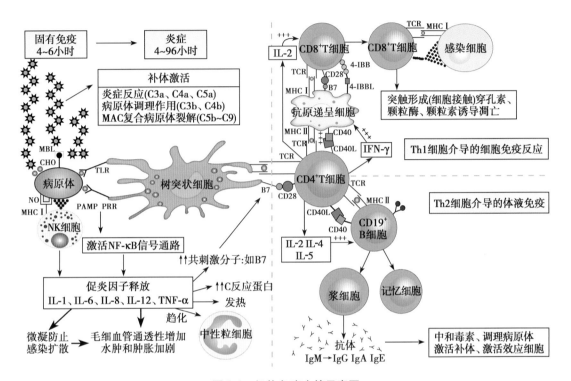

图 6-1 机体免疫应答示意图

MBL. 甘露糖结合凝集素;NO. 一氧化碳;MHC. 主要组织相容性复合体;PAMP. 病原体相关分子模式;PRR. 模式识别受体;TLR. Toll 样受体;TCR. T 细胞抗原受体;CD. 白细胞分化抗原;4-IBB. 白细胞分化抗原 137;IL. 白介素;TNF-α. 肿瘤坏死因子-α;IFN-γ. γ 干扰素

根据免疫的终点可将寄生虫免疫分为 2 类,分别是:①消除性免疫(sterilizing immunity),这在寄生虫感染中较少见。宿主不但能清除体内寄生虫,而且获得了对该寄生虫的免疫力,对感染具有长期的抵抗能力。如利什曼原虫引起的"东方疖",宿主获得免疫力后,体内原虫完全被清除,临床症状消失,并对再感染具有长久特异的抵抗力。②非消除性免疫(non-sterilizing immunity)是寄生虫感染的常见免疫类型。大多数寄生虫感染都可诱使宿主产生一定程度的抗再感染的免疫力,但不能完全清除宿主体内原有的寄生虫,体内虫荷维持在较低水平,临床表现为不完全免疫,体内的残余寄生虫一旦清除,宿主已获得的免疫力也随之消失。如疟疾的带虫免疫(premunition)和血吸虫病的伴随免疫(concomitant immunity)。寄生虫侵入机体后,部分寄生虫能逃避宿主的免疫攻击,在免疫功能正常的宿主体内存活,这种现象称为免疫逃逸(immune evasion),其中已确认的机制如下:①解剖位置的隔离。寄生于固定部位,或形成包囊,特有的生理屏障使寄生虫与免疫系统隔离。②表面抗原的改变。通过抗原变异、表膜脱落与更新、表达与宿主相似的成分,或者将宿主的成分结合在体表形成分组模拟或抗原伪装,从而逃避宿主的免疫攻击。③抑制宿主的免疫应答,包括特异性 B 细胞克隆的耗竭,抑制性 T 细胞(Ts)的激活、分泌、排泄具有直接的淋巴细胞毒性作用或可抑制淋巴细胞、补体系统激活的成分,产生封闭抗体等。

人是棘球绦虫的中间宿主,从虫卵侵入人体开始,就受到一系列的抗原刺激。通常在包虫首次感染的最初几周内,宿主没有有效的特异性免疫应答,其非特异性防御机制靠局部炎症反应和由急性期蛋白、补体辅助的巨噬细胞的效应机制完成。其过程为:①黏膜的物理阻挡作用及局部细胞分泌的抑菌、杀菌物质的化学作用;②吞噬细胞吞噬病原体作用;③自然杀伤细胞对感染细胞的杀伤作用;④血液、体液中存在的杀菌、抗菌分子如补体。补体在保护宿主不受包虫侵袭方面有重要意义,表现在可以防止包虫入侵、限制其生长发育、控制继发感染。非特异性免疫作用的时间一般在数分钟至 96 小时内。感染最早出现的病理改变是局部组织的水肿和疼痛,这是由于前列腺素和白细胞三烯导致的血管渗透性改变所引起的。急性期非特异性免疫应答不仅为宿主提供保护作用,而且为以后的特异性免疫应答打下基础。宿主的特异性免疫应答包括体液免疫和细胞免疫。包虫感染常使宿主的免疫球蛋白合成增强,从患者的血清中可检出 IgG、IgA、IgM、和 IgE 抗体,主要为 IgG 抗体。包虫抗体的产生主要取决于包虫在不同时期排泄、分泌的抗原及虫体抗原。由于包虫生长缓慢,其抗体产生也是一个渐进的过程。抗体出现的时间与包虫感染的量和性状均有关。棘球蚴感染使宿主产生的 IgG 抗体最多,包虫患者 IgG 抗体检出率可高达 80.95% 以上。同时在大部分的包虫病患者血清中,都有高浓度的 IL-4、IL-5、IL-6 及 IL-10 存在。

第一节　囊型包虫病的免疫学基础与应用

一、免疫性

细粒棘球蚴感染早期,患者外周血中髓样树突状细胞(myeloid dendritic cells)增多,刺激机体产生大量的细胞因子,如:IFN-γ、IL-12、IL-2、TNF-α 等,诱导机体产生以 Th1 细胞为主的免疫应答,激活,诱导并募集巨噬细胞,活化 NK 细胞及中性粒细胞,同时 IL-2 和 IFN-γ 又可促进 CD8$^+$T 细胞的增殖和活性增加,从而抑制棘球蚴的生长和转移。随着感染的进展,细粒棘球蚴释放出一些虫体抗原,髓样树突状细胞细胞数量减少,树突状细胞细胞的抗原递呈能力减弱,棘球蚴诱导宿主由早期的以 Th1 细胞为主的免疫应答向以 Th2 细胞反应为主的免疫应答转换。巨噬细胞也由主导炎性反应的 M1 巨噬细胞向主导组织损伤修复、炎症抑制的 M2 巨噬细胞极化。此外,在细粒棘球蚴感染的患者外周血中,Th17 细胞相关细胞因子 IL-17、IL-23 及其特异性转录因子 RORγt 显著下降,CD4$^+$CD25$^+$调节性 T 细胞(Tr 细胞)、Th9 细胞显著增加,这些差异可能与细粒棘球蚴的免疫逃逸相关。

当棘球蚴突破固有免疫防线后,机体开始产生适应性免疫应答,一般在虫卵感染后 2 周,70%~95% 的患者血清中可检测到抗囊液抗原及六钩蚴抗原的特异性 IgG。免疫球蛋白以 IgG1 和 IgG4 亚类为主(图 6-2)。IgG 亚类可作为判断细粒棘球蚴自然病程的指标,临床上将囊型包虫囊分为单囊单房型(Ⅰ型)、单囊多房型(Ⅱ型)、单囊假分隔型(Ⅲ型)、实变型(Ⅳ型)及钙化型(Ⅴ型)5 个类型。Ⅰ型、Ⅱ型、Ⅲ型的包虫病患者血清 IgG4 水平增高,而Ⅳ型、Ⅴ型的患者 IgG1、IgG4 水平降低。IgG1 和 IgG4 的水平同时也是判断预后的重要指标,在患者的临床随访中发现,在病情痊愈及改善组,IgG 亚类抗体水平趋于降低,特别是 IgG4 水平在一年内可转阴。而在病情无改善及恶化的患者中 IgG4、IgG1 的水平增加或无变化。

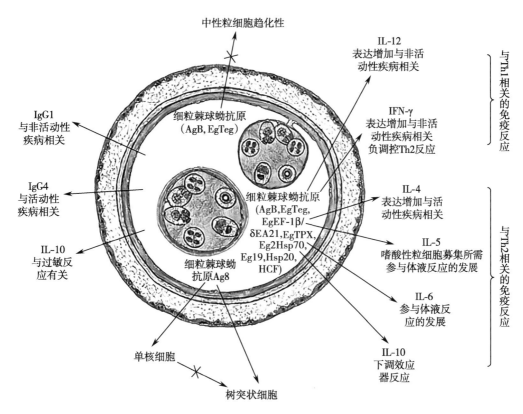

图 6-2　细粒棘球蚴囊液抗原诱导的免疫应答

包虫病所致过敏性休克,主要发生在细粒棘球蚴感染中,在包虫病患者突发死亡的病例中,过敏反应占所有原因的 20%,由于对过敏性休克发病机制认识不清,许多患者未能得到早期诊断和及时有效的治疗而死亡。囊型包虫病所致过敏性休克无论从症状上还是免疫机制上都与Ⅰ型速发型过敏反应有所差异,包虫病所致过敏性休克是兼有 IgE、IgG 和 IgG1 介导的一类特殊过敏反应,是Ⅰ型变态反应兼有内毒素性的一种休克,因为既有寄生虫感染导致的免疫耐受,又合并发生过敏性反应,因而免疫学机制复杂。临床上一旦发生包虫病所致过敏休克,常规药物肾上腺素对患者治疗效果不佳,且体循环波动较大,血压难以维持,病情持续时间长,导致患者预后不佳。

二、免疫检查法

包虫病检测方法主要包括病原学检测方法、免疫学检测方法、影像学方法及分子生物检测方法等,此处主要介绍免疫学检测方法。

免疫学技术是通过抗原和抗体的特异性结合反应和信号放大技术达到鉴别物种方法。包虫的免疫诊断主要包括酶联免疫吸附试验(enzyme-linked immunosorbent assay,ELISA)、免疫胶体金技术(immune colloidal gold technique)、补体结合试验及包虫病皮内试验(Casoni test)等方法,包囊液、血清、血浆是免疫诊断抗原的主要来源。

1. ELISA　该方法是通过将已知的抗原或抗体结合到固相载体表面,检测样本中未知的抗体或抗原,再加入酶标记抗体,酶标记抗体通过抗原抗体反应而特异性结合到固相载体上。此时固相上的酶量与标本中受检物质的量呈一定的比例。加入酶反应的底物后,底物被酶催化成为有色产物,产物的量与标本中受检物质的量直接相关,故可根据呈色的深浅进行定性或定量分析,具有操作简单、敏感度及特异度强的特点,临床应用极为广泛。

2. 胶体金试验　胶体金是由固相免疫测定法发展而来,具有较好的敏感性和特异性,快速并且稳定性较好,在流行病学调查、筛查和医院诊断中效率较高且经济,是鉴别两型肝包虫病的有效方法,具有重要的临床应用价值。免疫学诊断结合影像学检查,包虫病的准确率更可高达 94%,我国已批准四个包虫病抗体检测试剂(表 6-2)。

表 6-2　我国已批准的包虫病检测试剂盒

产品名称	方法学	检测标志物	样本类型	是否分型	临床预期用途	批准时间
包虫病抗体检测试剂盒(胶体金法)	胶体金法	包虫特异性抗体	血清,血浆,全血	否	辅助诊断	2015 年
包虫 IgG 抗体检测试剂盒(酶联免疫法)	酶联免疫法	包虫 IgG 抗体	血清	否	辅助诊断	2011 年
包虫病特异性抗体检测试剂盒(胶体金法)	胶体金法	包虫特异性抗体	血清	否	辅助诊断	2011 年
囊型/泡型包虫病抗体检测试剂盒(胶体金法)	胶体金法	包虫特异 IgG 性抗体	血清,血浆,全血	是	辅助诊断	2011 年

3. 补体结合试验　阳性率为 70%~90%。该方法能够更好地判定治疗效果。但倘若受试者不存在囊液外渗、无头节或者虫体已经死亡,其所呈现出的检查结果可能为阴性。

4. 包虫病皮内试验　以囊液抗原 0.1ml 注射前臂内侧,15~20 分钟后观察反应。阳性者局部出现红色丘疹,可有伪足(即刻反应),2 小时后始消退,约 12~24 小时继以红肿和硬结(延迟反应)。当患者血液内有足量抗体存在时,即刻反应和延迟反应均呈阳性。在穿刺、手术或感染后即刻反应仍为阳性,但延迟反应被抑制,皮内试验阳性率在 80%~90%,但可出现假阳性。其他寄生虫,特别是带科绦虫病等有较高的非特异性反应。交叉反应还可见于恶性肿瘤、腹腔结核。阳性率高达 90%~95%,缺点在于其阳性结果持续时间太长,其一般不作为术后疗效监测手段。

随着分子生物学诊断技术的发展,PCR、RFLP-PCR、RAPDPCR、SSCP、LAMP、RPA 等检测技术也有报道,其中细粒棘球蚴和多房棘球蚴核酸检测试剂盒(PCR-荧光探针法)已获准进入国家药品监督管理局创新医疗器械特别审批程序,其他目前还处于实验室研究阶段。

三、免疫防治原则

预防是控制包虫感染与传播的重要手段,随着分子生物学及免疫学技术的发展,目前已鉴定筛选出多个抗原靶点,细粒棘球蚴中的疫苗候选靶点包括 EG95、EgM 家族蛋白、EgA31、Eg14-3-3、EMY162、EgG1Y162、Eg. Myophilin、热休克蛋白 70 等。针对 EG95 抗原开发的羊棘球蚴(包虫)病基因工程亚单位疫苗已用于羊棘球蚴的预防,绵羊免疫后既能有效抑制细粒棘球绦虫的感染,又能有效抑制虫体的发育,保护率高达 96%~100%,1 年后保护率仍可达到 86.3%。针对其他抗原的疫苗尚处于试验研究阶段。

除此之外加强包虫病流行区人群的健康教育,宣传普及包虫病知识,提高全民的防病意识,在生产和生活中加强个人防护,避免感染。加强卫生法规建设和卫生检疫,强化群众的卫生行为规范,根除以病畜内脏喂犬和乱抛的陋习。加强对屠宰场和个体屠宰户的检疫,及时处理病畜内脏。定期为家犬、牧犬驱虫,对减少传染源具有重要意义。

第二节　泡型包虫病的免疫学基础与应用

一、免疫性

在多房棘球蚴感染患者体内,约84%的患者可检测到 IgG1 和 IgG4 抗体水平都升高,在病情痊愈或好转时,IgG1 和 IgG4 抗体水平趋于降低,特别是 IgG4 水平可在 1 年内转阴。多房棘球蚴在感染 1~8 周同样是以 Th1 型免疫反应为主,此时,IL-2、IFN-γ 和 TNF-α 呈现出优势分泌,IL-2 和 IFN-γ 促进 CD8$^+$T 细胞增殖和活性增加,从而抑制多房棘球蚴生长和转移,之后患者体内 IL-10 逐渐升高,IFN-γ 降低,在感染的 16~20 周后,宿主的免疫应答转向以 Th2 反应为主(图 6-3)。

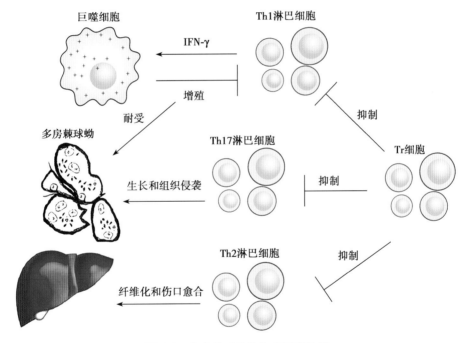

图 6-3　多房棘球蚴的免疫调节作用

二、免疫检查法

用于囊型包虫病的实验室检查都适用于泡型包虫病诊断。由于多房棘球蚴周围缺少纤维组织被膜,虫体抗原很容易进入血液,故免疫法诊断效果尤佳。

三、免疫防治原则

目前尚无针对多房棘球蚴的疫苗上市,基于 Em14-3-3、EmP29、Em-TSP1、Em-TSP3 等抗原成分的疫苗还处于实验研究阶段。

　　疫区灭狐和消灭野鼠是根除传染源的主要措施。实施中要注意将动物尸体焚烧或深埋,野狗也应杀灭或控制,对家犬则应定期驱虫。加强卫生宣传教育,使群众认识和了解泡型包虫病的危害和预防方法。流行区应对人群进行普查,使用免疫学试验和 X 线、B 超等手段可早期发现患者,以便及时根治。注意个人防护,讲究个人及饮食卫生,生产及生活中注意防止虫卵污染。因虫卵耐寒而怕热,对污染的器具物品可用热力消毒。泡型包虫病的治疗主要靠手术,故应争取早期诊断。

(王保宁)

参考文献

[1] 温浩. 包虫病学[M]. 北京:人民卫生出版社,2015.

[2] 诸欣平,苏川. 人体寄生虫学[M]. 8 版. 北京:人民卫生出版社,2013.

[3] 周光炎. 免疫学原理[M]. 上海:上海科技文献出版社,2000.

[4] 曹雪涛,金伯泉. 医学免疫学[M]. 6 版. 北京:人民卫生出版社,2018.

[5] GOTTSTEIN B, SOBOSLAY P T, ORTONA E, et al. Immunology of alveolar and cystic echinococcosis(AE And CE)[J]. Adv Parasitol,2017,96:1-54.

[6] WEN H, VUITTON L, TUXUN T, et al. Echinococcosis:advances in the 21st century[J]. Clin Microbiol Rev,2019,32(2).

[7] 刘文静,冀林华,崔森,等. 包虫病基因工程疫苗研究进展[J]. 实用医学杂志,2016,32(18):3105-3108.

[8] 丁剑冰,李玉娇,张峰波. 包虫病免疫及疫苗的研究进展[J]. 新疆医科大学学报,2019,42(1):24-28.

[9] 李晓军,王文明,赵莉,等. 新疆包虫病流行现状与防控对策[J]. 草食家畜,2012(4):53-58.

[10] 买合皮热提汗·艾尔肯. 泡状棘球蚴感染诱导免疫耐受的实验研究[D]. 新疆医科大学学报,2012.

第七章

肝囊型包虫病的诊断及临床表现

第一节　肝囊型包虫病的概述

肝囊型包虫病是由于人与患病犬只密切接触后,误食细粒棘球绦虫虫卵而患病。虫卵在十二指肠腔内被胆汁胰液融去外壳,孵化成六钩蚴,附着于小肠黏膜,进入黏膜毛细血管内,随血流进入门静脉,到达肝脏寄生。肝脏为其好发部位,其次为肺、脑、肾及全身其他器官。肝囊型包虫病 10~15 年病死率 2%~5%。

一、流行区特点

在流行地区,每年囊型包虫病的发病率为(1~200)/10 万,我国西部地区人群包虫病患病率约 1.08%,其中青藏高原部分地区人群患病率高达 6%。肝囊型包虫病发病率明显高于肝泡型包虫病。肝囊型包虫病发病率存在地域性差异,青藏高原甘孜藏族自治州肝囊型包虫病发病率低于新疆。截止到 2013 年 12 月 31 日,新疆医科大学第一附属医院对 10 012 例包虫病患者进行统计分析,肝囊型包虫病为 7 556 例(75.47%)。甘孜藏族自治州人民医院10 余年间共经手术治疗囊型包虫病 3 000 余例,其中肝囊型包虫病占 2 000 余例,约占 66%。

二、肝囊型包虫病的病理学形态与生物学特性

肝囊型包虫病病理学形态结构分为外囊和内囊。外囊是在内囊周围形成的一层纤维薄膜;内囊为包虫本体,由两层构成,内层为生发层,外层为多层角皮层。囊内容物有囊液、育囊、原头节、生发囊和子囊。囊液无色透明,囊壁破裂可使囊内容物外溢导致人体过敏反应甚至过敏性休克,亦可在腹盆腔内播散种植成为新的包虫囊。

肝囊型包虫病的包虫囊呈膨胀性生长,对肝脏周围组织和主要管道产生压迫,甚至破入肝内胆管。其生长速度与寄生部位、患者的年龄及病程长短等因素有关。

三、肝囊型包虫病分型

2001 年,第二十届国际包虫病大会上,WHO包虫病专家工作组在超声分型基础上,制定了共识的分型方案(简称 WHO 分型),将患者临床表现及病理性质分为 6 型:CL 型(单纯囊肿型)、CE1 型(单囊型)、CE2 型(多子囊型)、CE3 型(内囊破裂型)、CE4 型(实变型)和 CE5 型(钙化型)(表7-1)。并根据囊型包虫病灶的大小分为三类:小包虫 S,直径小于 5cm;中等包虫 M,直径 5~10cm;大包虫 L,直径大于 10cm(图7-1~图7-10)。

表 7-1　肝囊型包虫病分型

类型与生物特征	WHO/IWGE（CE1~5）
性质待鉴定	CL 型（单纯囊肿型）
有包虫活力	CE1 型（单囊型）
有包虫活力	CE2 型（多子囊型）
变性尚有活力	CE3 型（内囊破裂型）
无包虫活力	CE4 型（实变型）
无包虫活力	CE5 型（钙化型）

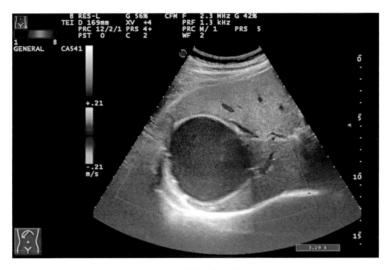

图 7-1　单囊型（B 超）

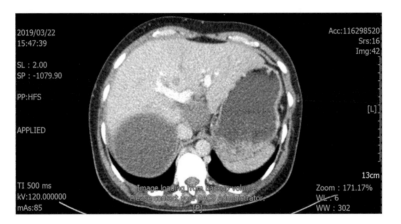

图 7-2　单囊型（CT）

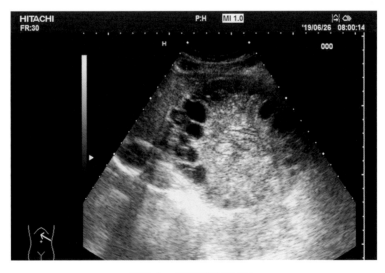

图 7-3　多子囊型（B 超）

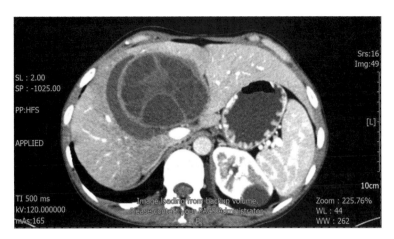

图 7-4 多子囊型(CT)

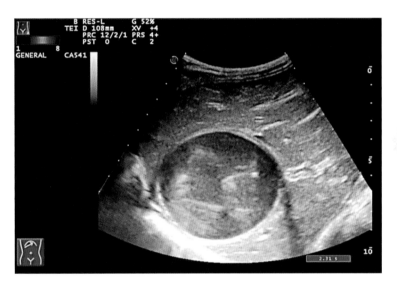

图 7-5 内囊破裂型(B 超)

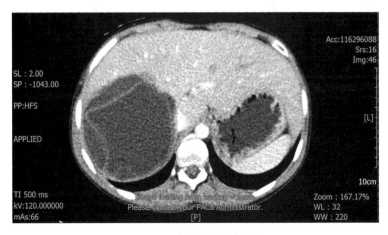

图 7-6 内囊破裂型(CT)

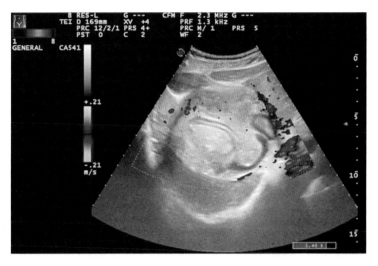

图 7-7 实变型,内囊实变"飘带征"(B 超)

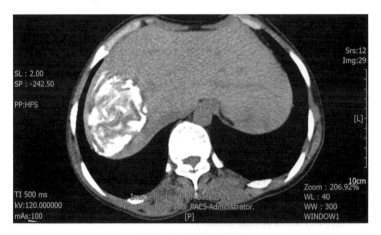

图 7-8 实变型(CT)

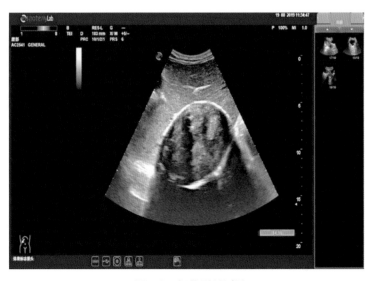

图 7-9 钙化型(B 超)

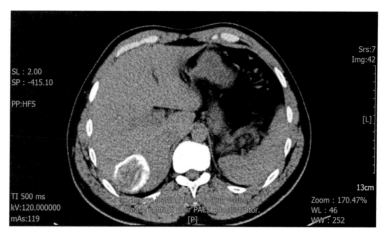

图7-10　钙化型(CT)

第二节　肝囊型包虫病的临床表现

一、自觉症状

早期可无明显症状,随包虫囊逐渐增大出现肝区受压、胀痛不适;肝顶部巨大包虫使膈肌抬高,影响呼吸;肝门部包虫压迫胆管和门静脉,出现梗阻性黄疸、脾大、腹水;压迫胃腔,食欲减退。晚期患者出现营养不良、贫血、消瘦等。囊型包虫病主要危害是其并发症,出现相应症状和体征。

二、主要并发症

1. 压迫并发症　包虫囊腔在肝内进行性生长,使周围器官移位、器官受压变形后的临床表现与包虫寄生部位、数量大小有密切关系。包虫囊壁在肝内长期挤压周围肝组织,使肝内胆管萎缩变薄,囊肿壁周围局灶性肝硬化;肝脏顶部包虫囊腔长期压迫膈肌,使膈肌抬高,产生粘连,影响呼吸;肝脏左叶包虫囊腔较大时,压迫胃腔,出现左上腹部胀满不适,食欲减退。

2. 破裂并发症　各种外力振动、撞击等可造成包虫囊破裂,包虫囊内压力(60～80mmH$_2$O)高于腹腔及体腔压力,容易破入腹腔。患者会出现突发上腹部疼痛,腹痛剧烈,逐渐遍及全腹,数分钟后因包虫囊腔压力降低,腹痛缓解甚至消失。腹痛缓解因为囊液对腹膜刺激性小于消化液,因此合并胆漏的包虫囊破裂时,腹膜刺激征比较明显。多数患者会产生过敏反应,部分可出现过敏性休克。破入胆管引起梗阻性黄疸及胆管感染,造成急性梗阻性化脓性胆管炎;破入胸腔导致胸腹腔瘘、支气管瘘、胸腔播散种植。

3. 感染并发症　发病率占20%左右,胆瘘是引发感染的主要原因。患者出现畏寒、发热、白细胞总数增多,肝区持续性钝痛,症状及体征酷似肝脓肿,但症状稍轻。若包虫囊腔感染累及膈肌,可伴胸膜粘连、膈肌炎症反应,出现胸膜腔积液。

4. 过敏并发症　包虫囊液中的蛋白质具有抗原性,其中的毒白蛋白是囊液引发过敏性休克的重要成分,包虫过敏属于IgE介导的Ⅰ型超敏反应。轻者出现皮肤红斑、瘙痒、荨麻疹、恶心、胸闷等,严重者导致过敏性休克。术中囊液外溢可造成严重过敏反应。

5. 门静脉高压　包虫囊腔压迫肝门部,患者出现门静脉高压系列症状:腹壁静脉曲张、脾大、腹水、食管下段静脉曲张等。包虫囊腔压迫肝后下腔静脉造成巴德-基亚里综合征(Budd-Chiari syndrome)相应症状。

第三节　肝囊型包虫病的诊断和鉴别诊断

一、肝囊型包虫病的诊断标准

肝囊型包虫病的起病隐匿,临床表现和体征无特异性,目前影像学检查(B超、CT/MRI、胆管造影等检查)对肝囊型包虫病的诊断可靠直观。诊断标准应同时具备以下条件:

1. 有流行区的居住、工作、旅游史,或者与犬、牛、羊等家养动物或狐、狼等野生动物接触史;非流行地区患者有来自流行区的家畜运输、宰杀、皮毛加工等接触史。

2. B超、CT、MRI检查发现囊型肝包虫的特征性影像;肝脏占位性病变查出包虫病相关的特异性抗体或循环抗原或免疫复合物;或者发现细粒棘球蚴子囊、原头节或头钩。

3. 排除其他原因所致的肝脏占位性病变。

二、肝囊型包虫病的诊断要点

1. 有流行病区或者非流行病区相关流行区产品等接触史。

2. 具有囊型肝包虫压迫、破裂或者包虫感染的相应临床表现。如上腹部饱胀感、食欲减退、消瘦,包虫破入胆管可出现呕吐物中有包虫虫体,粪便中出现包虫虫体。肝囊型包虫导致门静脉高压症状:腹壁静脉曲张、脾大、腹水、食管下段静脉曲张等。

3. 体征　早期较难发现明显体征。囊型包虫查体可见上腹部膨隆,随呼吸上下运动,触及上腹部包块,表面光滑,压之有弹性,叩诊有震颤感。晚期患者出现门静脉高压体征:腹壁静脉曲张、脾大、腹水征阳性。

4. 辅助检查以B超检查为首选。可显示囊肿部位、大小和形态结构。囊型肝包虫不同分型超声声像图表现不同:囊肿型为肝内圆形无回声病灶,囊壁光滑完整,后方回声增强,可呈双层结构;多子囊型为圆形或椭圆形无回声病灶,囊内可见大小不等的小囊状结构,呈车轮状或蜂房状;内囊分离型为内囊内壁破裂漂浮于囊液中,卷曲或折叠的膜状回声,呈"水中百合花征";实变型为实质性病灶,周围有清晰包膜,与肝脏组织界限清晰,内部强弱不等的杂乱回声;钙化型为弧形强回声,后方宽大声影,若完全钙化表现为蛋壳样钙化。

5. CT基本表现为界限清楚、边界光滑的水样密度囊肿,囊壁为稍高密度带或者粗细不均等的弧线形或条形钙化;内囊塌陷型表现为"飘带征""水环征""水蛇征",子囊呈现玫瑰花瓣、轮辐状等多房状外观。

6. MRI基本表现为类圆形病灶,边界清楚,边缘光滑,T1WI为低信号,T2WI为高信号,囊壁厚度均匀一致,增强扫描无强化;含有子囊时表现为玫瑰花瓣征象,若包虫破裂可显示病灶与胆管关系;实变型表现为实质性病灶,边缘光滑,近似良性肿瘤。

7. 实验室检查　常规实验室检查及常规生化检查没有特异性。患者伴有并发症可导致其生化指标改变,胆红素、转氨酶相应升高。目前常用的免疫学检查是最有价值的血清学诊断,包虫病抗体试验阳性率可达 80%~90%,假阳性率为 5%~10%,非特异性反应可见于感染其他肠道寄生虫、慢性免疫疾病患者。钙化或死亡的包虫囊血清学检查可呈阴性,故阴性结果不能排除包虫病。

三、肝囊型包虫病的鉴别诊断

肝囊型包虫病应与先天性肝囊肿、多囊肝、细菌性肝脓肿、肝血管瘤、肝细胞肝癌、肝泡型包虫病、胆管源性囊肿相鉴别。

1. 先天性肝囊肿　无流行病学史,B 超显示囊壁较薄,囊液均匀无回声,无双层壁影。多囊肝肝脏形态失常,包膜不平整,肝内较多大小不等紧密相连的无回声区,囊壁间隔较薄,囊肿后缘增强不明显(图 7-11)。

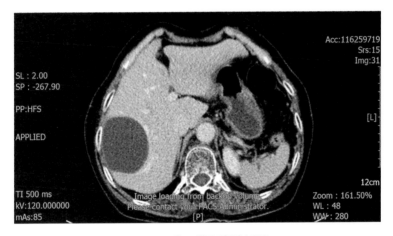

图 7-11　先天性肝囊肿(CT)

2. 细菌性肝脓肿　有感染病史,伴上腹部肝区疼痛及发热等全身中毒症状。肝内可见一个或多个占位病灶,壁较厚且厚薄不均,内壁毛糙,呈虫蚀状,后壁有增强效应,合并产气杆菌感染时伴有"彗星尾征"(图 7-12)。

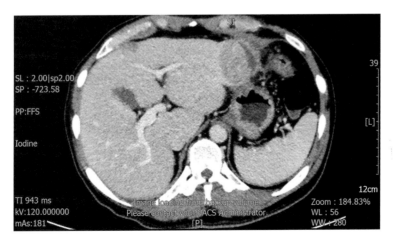

图 7-12　细菌性肝脓肿(CT)

3. 肝细胞肝癌　多合并慢性肝炎病史，肝内病灶单发圆形或类圆形低回声团块，周围可见暗环，结节中心可见液化。增强扫描呈"快进快出"表现。

4. 肝血管瘤　B超表现为高回声，呈低回声者多有网状结构，密度均匀，形态规则，界限清晰。较大的血管瘤切面可呈分叶状，内部回声仍以增强为主，可呈管网状或出现不规则的结节状或条块状的低回声区，有时还可出现钙化高回声及后方声影，系血管腔内血栓形成、机化或钙化所致。

5. 肝泡型包虫病　B超表现为病灶实质性强回声，外形不规则并与周围肝实质界限不清，病灶中心部位可因液化坏死出现不规则无回声区，内壁毛糙，可有小结节状及小环状钙化。有巨块型、弥漫结节型和液化坏死型三种。

6. 胆管源性囊肿　主要与肝内胆管囊肿鉴别，表现为肝外周呈多发大小不等的囊状低密度，并与胆管相通，囊内可见点状的高密度，增强扫描明显强化，此征为中心点征（图7-13）。

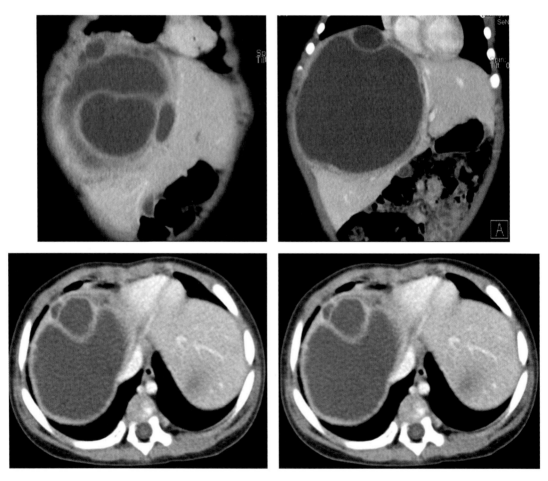

图 7-13　胆管源性囊肿

肿块位于肝脏实质内，位于中肝，大小约 12cm×10cm×10cm，包膜完整，肿瘤主要累及肝右叶 7、8 段，压迫肝右、肝中静脉及门静脉右支，剖开肿瘤，呈多囊，组织断面可见黄色肉芽样组织，血供较丰富。术后病理证实胆管源性囊肿

（马智　魏耕富）

参考文献

［1］温浩.包虫病学［M］.北京:人民卫生出版社,2015.

［2］李永忠,刘军,庄华,等.肝囊型包虫病的超声表现及其病理分析［J］.现代预防医学,2008,35(19):3869-3871.

［3］中国医师协会外科医师分会包虫病外科专业委员会.肝两型包虫病诊断与治疗专家共识(2019版)［J］.中华消化外科杂志,2019,18(8):711-721.

第八章

肝泡型包虫病的诊断及临床表现

第一节 肝泡型包虫病的概述

肝泡型包虫病（hepatic alveolar echinococcosis，HAE）是由多房棘球绦虫（echinococcus multilocularis leuckart）虫卵感染人体所致的寄生虫病，严重危害人民身体健康和生命安全。肝泡型包虫病患者如不治疗 10 年死亡率高达 90%。患者早期感染后一般不会出现明显的症状，感染灶会像肿瘤一样浸润性生长，而且可随血流向远处组织器官转移，故而肝泡型包虫病又有"白色肝癌"和"虫癌"之称（图 8-1）。

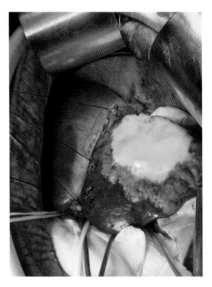

图 8-1 肝泡型包虫病外观表现

其感染途径和囊型包虫病类似，人体在误食多房棘球蚴虫卵后，虫卵在小肠内孵化成六钩蚴，穿过小肠黏膜进入肠系膜静脉继而进入门静脉后到达肝脏，故首先在肝脏寄生（约占 70%），又受肝脏门静脉系统血流分布特点影响，肝脏右叶感染率高于左叶（右半肝约占 65% 以上），一部分虫卵随血流到肺脏寄生（约占 20%），随后可感染寄生脑、肾、骨、肌肉等器官和组织，引起相关并发症。肝泡型包虫病流行区域呈典型的热点分布态势，主要集中流行于北半球，赤道以南鲜有发作，该病主要在我国新疆、青海、四川、甘肃、宁夏等地区流行发作，随着经济发展和人类社交活动的日益频繁，在内地和沿海地区也有散在发病。四川省甘孜藏族自治州石渠县、德格县、新龙县、甘孜县、白玉县、色达县等县呈高发态势，是世界上包虫病发病率最高的地区之一。据甘孜藏族自治州人民医院 2015 年至 2017 年两年间收治的 2 000 余名包虫病患者数据分析，两年间共完成两型包虫病手术 1 155 例，其中石渠县籍患者 588 例，有梗阻性黄疸患者 64 例，包虫病在甘孜藏族自治州的危害可见一斑，其患病率也较其他地区明显增高。

第二节　肝泡型包虫病的分型

肝脏是泡球蚴主要寄生的器官,在肝脏上病理表现为大小不等约 0.1~1.0cm 的无数个小囊泡构成,因为其角皮层发育不全,生发层不断向外产生小囊泡,向周围肝脏组织浸润生长,不断侵犯正常肝脏组织,形成白色(或淡黄色)的、质地坚硬的块状病灶,肝泡型包虫病以出芽或浸润方式增殖,深入正常肝组织,就像肿瘤生长方式一样,病灶不仅可以直接侵犯邻近的组织结构,还可以经淋巴道和血管转移到腹膜后和远隔器官如脑、肺、肾上腺、肾、心脏等部位,故又有"虫癌"之称,由于病灶直接侵犯肝脏内血管、胆管以及占位效应等作用,感染病灶后患者形成肝硬化、梗阻性黄疸、门静脉高压等严重并发症和相关临床症状(图8-2、图8-3)。

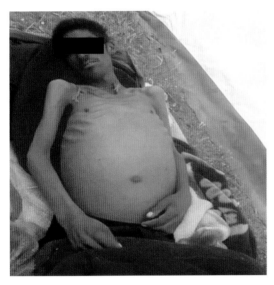
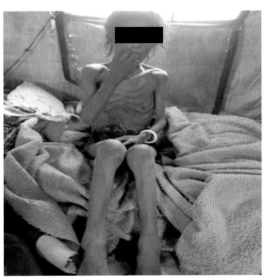

图 8-2　肝包虫病导致肝硬化,大量腹水形成　　　图 8-3　肝包虫病患者晚期恶病质

在感染泡球蚴的人体内,借助影像学手段我们可以观察到肝泡型包虫病病灶的自然发展和转归,同时根据肝泡型包虫病在肝内侵犯范围以及患者的临床表现和体征,可在临床上将肝泡型包虫病分为早、中、晚 3 期:①早期病灶局限于 1 个肝段;②中期病灶侵犯 2 个及以上肝段;③晚期并发梗阻性黄疸、门静脉高压症、腹水、肺或脑转移,出现消瘦、器官衰竭等(图8-4)。基于基本病理组织学和生物学病程发展演变过程可分为三个阶段:浸润期、钙化期和液化空洞坏死期。

1. 浸润期　泡球蚴原头节经门静脉进入肝脏内,随着肝脏血管逐渐分级血流速度的降低,原头节在肝脏内着床生长,向外伸出伪足,呈串珠状或条索样向周围组织浸润生长。随着时间的推移,中央逐渐形成无数直径 1~10mm 大小内含实性结节、肿块等结构的小囊泡,外观上表现为白色或淡黄色质地坚硬的团块。病灶在肝内可单发,也可多发,大小不一,可分布于肝脏的各段各叶,随着病程的发展,病灶逐渐增大,可穿破肝脏被膜直接侵犯膈肌、胃壁、肝外血管、胆管等组织和器官,引起相关并发症。

2. 钙化期　在泡球蚴不断浸润生长过程中,病灶逐渐出现钙盐沉积(边缘病灶不断坏死和炎性反应所致),在病程推延过程中,继续外生性生长的病灶和钙盐带、沉积带交替出

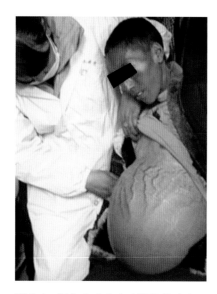

图 8-4   肝包虫病患者晚期门静脉高压形成

现,逐渐融合成"年轮样"表现。

3. 液化空洞坏死期   在泡球蚴不断生长过程中,由于病灶生长速度快或病灶侵犯相关血管引起血管闭塞,导致病灶中心缺血缺氧,组织坏死液化。由于坏死组织范围和病程不一,故在影像学外观上形成类似"地图样"不规则液化腔,部分外生性病灶边缘也可见低密度浸润带。

临床上肝泡型包虫病根据大体形态分为 4 种类型:巨块型、结节型、空洞型和混合型。依据 CT 表现可以将肝泡型包虫病分为 3 种类型:实体型、假囊肿型和混合型。2001 年 WHO 棘球蚴病非正式工作组(WHO Informal Working Groups on Echinococcosis,WHO-IWGE)组织负责人德国学者 Kern 教授对泡型包虫病做出 PNM 分型,这是目前 WHO-IWGE 共识的标准化分型(表 8-1)。2002 年新疆医科大学温浩教授等对包虫病分型做出了更加细致的划分,是目前泡型包虫病最为细致和常用的分类方法。

表 8-1   肝泡型包虫病 PNM 分型

病灶(P)	P_0:肝脏无可见病灶
	P_1:周围病灶,无血管和胆管累及
	P_2:中央病灶,局限在半肝内,有血管和胆管累及
	P_3:中央病灶侵及左右肝脏,并有肝门部血管和胆管累及
	P_4:肝脏病灶伴有肝血管和胆管树的扩张
邻近器官(N)	N_0:无邻近器官和组织累及
	N_1:有邻近器官和组织累及
转移病灶(M)	M_0:无远处转移
	M_1:单个病灶远处转移

第三节   肝泡型包虫病的诊断和鉴别诊断

一、肝泡型包虫病的基本表现

肝泡型包虫病患者感染早期一般无明显症状,到出现症状时一般已是疾病中晚期。故而肝包虫病早期诊断主要还是需要流行病疫区进行健康筛查,早期诊断主要依靠超声检查。肝泡型包虫病患者主要表现出的临床症状为上腹部肝区疼痛、腹部包块、发热、腹胀、黄疸、进行性消瘦等,有肺或脑转移的患者会出现咳嗽、头痛、癫痫等相关并发症。大部分肝泡型包虫病患者有上腹胀痛、消化不良等消化道症状,并且有部分患者合并有营养不良及贫血症状。

晚期肝泡型包虫病患者由于肝脏内胆管、血管受侵犯,出现肝功能损害及胆管梗阻,出现低蛋白血症、腹水、黄疸、感染、胆管炎、巴德-基亚里综合征、门静脉高压、上消化道出血等严重并发症,甚至有部分巨大液化空洞患者因外伤引起病灶破裂出现急腹症表现。

在四川省甘孜藏族自治州甘孜州人民医院包虫病治疗中心 2015 年至 2017 年救治的包

虫病患者中,有近千位泡型包虫病患者,有近600名进行了泡型包虫病手术,其中约60%的患者可在上腹部扪及包块,15%～20%的患者有梗阻性黄疸症状,有10余例患者出现门静脉高压导致的上消化道出血,还有约5例患者因外伤出现包虫病灶破裂继而出现腹腔感染、肠梗阻等急腹症表现。

二、肝泡型包虫病的实验室检查

肝包虫病是人兽共患疾病,在医师诊断前主要需要根据患者是否有流行病学接触史,特别是特殊地区(内地疫区)、特殊职业(牧民、皮毛加工)等高危人群更应警惕,曾经有报道在沿海而未到过疫区的居民因接触过未经深加工的动物皮毛和来自疫区的犬只而感染肝包虫病的患者。

实验室检查可以检测血液中特异抗体、抗原抗体复合物等帮助诊断是否感染疾病,同时一些常规检查如血常规、生化、凝血、胸腹水等检查可判断肝泡型包虫病感染所致并发症的严重程度等。

目前肝泡型包虫病流行病学调查及临床上经常使用的检查方法有酶联免疫吸附试验(ELISA)、间接血凝试验(IHA)、免疫层析试验以及使用Em2抗原、Em18抗原试剂条带诊断技术等。但是实验室免疫试验敏感性和特异性也有一定的局限性,会出现部分假阳性和假阴性的结果。

三、肝泡型包虫病的影像学检查

(一) B超检查

与其他一些腹腔脏器疾病诊断流程类似,超声检查也是诊断肝泡型包虫病首选方法。超声检查具有经济,快速、无创等优势,但是也容易受到超声医师技术水平、仪器可靠性等主客观因素影响,造成一定的漏诊率和误诊。但目前肝泡型包虫病早期诊断上也主要依靠B超检查为主要手段,特别是在流行病学调查和早期诊断具有明显的优势。

超声造影检查目前多应用于肝脏病变的诊断,是一种通过血管注入造影剂来动态、清晰显示微细血管,特别是病灶血管的新型显像技术。根据注入造影剂后的时间、病灶内造影剂进入与退出的模式(即快慢、方式及强度等的不同),对病灶作出特异性的诊断。超声造影简便、易重复、廉价、无放射性、无肾毒性、安全性高,不同形式的血管相增强,能进一步判定病灶类型,在肝泡型包虫病与其他肝脏良恶性疾病鉴别诊断中具有重要价值。

具体肝泡型包虫病B超分型及影像学表现详见第四章。

(二) CT检查

结合目前CT薄层扫描技术、血管成像技术(CTA)、容积再现技术(VR)及后期3D重建技术的使用,可以对病灶体积、残余肝体积、手术预切除方案等作出术前评估。对肝脏内病灶情况判断是否可行根治性切除,切除范围或者在行自体肝移植或异体肝移植之间设计出更好的手术计划和治疗方案,以利于明确诊断和保障手术安全。

(三) 磁共振成像检查

随着磁共振技术发展和设备的进一步普及,特别是在磁共振水成像技术(magnetic resonance hydrography, MRH)、磁共振血管成像(magnetic resonance angiography, MRA)和弥散加权成像(diffusion weighted imaging, DWI)的应用,肝泡型包虫病诊断手段更加多样化。

具体肝泡型包虫病CT及MRI影像学表现详见第五章。

(四) X线检查

肝泡型包虫病在X线诊断上无明显特异征象,一般依靠间接征象判断,如肝脏体积增大、膈肌上抬、消化道推挤等征象诊断,部分肝泡型包虫病中央液化坏死型合并感染病灶可在 X 线检查中发现环状外周、内部含气液腔的特殊征象,部分病灶由于钙盐沉积可见高密度钙化影。

四、肝泡型包虫病的鉴别诊断

早期肝泡型包虫病由于患者无特殊自觉症状,一般不会引起患者注意,中晚期肝泡型包虫病患者因为病灶生长过程中侵犯肝脏血管、胆管以及邻近器官等,同时由于占位效应等作用,患者出现上腹部疼痛、消化不良、肝区肿物、梗阻性黄疸、消化道出血、进行性消瘦、发热感染等症状后就诊,部分患者因为包虫病灶发生转移而导致其他器官相应症状。以上种种症状与其他肝脏良恶性疾病引起的症状类似,故需要临床仔细鉴别以明确诊断,采取相应治疗措施。

（一）肝癌

肝癌患者一般没有流行病学直接和间接接触史,肝脏占位病灶发展速度较快,患者病程相对较短,肝癌患者一般有慢性肝炎病史。在影像学检查上肝癌呈“富血供”特征,增强扫描“快进快出”表现,而肝泡型包虫病病灶周围血供无肝癌具有的“富血供”表现,增强病灶内无血管增强表现,且病灶生长缓慢,病程较长。实验室检查肝炎标志物、甲胎蛋白（AFP）和包虫病抗体实验可以很好地鉴别诊断两种占位性肝脏病变。

（二）肝血管瘤

肝血管瘤患者同样一般无流行病接触史,包虫病抗体实验一般呈阴性,肝血管瘤在 CT 增强扫描上具有明显的强化效应,诊断一般不困难。肝血管瘤在超声造影检查中动脉相病灶内无增强声影;静脉相病灶内无增强声影,病灶周缘可呈现增强声影;延迟相病灶内无增强声影,周缘可持续呈现增强声影,所以超声造影可有效地鉴别肝泡型包虫病和肝血管瘤。

（三）细菌性肝脓肿

细菌性肝脓肿患者一般有明确的感染病史,有明确的发热、上腹部疼痛病史,同时有明显的全身中毒症状,结合血常规、包虫病抗体等检查一般不难鉴别诊断。但是在液化坏死型包虫病与肝脓肿之间,前者有可能同时继发感染而出现肝脓肿相似症状,在 CT 检查中液化腔内不规则高密度影及囊壁的厚薄程度不同,超声检查肝脓肿一般囊腔内有分隔和气液腔,这些特征性表现可有效鉴别两种疾病。

（四）肝囊肿

肝泡型包虫病液化坏死型与肝囊肿较易引起混淆,肝泡型包虫病在影像学上除了显示低密度囊腔外,其囊壁较厚,病灶边缘不光滑,囊壁呈强回声或高密度“熔岩样”表现,超声造影检查肝囊肿三个时相均无增强,同时借助血清学包虫病抗体等检查可有效鉴别。肝泡型包虫病液化坏死型与肝囊型包虫病之间可借助特异性 Em2 抗体 Em18 抗体检测做出鉴别诊断。

第四节　肝泡型包虫病的临床表现

肝泡型包虫病的主要症状和体征:患者往往起病较为隐匿,感染早期患者可无任何症状。部分患者早期以腹部症状为主,表现为腹胀、消化不良、腹部持续性钝痛。部分患者可触及上腹部进行性增大包块,包块突出于腹壁,触之质地较硬,边界较为清楚（图 8-5、图 8-6）。泡球蚴由于其浸润性生长的特点,可发生转移并出现转移病灶所在脏器的症状,晚期患者会出现黄疸、肝功能受损甚至肝衰竭,部分患者黄疸因为病灶生长液化等特殊病理表现会出现黄疸时现时退,这可能与包虫病灶生长对胆管侵犯压力变化交替所致。

黄疸患者不仅有肝脏功能损害还会出现胆管感染所致发热、疼痛等胆管炎表现。有

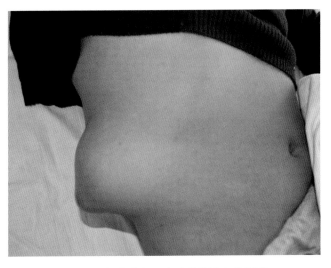

图 8-5　包虫病侵犯腹壁致腹壁包块形成

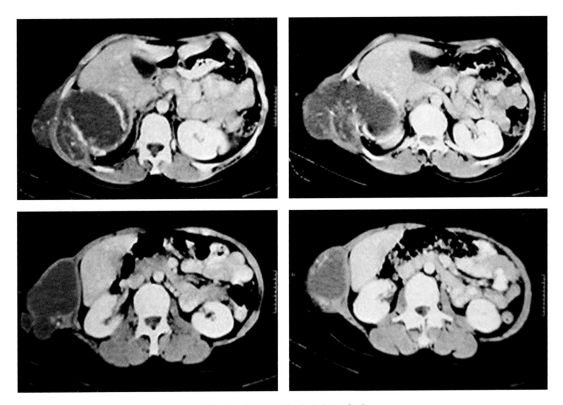

图 8-6　CT 显示包虫病侵犯腹壁

25%～30%患者因为包虫病灶生长过快导致包虫病灶中心缺血、缺氧坏死,病灶中心形成包含肝脏组织碎片、胆汁及感染坏死组织形成的脓腔,影像学上可出现类似囊型包虫病病灶的表现。由于病灶侵犯肝内组织和结构程度不同,有的患者可出现类似于肝脓肿的表现,有的患者可出现类似于胆管炎的表现,有的患者以梗阻性黄疸作为首发症状来院就诊。肝泡型包虫病临床表现多样,并且患者往往合并有其他器官侵犯、转移,其中肺转移和脑转移比较常见,脾脏、骨等器官转移较少(图 8-7、图 8-8)。

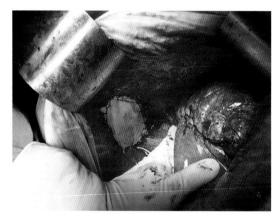

图 8-7　肝包虫病侵犯膈肌

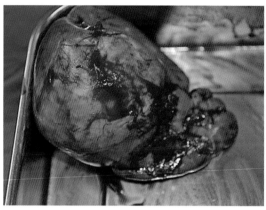

图 8-8　脾包虫病

　　由于肝泡型包虫病在肝脏内占位效应与其体积等相关,故侵犯主要血管、胆管的病灶甚至会引起淤胆性肝硬化、门静脉海绵样变、门静脉高压、消化道出血、营养不良等类似于乙肝患者肝硬化、门静脉高压的表现,甚至有患者因肝上下腔静脉受到侵犯出现巴德-基亚里综合征的临床表现。随着医学技术的发展和对泡型包虫病临床和基础研究的不断深入,肝泡型包虫病的诊断和治疗取得较大的突破,同时也仍然面临着巨大的挑战。早期准确诊断及排查微小病灶,主要依靠流行病学诊断和早期超声检查等方法,这对身处缺医少药的包虫病高发区域的贫困人群尤为重要。对于肝泡型包虫病的治疗,有效地切除病灶无疑是最有效的治疗手段。根据病灶特点、侵犯肝脏结构、并发症等选择不同的手术方式,以及药物治疗联合手术治疗方式将会带来更好的治疗效果。总之,早期精准的诊断排查、更加有效合理的治疗方法是医护人员今后努力的方向。

(陈颖　杨康明)

参考文献

［1］中国医师协会外科医师分会包虫病外科专业委员会. 肝两型包虫病诊断与治疗专家共识(2019 版)［J］. 中华消化外科杂志,2019,18(8):711-721.

［2］王文涛,杨闯,严律南. 肝泡型包虫病外科根治性治疗的新理念与策略［J］. 中华医学杂志,2018,98(38):3049-3051.

［3］DU C,LIU Z,YANG X,et al. Hepatectomy for patients with alveolar echinococcosis:long-term follow-up observations of 144 cases［J］. Int J Surg,2016,35:147-152.

第九章

肝脏外科手术解剖基础

第一节　肝脏解剖及外科手术切除理论基础

　　肝脏作为人体内最大的实质性器官,大部分位于右侧膈下和季肋深部,小部分横过腹中线达左上腹,下缘齐右肋缘,左下缘一般不超过剑突与脐连线中点。肝脏膈面与前面分别有左三角韧带、镰状韧带、肝圆韧带、冠状韧带、右三角韧带将肝脏固定于右上腹(图 9-1)。其脏面有肝胃韧带和肝十二指肠韧带(即肝蒂),后者包含有胆管、肝动脉、门静脉、淋巴管、淋巴结、神经。门静脉、肝固有动脉和胆管在肝脏面横沟内各自分出左右支进入肝实质内,称第一肝门。在肝脏实质内,门静脉、胆管、肝动脉走行一致,共同被包裹在 Glisson 鞘内。肝静脉是肝脏血液回流主要通道,三条主要的肝静脉在肝脏后上方的静脉窝汇入下腔静脉,称第二肝门。还有一小部分肝脏血流经肝后方的肝短静脉汇入下腔静脉,又称第三肝门。

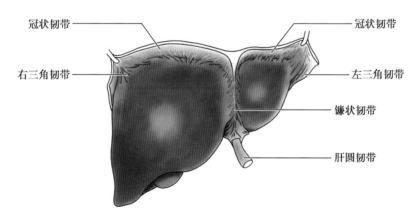

图 9-1　肝脏解剖示意图

　　中国人肝脏重量男性平均约为 1 342g,女性约为 1 234g;承担着极其复杂的生理功能(如代谢、生物合成、解毒、排泄、分泌等)。肝脏具有强大的代偿和再生能力,动物实验证明,切除正常肝组织的 70%～80%,仍可维持正常生理功能,6 周后可修复生长到近原来重量;但在人体,一般认为需 1 年时间。近年来出现一种利用肝再生原理增加欲保留侧肝体积的手术方式:将预切除侧门静脉结扎,同时离断欲切除侧肝脏实质,即将肝实质内的血管一并离断的联合肝脏离断和门静脉结扎的二步肝切除(associating liver partitioning and portal vein occlusion for staged hepatectomy,ALPPS),其特点是可在短期内使肝脏迅速增生,平均 9～14 天增生 61%～93%,即为肝组织强大的增生能力最好例证,但有肝硬化背景的肝组织增生能力有限。

第二节   第一肝门解剖及变异

肝动脉、门静脉、胆管、神经及淋巴管经过肝脏面的横沟出入肝实质,此肝横沟即第一肝门(图9-2);解剖学上,肝门横沟是肝脏面上的一条沟,有一定深度(1~2.6cm);但临床上所指肝门包括两端的两个矢状位的纵沟,右边为右切迹,左边为左矢状裂,前部为脐静脉窝,后部为静脉韧带窝,其前缘为肝方叶,后缘为尾状叶。

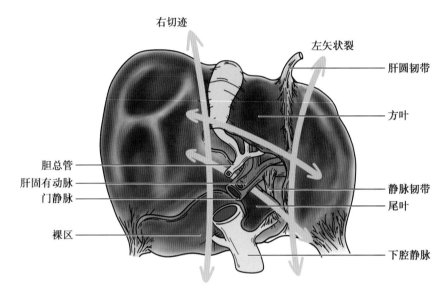

图9-2   第一肝门解剖示意图

出入肝门的管道均包裹在较为致密的结缔组织中,包绕左、右肝管及肝总管的结缔组织尤为紧密,并与肝包膜及肝内Glisson鞘相连续;肝包膜在肝门处纤维结缔组织增厚,形成肝门板(hilar plate),游离肝门时,将肝管与肝门板分离较为困难。但是在肝门前方切开肝包膜,在肝包膜深面游离,将肝门板连同肝管从肝实质分离则较为容易,还可保存胆管分叉部的胆管周围血管网(图9-3)。

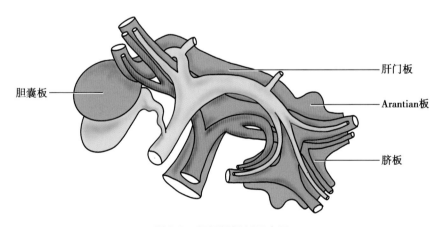

图9-3   肝门板解剖示意图

出入第一肝门的管道可有许多解剖变异,有些变异对手术十分重要,但手术前往往不能预知,只能靠术中仔细解剖与鉴别,其中以肝胆管变异最为常见且最重要,特别是右肝管汇合。因肝动脉能扪及搏动,门静脉较为粗大,易于识别,故不易损伤。

第三节　肝内管道系统解剖及变异

一、肝脏功能性解剖及其发展历史

肝的功能性解剖概念最初由 Cantlie 于 1898 年提出;国内上海第二军医大学吴孟超在1950 年提出五叶四段肝脏分叶法;1951 年瑞士的 Hjortsjo 首次建立了肝脏管道铸形腐蚀标本和胆管造影的研究方法,提出了肝动脉和肝胆管呈节段性分布,并将肝脏分成内、外、后、前、尾五个段;1953 年 Healey 与 Schroy 进一步研究证实了 Hjortsjo 的发现,并发现肝内门静脉、动脉、肝内胆管分布亦相同;1954 年 Couinaud 提出了完备的八段法功能解剖,历经 60 余年,其提出的肝脏分段方法在当今临床实践中仍被广泛应用。因此,本章节以 Couinaud 提出的分段方法阐述肝内管道系统结构。

Couinaud 肝段划分法是以 Glisson 系统(即门静脉、胆管、动脉在肝内的分支被纤维结缔组织鞘包裹)在肝内的分布为基础,以肝静脉为分段界限;肝的各段均有 Glisson 系统,而各段间的肝静脉则引流相邻肝段血液回流,因此每一个肝段可视为肝的功能解剖单位。

右、左、中三支主肝静脉走行区所形成的纵行切面(称肝静脉裂)将肝脏分成 4 个部分,称为 4 个扇区。每扇区含有一个肝门蒂(portal pedicle)系统和肝静脉系统。每个扇区又被门静脉左右支水平切面分成上下两段。四个扇区不包括尾状叶,其单独成段,称为 I 段,尾状叶同时接受来自左右支门静脉和肝动脉供血,血液直接回流入下腔静脉,不依赖于 4 个肝门蒂和肝静脉系统。

肝中静脉切面(肝中裂)将肝脏分为左、右半肝,其肝表面标记为胆囊窝中部至肝上下腔静脉左缘连线;肝右静脉切面(右叶间裂)将右半肝分为右前扇区及右后扇区,以门静脉右支水平面为界,将右前扇区上部为Ⅷ段,下部为Ⅴ段,右后扇区上部为Ⅶ段,下部为Ⅵ段。

肝左静脉切面(左叶间裂)将左半肝分为左外及左内扇区,以门静脉左支水平面为界,左外上部为Ⅱ段,下部为Ⅲ段,左内扇区为Ⅳ段,在临床中进一步可分为上部Ⅳa 段,下部Ⅳb段(图 9-4)。肝内管道系统存在很大变异,在外科手术前利用影像学检查(如 MRI、MSCT、血

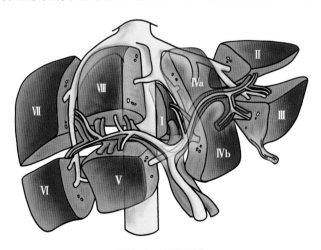

图 9-4　肝段划分

管或胆管造影等)或术中超声等了解肝内胆管、血管走行,从而指导手术操作,减少医源性损伤及手术并发症的发生。

二、门静脉解剖及变异

门静脉起始于脾静脉与肠系膜上静脉汇合处,收集来自右半结肠、小肠、胰腺、脾脏、胃等血流,逐级向上分为门静脉左右支,入肝后逐渐分支,其小分支和肝动脉小分支的血流汇合于肝小叶内的肝血窦(肝的毛细血管网),然后汇入肝小叶的中央静脉,再汇入小叶下静脉、肝静脉、最后入下腔静脉(图9-5)。

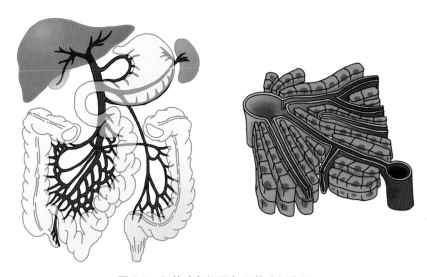

图9-5   门静脉起源及与肝静脉间沟通

门静脉变异在外科手术或介入治疗中非常重要。Couinaud 将门静脉0~2级分支划分为以下几种类型:①正常型(78.13%),门静脉主干在肝门处分为左支和右支;②Ⅰ型变异(7.8%),门静脉主干在肝门处呈三叉状直接分为左支、右前支和右后支;③Ⅱ型变异(8.6%),门静脉主干先发出右后支,继续向上行分为左支和右前支;④Ⅲ型变异,门静脉右支缺失;⑤Ⅳ型变异,门静脉左支水平段缺失(图9-6)。

三、肝动脉解剖及变异

肝总动脉发自腹腔干,继而分出肝固有动脉及胃十二指肠动脉,肝固有动脉进入肝脏前分成肝左、右动脉,但其分支点变异较大。Michels 等通过尸体解剖发现55%的人存在肝动脉和腹腔干变异;卢川等回顾分析1 000例肝动脉 DSA 表现,发现正常型占72.7%,变异占27.3%,变异类型达37种,说明肝动脉变异大、变异率高,因此在术前仔细评估变异类型对手术操作有巨大的指导意义,特别在肝移植手术中(图9-7)。

四、肝静脉解剖及变异

标准肝静脉走行为三支肝静脉呈 W 形排列,且根部位于下腔静脉(图9-8),通常情况下,肝右静脉引流第Ⅵ、Ⅶ肝段和部分第Ⅷ段,有时也引流小部分第Ⅴ段;肝中静脉引流大部

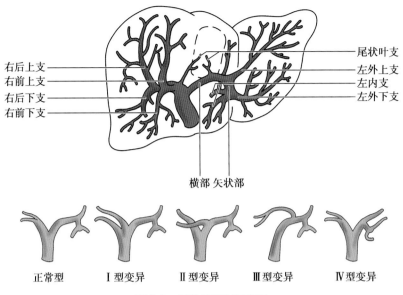

图 9-6 门静脉解剖及变异

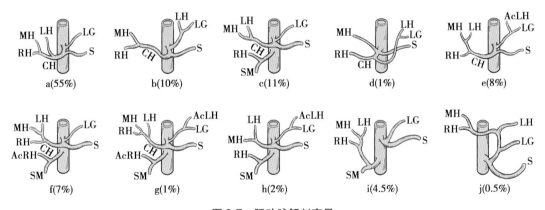

图 9-7 肝动脉解剖变异

LH.肝左动脉;MH.肝中动脉;RH.肝右动脉;AcLH.副肝左动脉;AcRH.副肝右动脉;CH.肝总动脉;LG.胃左动脉;S.脾动脉;SM.肠系膜上动脉

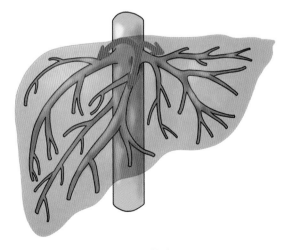

图 9-8 肝静脉解剖

分第 V、Ⅷ段和Ⅵa 段;肝左静脉引流第Ⅱ、Ⅲ和Ⅳb 段。肝脏与肝后下腔静脉间有 4~8 支肝短静脉;尾状叶血液直接回流至下腔静脉。据报道,只有 70% 的肝脏为标准肝静脉解剖。肝内主要肝静脉解剖在手术中尤为重要,如手术中损伤肝静脉,导致某部分(特别是肝段或叶)肝组织血液回流受阻,则肝脏淤血,影响肝脏功能。肝静脉有较高的变异率,国内学者报道,肝左静脉与肝中静脉共干后注入下腔静脉者占 40.6%~84.3%,国外统计占 90%。

肝中静脉按 Marcos 等方法进行分型,A 型:分布于Ⅳa 段和 V 段的肝中静脉分支粗大,大小几乎相等而且引流面积相似;B 型:V 段的引流静脉小而短,Ⅳa 段的引流静脉细但引流区域略大;C 型:近端早期出现分支,Ⅳa 段和 V 段中出现一些中等大小的分支。张嵘等报道 A 型占 56.0%,B 型占 24.0%,C 型占 20.0%。

肝右静脉按 Nakamura 和 Tsuzuki 分类法进行分型,A 型:肝右静脉粗大引流肝外侧部和旁正中外侧部(V~Ⅷ段),肝中静脉引流旁正中腹侧或内侧(Ⅳ、V、Ⅷ段);B 型:肝副静脉引流外下部(Ⅵ段),肝右静脉中等大小,引流剩余上外侧部(V、Ⅶ、Ⅷ段);C 型:肝中静脉粗大,引流旁中部和外下部(Ⅳ、V、Ⅷ段),肝右静脉细小,引流外上部(Ⅶ段),肝右后静脉粗大,引流外下部(Ⅵ段)。刘静等报道,A 型占 65.4%,B 型占 26.9%,C 型占 7.7%。

五、胆管解剖及变异

Healey 和 Schroy 报道约 72% 的个体具有左右肝管汇合在一起形成的正常胆管合流结构;Couinaud 发现约 12% 的个体肝总管由右前叶胆管、右后叶胆管及左肝管三条胆管汇合而成;约 20% 的个体一条右肝管胆管分支直接汇入胆管主干,其中约 16% 的个体是右前叶肝段肝管,4% 的个体是右后叶肝段胆管直接汇入胆管主干;约 6% 的个体,一条右侧肝段胆管分支汇入左肝管(5% 的个体是后支,1% 的个体是前支);3% 的个体不存在肝管汇合点,右后肝段胆管可能连接到胆囊颈,2% 的个体右后肝胆管与胆囊管汇合;尾状叶有独立的胆汁引流系统;尾状叶分为左部、右部、尾突,约 44% 的个体有三条独立的胆管分别引流三个部分胆汁;在 26% 的个体中,尾状叶的右部和尾突间有一条主肝管,同时有一条独立的胆管引流尾状叶左部胆汁;78% 的个体尾状叶胆汁同时引流到左肝管和右肝管,15% 的个体只引流到左肝管,7% 的个体只引流到右肝管。

肝胆管变异程度大且复杂,因此,术前明确胆管走行,以确定手术计划或方式,减少术后并发症的发生。

肝内胆管也常存在变异,Healey 和 Schroy 报道右肝内胆管变异主要为第 V 段(约 9%)、第Ⅵ段(约 14%)、第Ⅷ段(约 20%)分别发出一支异位胆管;20%~50% 的个体存在一条胆囊下胆管,其深嵌在胆囊板内,有时汇入肝总管,有时汇入右肝管,胆囊下胆管不引流特定肝脏区域胆汁,不与胆囊相通,亦无门静脉或肝动脉伴行(图 9-9)。

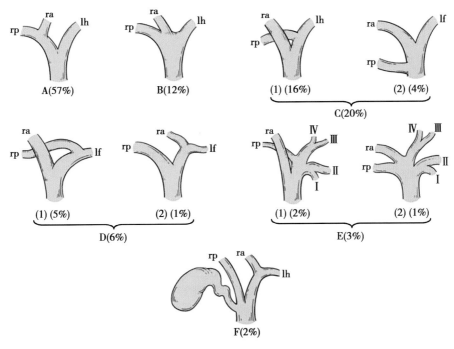

图 9-9　胆管汇合处变异

A.典型汇合;B.三管汇合;C.右半肝分支低位汇合:(1)右前叶支,(2)右后叶支;D.右半肝分支向左肝管异常汇合:(1)右后叶支,(2)右前叶支;E.胆管汇合部缺如:(1)右后支汇入左内支,(2)各支胆管直接开口于胆总管;F.右肝管缺如+右后叶支汇合

ra.右前叶分支;rp.右后叶分支;lh.左半肝分支;lf.左外叶分支

（杨闯　覃燕　冯曦）

参考文献

［1］陈孝平,汪建平.外科学［M］.8版.北京:人民卫生出版社,2014.

［2］吴孟超,吴在德.黄家驷外科学［M］.7版.北京:人民卫生出版社,2008.

［3］BLUMGART L H.肝胆胰外科学［M］.黄洁夫,译.4版.北京:人民卫生出版社,2010.

［4］COUINAUD C.Surgical anatomy of the liver.Several new aspects［J］.Chirurgie,1986,112(5):337-342.

［5］卢川,刘作勤.肝动脉解剖变异影像学研究［J］.中国介入影像与治疗学,2006,3(2):85-87.

［6］刑雪.肝静脉外科学［M］.北京:人民卫生出版社,2004.

［7］张嵘,李勇,刘超,等.正常人肝静脉变异的 64 层螺旋 CT 表现［J］.中华放射学杂志,2007,41(11):1209-1212.

［8］刘静,陈迭丰,郭华,等.右叶活体肝移植的肝静脉应用解剖［J］.中华肝胆外科杂志,2009,15(2):84-86.

［9］MICHELS N A.Newer anatomy of the liver and its variant blood supply and collateral circulation［J］.Am J Surg,1966,112(3):337-347.

第十章

肝脏外科新技术及进展

　　肝脏外科是一门历史悠久的学科。随着对肝脏解剖学和手术策略的认识不断加深,以及各种手术器械的发展,肝切除术已逐步发展成为标准化的手术。如今,出血已不再是肝切除术后的主要问题。一种新的源于微创手术的策略,即"精确肝切除术",已被广泛推广,以求达到最大限度地减少对肝脏的损害,最大限度地保留残余肝功能,并尽可能地改善肝切除预后的结果。

　　1974 年 Lin 首次报道了在肝切除术离断肝实质的过程中使用"钳夹法(kelly clamp)"技术,这是对他们早期所报道的"指捏法"技术的进一步发展。随后,钳夹法技术作为实质切除的标准方法获得了广泛认可。为了进一步减少肝切除手术失血,提高手术速度和优化肝切除术后创面,外科界发明了多种肝切除手术设备,如腔式超声手术吸引器、水射流切割(也称为水刀)、氩气刀、射频装置等。这些新仪器不仅有助于精确切除,还能有效控制失血,减少肝脏损伤。近年来,随着电外科及能量外科技术的进步,进一步涌现出了多种能量外科设备,如:超声刀(Harmonic Scalpel)、结扎速(LigaSure)、百克钳(Biclamp)、双极高频超声刀(Thounderbeat)等。面对于现有众多手术设备,外科医师对设备的选择主要取决于所需切除肿瘤的情况以及肝脏基础疾病、手术费用、主刀医生经验和偏好等因素。随着现代外科的快速发展,肝脏外科的腹腔镜技术、荧光染色技术等在肝脏外科治疗中的广泛应用,提高了手术的效率和精准度,亦降低了术后并发症的发生,实现了肝脏外科的精准化治疗。肝切除术的手术相关并发症发生率和死亡率在过去二十年中急剧下降。据报道,围手术期死亡率低于 5%,手术相关并发症发生率在 20%~40%。本章将对肝脏外科近年来出现的新技术及进展进行介绍。

第一节　肝脏切除术中的血流控制与辅助止血技术

　　作为人体最大的实质器官,肝脏具有独特的肝动脉、门静脉双重血供,血运极其丰富,肝切除术中、术后出血量与术后并发症发生率、死亡率密切相关,已是学术界共识。因此,控制和减少肝切除围手术期出血是降低术后并发症和死亡率的重要措施。随着手术技术的发展与各种新型手术器械的研发应用,各种复杂肝脏切除术越来越安全,但手术中肝脏创面的出血及止血仍是肝脏切除手术成功的关键环节之一。本节将从肝脏切除术中的血流控制、控制出血与止血的物理器械、止血药物与材料的应用及术中止血的技术操作 4 个方面进行介绍。

一、肝脏切除术中的血流控制

　　1. 入肝血流阻断　　也称为第一肝门阻断,是控制肝切除术中出血最常用的有效方法,具有不必降温、操作简单、不需要解剖肝门血管及胆管等诸多优点,适于各种肝脏切除手术。

入肝血流阻断包括选择性区域入肝血流阻断、半肝阻断及全部阻断,可根据切除范围及术式进行选择。目前国内外运用最广泛、操作最简便的第一肝门入肝血流全阻断方法是1908年创用至今的Pringle法。

入肝血流阻断技术在肝脏手术中普遍应用,具有重要价值,本章第三节将单独详细介绍。

2. 选择性入肝血流阻断　行半肝、肝叶、肝段或病灶局部切除时,选择性阻断拟切除病灶所在半肝或肝叶的血管或Glisson系统,可保护非阻断区域的肝脏供血,维持其功能,且腹腔脏器淤血较轻,从而可明显增加血流阻断时间。具体操作方法将在本章第三节详细描述。

选择性阻断入肝血流较肝门阻断方法更为安全,特别是肝硬化较重的患者耐受肝脏缺血能力较差,选择性阻断对保护残余肝脏功能,预防术后肝功能不全具有积极价值,也是目前应用较多的方法。但其血流阻断效果不如入肝血流阻断,同时在对血管或Glisson系统游离时需要一定的技术和时间,对术者的操作要求相对较高。

3. 全肝血流阻断　在完全阻断入肝血流的同时,阻断肝静脉根部或肝上、肝下下腔静脉,即同时阻断入肝与出肝血流,称为全肝血流阻断(total hepatic vascular exclusion,THVE),肝脏可在完全无血流的情况下进行切除术,使一些难以控制出血的病灶增加了切除率。

THVE虽能获得良好的阻断效果,获得更长的阻断手术时间,但同时对全身循环血流动力学的影响也更大,对有其他器官疾患(如心肺功能欠佳)及肝硬化患者应慎重使用。同时,肝静脉与下腔静脉的游离、阻断过程中因血流动力学变化而需要密切监护和相应麻醉处理等诸多技术帮助,比单纯入肝血流阻断复杂得多,对术者及麻醉医师的要求也更高。因此,THVE并不是一种常规手段,一般病灶位于第二、三肝门,常规方法切除困难,或肝肿瘤合并肝静脉和下腔静脉癌栓等情况,需要切除重建肝静脉根部或下腔静脉时才建议使用THVE。

应该强调的是,各种肝脏血流控制方法都各有优缺点,虽然对防止出血非常有效,但血流阻断将造成肝脏的缺血再灌注损伤,特别对肝硬化患者是一个不小的创伤打击。因此,在临床应用时应综合权衡利弊,根据患者个体情况选择最适当的血流控制方法。全肝血流阻断的具体技术方法将在本章第三节详细描述。

二、控制出血与止血的物理器械

施行肝切除手术时,出血量与离断肝实质的方法有关。近年来,诸如超声刀(harmonic scalpel)、水刀、超声外科吸引系统(cavitron ultrasonic surgical aspirator,CUSA)等肝实质离断的器械发展迅速。但术者有各自习惯的肝实质离断方法及相应器械选择,并非越昂贵先进的器械一定会比传统技术(如钳夹法等)出血更少,而是与术者是否熟练运用自己习惯的方法有关。日本学者Takayama曾设计随机对照试验比较了使用CUSA与传统钳夹法离断肝脏实质,研究结果表明钳夹法在出血量、并发症、手术时间、住院时间等大部分指标均与使用CUSA断肝无统计学差异,甚至在完整显露肝静脉时还更有优势。因此,如果手术操作技术熟练,即使使用最简单的钳夹法同样可以迅速、有效、且很少出血量地完成肝切除术。目前常用的一些断肝方法和器械,将在本章第三节详细介绍。

当肝断面有小的出血点时,包括细小静脉的出血、肝血窦渗血,可以使用一些电设备进行止血,如氩气刀、滴水双极电凝等止血效果较好。

三、止血药物与材料的应用

术前或术中选择性使用一些止血和改善凝血功能的药物,特别对肝硬化患者的止血具有一定价值。但应强调,肝脏切除术的止血,止血药物和材料只是辅助作用,做好前述几个方面的技术性操作，才是减少出血、保证手术安全的根本措施。下面简要介绍一些常用药物与止血材料：

1. 氨甲环酸（tranexamic acid）　有研究报道，肝切除术前使用氨甲环酸可以减少术中出血。一项前瞻性随机双盲试验结果提示，肝肿瘤患者行肝脏切除术前 3 天，每 6 小时静脉输注 250mg 氨甲环酸，手术之前再静脉输注 500mg 氨甲环酸可以明显减少出血量和术中输血量，缩短手术时间，降低住院费用。

2. 抑肽酶（aprotinin）　抑肽酶在术前、术中均可使用。有前瞻性随机双盲试验发现了麻醉诱导后 20 分钟及术中使用抑肽酶可以有效减少肝切除术出血量、输血量和腹腔镜手术的中转开腹率。研究认为，发挥上述作用可能的机制是抑肽酶可降低纤溶作用，因为在此项研究中，使用抑肽酶组患者的术中纤溶作用明显低于安慰剂组。

3. 特利加压素（terlipressin）　最近的一项随机对照试验研究了使用特利加压素在肝切除手术中的价值。在手术开始前 30 分钟给予初始剂量（1mg/30min），手术开始后维持 2μg/（kg·h）连续泵入，持续整个手术过程。研究结果显示：使用特利加压素后术中出血有明显减少。

4. 还有一些其他临床试验研究了去氨加压素（desmopressin）、重组凝血因子Ⅶa、甲泼尼龙（methylprednisolone）等药物，但研究结果都没有证实具有积极的临床价值。

5. 止血材料　除了药物，一些近年研发的新型止血材料也为肝脏手术止血提供了更多选择。如近年发表的一项多中心前瞻性随机对照试验比较了使用一种纤维蛋白胶片（EVARREST™ fibrin sealant patch）与传统的出血标准处理措施（压迫止血±局部止血剂）的止血效果。观察对比了发现出血部位后 4 分钟内的止血成功率，结果显示使用这种新型材料比标准处理措施止血效果更好。同时，还有研究表明，这类纤维蛋白胶片的止血效果优于氧化再生纤维素贴片（oxidized regenerated cellulose patch）。

四、术中止血的技术操作

1. 控制较低的中心静脉压　Glisson 系统中的脉管韧性较强，在离断肝实质时一般不容易因牵拉断裂出血，但肝静脉管壁比动脉、门静脉脆弱，因此实际上肝切除术中大部分出血及处理困难的出血都是肝静脉系统出血所致。因此，肝切除术中安全可靠地处理肝静脉对控制手术出血、有效止血非常重要。

术中除应小心处理肝静脉，尽可能避免管壁或细小分支损伤外，需要麻醉医师配合采取相应措施，将中心静脉压降低到 8~10cmH$_2$O 以下，还可以采用头高脚低位以减少肝静脉回流。切除手术过程中保持较低的中心静脉压可减少出血，在有破口出血时能清晰显示破裂点，以便于迅速缝合处理。

2. 反 Trendelenburg 体位　Trendelenburg 体位即患者处于仰卧位，并且取约 45° 的头低足高位。反 Trendelenburg 体位则是常见于肝脏手术中为降低中心静脉压减少肝静脉出血所采用的体位。临床上一般将中心静脉压（CVP）<5cmH$_2$O 称为低中心静脉压（LCVP）。已有报道，CVP 低至 0~4cmH$_2$O，不会导致显著的全身低血压。从理论上来讲，在术中降低患者 CVP 可明显降低患者术中出血量，其机制为在 CVP 下降的时候，下腔静脉的压力将随之下降，肝静脉的压力以及肝窦内的压力亦随之下降，在行肝实质横断切除过程的出血量较常规手术减少。在手术过程中，维持较低的 CVP 可以使下腔静脉及其静脉分支压力下降、静脉壁塌陷，有利于手术医师对肝脏的解剖游离，而且 LCVP 有助于暴露及解剖肝脏的后部和主要的肝脏静脉，因而可以大大减少在离断肝实质时的出血量，还有助于更好处理术中无意损伤的肝

脏静脉,尤其是位于中间部分的肝静脉而导致的大出血,进而缩短手术时间,减少术中输血。

3. 肝静脉的止血　在离断肝实质和进行一些常规术式肝切除时(如右后叶切除、半肝切除),需沿肝右、肝中静脉等粗大静脉进行分离,显露出一段或全程管壁,仔细辨认清楚后才能进行分支离断。在分离显露肝静脉过程中,若将细小分支牵拉离断,或管壁破裂都会出现止血困难的情况,此时可以采用以下操作控制出血:

(1) 不要匆忙钳夹、钩扎或立即缝合止血,因为出血点可能只是粗大静脉的部分管壁缺口,盲目钳夹、钩扎可能会扩大破口或增加新破口。此时可使用长镊柄部、"花生米"等圆钝器械或指尖轻轻压住出血部位,然后将此处上下游的血管壁慢慢显露出来,完整显露出血部位后再考虑合适的处理方式。

(2) 一些较小的静脉壁损伤,如筛孔样破口,一般不需缝合,压迫即可有效止血。可使用"花生米"、纱布压迫数分钟,或覆盖可吸收的止血纤维材料。但应注意压迫力量不宜过大,以避免破口扩大或周边其他静脉属支撕破造成新的出血点。

第二节　三维重建的应用

在肝切除术中 3D 重建的应用可以全面地显示病变解剖位置。这种方法能显示病变与脉管系统之间的关系(包括肝动脉、门静脉、肝静脉和下腔静脉)、肝门胆管、横膈膜、膈肌及胃肠道。因为肝脏附近的解剖结构很复杂应注意区分:①右肝叶和右肾上腺或肾周围腺体;②肝左叶、胃和脾脏;③左叶或尾状叶与门腔间隙内的淋巴结,胰腺及其他邻近组织。

一、计算肝脏体积

在 CT 图像上使用计算机软件可以方便并快速地计算肝脏、肝段和肿瘤的体积。这些数据可以帮助制定详细的手术计划。Meghan G 等比较了 5 种不同测量软件程序提供的体积与实际体积,结果表明软件程序计算结果和实际体积之间($8.0\% \pm 7.5\%$ 与 $16.9\% \pm 13.8\%$)存在很大差异,这些差异需要临床研究进一步验证。另外,计算机软件成像显示 ALPPS 手术前后肿瘤的体积,切除的肝脏和残留的肝脏的体积,这些值有助于评估手术的可能性(图 10-1、图 10-2)。

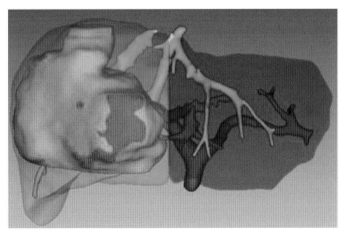

图 10-1　计算机软件成像显示 ALPPS 手术前肿瘤的体积,切除的肝脏和残留的肝脏体积

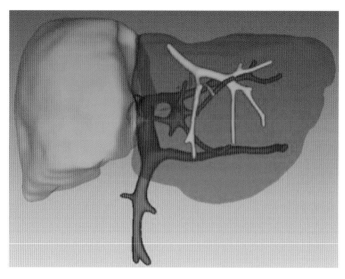

图 10-2　计算机软件成像显示 ALPPS 手术后肿瘤的体积,切除的肝脏和残留的肝脏的体积

二、肝脏 CT 灌注成像

CT 成像不仅可以显示肝脏和肿瘤的形态特征,还可以显示肿瘤与附近的血管和器官的详细毗邻关系。CT 功能成像,如 CT 血管灌注成像,可以显示肝脏血流灌注的特征,如肝硬化患者肝动脉和门静脉血流的灌注比例,用这种方式可以评估肝脏功能。生化测试,如生化检测和 IgG 检测,可以评估整个肝脏的状态,但是这些检测容易受到其他器官功能的影响。此外,CT 血管灌注成像,受其他器官血流量的影响较小(除外患有心力衰竭和血容量不足等行肝切除的可能性较小的患者),可以评估全肝以及肝段和肝叶的血液灌注情况(不包括肝癌患者),因此,CT 灌注成像可以为肝脏切除提供更详细和准确的信息。

三、3D 图像在规划肝脏切除术时术后处理的应用

术后我们需要获得肝脏体积(特别是残余肝脏体积)、肝门静脉的供应范围,肝静脉引流区域、术后肝动脉和静脉的变化情况、切除肿瘤与肝门部胆管和血管的解剖关系等信息。3D图像可以显示许多解剖细节,以及这些解剖结构与肝门部胆管肿瘤、肝门部胆管及血管的解剖变异及不典型增生的关系,甚至肝门部胆管和血管是否已被肿瘤侵入。这些信息可以帮助制定更加详细的手术计划,如胆管重建的必要性和方法、血管吻合的必要性等。了解这些因素有助于避免术中损伤,降低术后并发症发生率。同时还有助于确定胆管狭窄部位,并制订详细合理的手术方案,防止术后复发。

第三节　肝脏流入道的阻断和肝实质的离断技术

经历了 100 多年发展,肝切除术已经成为治疗肝脏肿瘤的主要方法。到十九世纪末,动

物实验研究已经表明肝切除是可行的。即使肝脏被切除了 3/4,动物仍然可以存活。1888年,德国外科医生 Langenbuch 成功切除了一位女性患者肝脏边缘的肿瘤,因此,他被认为是第一个成功切除肝脏肿瘤的人;1899 年,William Keen 报告了 3 例成功的肝脏切除手术病例,是第一位成功实施肝脏切除术的美国外科医生。但是在此期间,肝切除术的围手术期死亡率高达 70%~90%。其中一个主要原因是手术中的出血无法得到有效控制。肝切除术中控制出血对肝脏肿瘤患者非常重要,尤其是合并肝硬化患者,因为手术中的失血量和输血量与发病率、死亡率、术后长期存活密切相关。Pringle 手法是一种短暂的阻断入肝血流的技术,由 Pringle 描述于 1908 年。它可以通过完全阻断肝十二指肠韧带来减少肝脏手术中的失血,减少残肝缺血再灌注损伤。然而,一些外科医生却认为部分肝切除术应避免 Pringle 手法,因为其可能会诱导肿瘤的复发导致预后更差。为了避免肝脏的缺血再灌注损伤,半肝血流阻断的方案是在 1987 年由 Makuuchi 等人提出。这种技术可以仅仅阻断拟切除半肝的血液供应,残肝有血流不受影响。因此,残肝部分没有缺血再灌注损伤,可以保持血流动力学的稳定。然而对于半肝血管流入阻断的方法,必须通过抬起肝脏的 S4b 段、降低肝门板、解剖 Glisson 鞘、上阻断带的技术来实现,这时肝门需要暴露得十分清楚,因而有潜在的伤害胆管和血管的风险。

一、简单的半肝阻断法

"简单的半肝阻断法"是 1994 年由严律南教授创立的,是笔者中心常用的手术技术。步骤如下所述:不解剖肝十二指肠韧带,顺着肝总管向上,找到左右门静脉主干的汇合处。之后使用电刀打开汇合处的 Glisson 鞘(图 10-3)。然后在切口处轻轻插入直角钳向外拉开Glisson 蒂和肝实质。该直角钳应在朝向肝尾状叶行进的方向且没有阻力(图 10-4)。最后,直角钳尖端应从门静脉和肝尾状叶交界处露出(图 10-5)。同时,将结扎带顺着直角钳通过切口(图 10-6)。收紧结扎带,右半肝血管将被阻断(图 10-7)和肝表面颜色改变(图 10-8)。当结扎带由温氏孔对侧从肝胃韧带出来,收紧结扎带会导致左侧半肝入肝血流阻断。在该方法中,未应用间歇性入肝血流阻断。

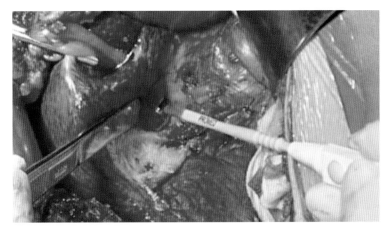

图 10-3 电刀打开汇合处的 Gllisson 鞘

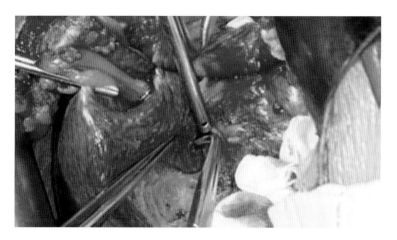

图 10-4　直角钳应在朝向肝尾状叶行进的方向

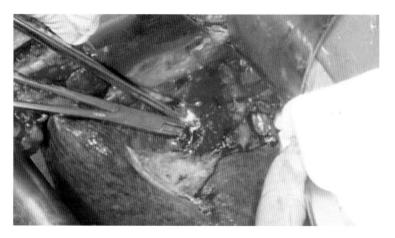

图 10-5　直角钳尖端应从门静脉和肝尾状叶交界处露出

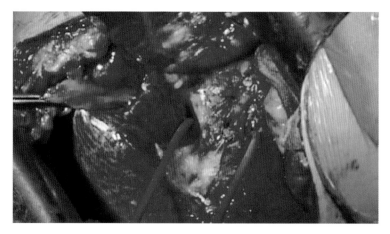

图 10-6　结扎带顺着直角钳通过切口

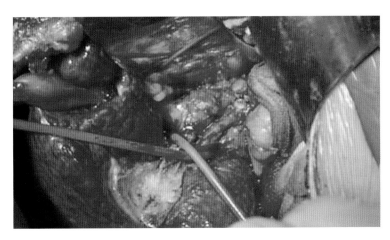

图 10-7 右半肝血管被阻断

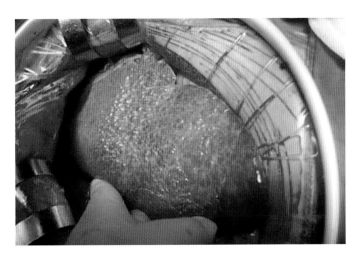

图 10-8 肝表面颜色改变

"钩扎法"是严律南教授于1994年创建的一种简单且有效的肝切除技术,和"简单的半肝阻断法"是笔者中心现在常规使用的手术技术。具体步骤如下所述:使用电刀在肝包膜表面标记切除范围(图10-9),后使用直角钳钩住肝脏将肝组织和其他管状结构分离,带线逐一结扎(图10-10~图10-12)。

二、术前虚拟肝切除模拟和术中实时导航肝切除

三维(3D)仿真软件可以构建来自CT和MRI的3D图像,在任何角度和不同方向提供的肝脏的部分体积。利用这些优势,我们可以模拟肝切除术,并在不同的节段显示不同的颜色,给外科医生提供术前建议。另外,示踪剂(例如靛蓝胭脂红染料)也可以用于识别肝脏内的分界线。这些方法使外科医生能够了解肝内切除平面,避免损伤保留的肝静脉和Glisson分支。随着术前虚拟肝切除和术中实时导航肝切除的发展,精确肝解剖性切除最大限度地保留肝脏的功能是可以期待的。

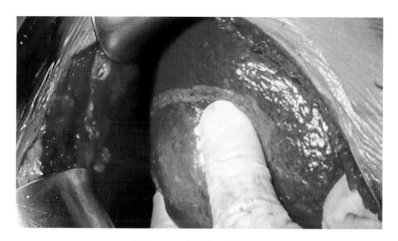

图 10-9   电刀标记切肝线

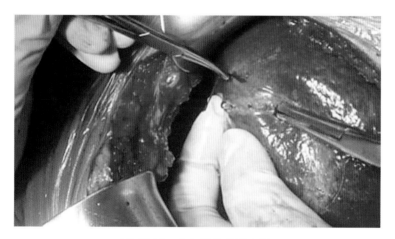

图 10-10   直角钳钩住肝实质

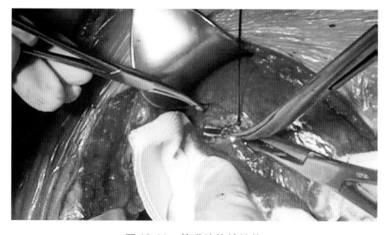

图 10-11   管道结构被结扎

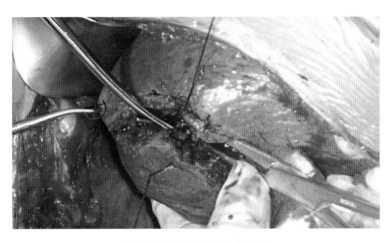

图 10-12　管道结构被离断

三、超声外科吸引系统

在二十世纪八十年代,超声外科吸引系统(CUSA)开始应用于肝脏切除。它的超声能量可以使 1~2mm 肝脏实质碎裂并且吸走(图 10-13),从而使血管和胆管结构暴露,以便于钳夹或结扎。CUSA 是一种日渐流行的技术,并且在 2013 年英国全国调查中,成为英国近一半的外科医生对肝实质切除的首选。尽管缺乏足够的有证据表明 CUSA 是最好的离断肝组织的方式,CUSA 多年来一直被认为是分离薄壁肝组织的标准技术,其最大的缺点是手术时间长。

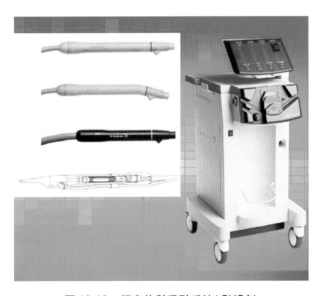

图 10-13　超声外科吸引系统(CUSA)

四、水刀

同样在二十世纪八十年代,水刀(water jet dissectors)就应用于肝切除术。该技术首先被报道应用在 45 例狗的肺切除术和 4 例人类的肝切除术中。手术解剖期间水刀采用加压射流水,分裂肝脏薄壁组织并显露血管和导管结构(图 10-14)。Rau 及其同事在体外和体内试验中对此进行了改进并将其常规应用于肝脏手术中。Rau 等发现了将水刀压力设置为 30~40bar(1bar=100kPa),喷嘴直径设置为 0.1mm,解剖有肝硬化的肝组织十分有效。但是,在肝切除术中水刀和 CUSA 有相似的缺点,即切除的时间较长。同时还存在增加静脉空气栓塞的风险,尽管这似乎在临床上罕见。在实践中,切除纤维化的肝脏需要更高的压力,所以水刀在用于肝硬化肝脏的切除时需要更多的临床经验的积累。在没有电凝功能的前提下,较高的压力必然导致更多的血管损伤,特别是对于肝静脉的损伤,会导致更多的出血。

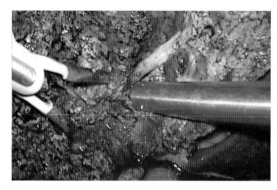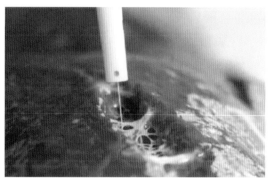

图 10-14   通过水刀离断肝实质

五、射频辅助设备

在 2000 年,射频辅助装置已用于肝脏切除,其通过产生热凝固方式使肝横断面坏死,然后使用常规解剖刀横断肝脏。这个方法最初使用设计是射频针消融肝脏肿瘤,并有报道表明,这是一种有效的肝切除技术。早期的射频辅助设备是单极探头。然而,临床医生发现这种技术很费时间,且容易烧伤更多的组织,也带来了皮肤灼伤的风险。为了解决这些问题,Habib 的小组设计和开发了一种双极射频器件,即 Habib 4X。该探针沿横断面引入肝脏平面。射频设备产生热量使凝固的肝实质表面有 10mm 的边缘以确保横断面表面坏死和减少胆漏。射频辅助肝脏切除术已被证明可有效地减少术中出血(图 10-15)。此外,射频辅助肝脏切除更能保证肿瘤的切缘完整,提高预后效果。但是,这种技术对肝内主要胆管和血管可能造成潜在损害,因为穿刺针有插入肝内胆管内或附近血管的风险。因此,在靠近肝门和下

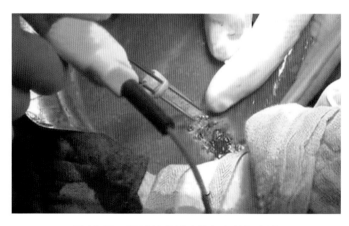

图 10-15   通过射频辅助设备离断肝实质

腔静脉肿瘤的应用中需要更多的经验。左侧肝叶切除术需要在使用该装置之前充分暴露胆管。当有肝硬化和肝功能储备有限的患者需要进行大范围肝切除时，这种方式造成的残余肝脏组织坏死增多，容易导致肝衰竭。此外，与其他手术技术相比，一些研究人员报告称射频辅助肝切除术引起的胆漏率、腹腔脓肿形成率均较高。

六、超声刀

超声刀（harmonic scalpel）最初是在二十世纪九十年代推出的，是一种可以同时切割和凝固的超声手术设备。在肝切除期间，该技术使用超声波激活剪刀密封舱之间振动叶片，刀片发生纵向振动可切割肝实质，产生热量从而使蛋白质变性形成凝结物，切除范围为 2~3mm（图 10-16）。另外，使用超声刀切除术时温度低于 80℃，远低于电刀（150℃），因此对周围组织的损害要小得多，可以对重要组织进行精确解剖。但据相关报道，超声刀使术后胆漏率明显增加，引起人们对超声刀不能有效密闭胆管的担忧。但这还有待于通过随机试验证明，文献中目前没有相关报道。该仪器也可能仅限于离断肝脏血管周围的薄壁组织，因为它很难实现对较大血管出血的充分控制。虽然使用超声刀在肝切除中的优势仍然不是十分明确，但超声刀在腹腔镜肝脏手术中，特别是针对比较表浅的肝脏病变，其长柄的优势可以得到发挥。超声刀也适用于钳夹法和水刀效果不佳的肝硬化的肝切除术。

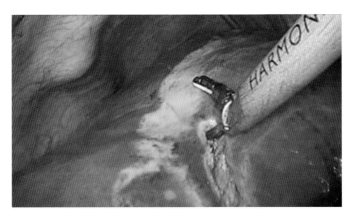

图 10-16　通过超声刀离断肝实质

七、LigaSure 结扎闭合系统

2000 年，LigaSure 结扎闭合系统（ligasure vessel sealing system，LVSS）应用于肝切除的临床实践，但其不是一个标准肝脏止血技术。它广泛用于痔切除术、颈部手术和肺切除术，并得到了很好的报道。该设备使用强大的双极射频能量，导致胶原蛋白和弹性蛋白变形，收缩中小型血管壁以及胆管。它可以有效地"结扎"小于 7mm 的动脉血管及小于 12mm 静脉血管。LVSS 可单独用于肝脏组织离断或用于肝脏离断与血管夹夹闭相结合的方式（图 10-17）。使用 LVSS 可通过减少出血、胆汁泄漏和腹内脓肿等术后并发症来改善手术效果。与超声刀类似，LVSS 在腹腔镜肝切除术中，特别是对于周围肝脏病变是一种有效的工具。在一项研究中，LVSS 被证明对正常或接近正常的肝脏组织横断有效，但在 3 例肝硬化患者中未能实现有效止血。尽管如此，LVSS 仍然有其独特的作用。

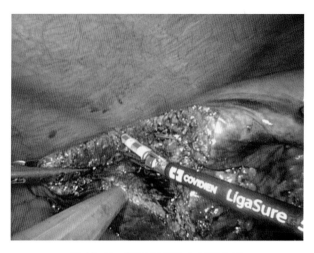

图 10-17 通过 LVSS 离断肝实质

八、血管结扎器械

使用血管结扎装置已建议作为肝脏切除的替代手术技术。在没有入肝血流阻断的情况下,血管结扎器械可进行肝硬化患者的肝切除术。这项技术很简单,易于学习和掌握。血管结扎器械的优点包括快速横断同时减少术中出血和术后胆漏的发生。在出血可能较多的肝脏手术中,血管结扎器械结扎门静脉分支和肝静脉已经成为许多肝脏手术技术的重要组成部分。腹腔镜血管结扎夹的使用是可行的、安全的。手术效果与 CUSA 相似,费用更低。使用血管结扎器械切除肝实质,可适用于肝脏小楔形切除术或左侧肝组织不肥大时。

九、不同肝脏离断技术比较

肝脏切除伴随着风险,并发症的发生率仍然很高。因此,为了减少这样的并发症发生,各种肝切除方法得以发展创新。在过去的十年中,肝切除术和各种新设备应用有显著增加。但是,仍然没有积累足够的证据确定最有效的方法。因此,肝脏外科医生仍然根据他们自己的喜好选择肝切除的方式。

第四节 肝脏外科手术新理念

一、腹腔镜肝切除术

自第一例腹腔镜肝切除术开展已经过去 20 多年了。1991 年首先应用于妇科的腹腔镜手术被报道用于治疗良性肝脏肿瘤。虽然许多医生试图施行腹腔镜肝切除术,但十年来微创肝脏手术一直以来发展缓慢,大部分微创病例均为腹腔镜囊性开窗等简单手术。实体肿瘤切除术主要限于肝脏的左侧部分或肝脏边缘,并且很少有专门的中心尝试并施行三个或更多肝段的腹腔镜肝切除术。其原因很复杂,可能是由于肝外科手术中存在大量出血风险、安全有效的腹腔镜解剖是困难的、在恶性肿瘤切除术中是否能获得足够的切缘以及空气栓塞的风险等因素导致。因此,长期以来腹腔镜肝切除术的可行性和效率受到质疑。腹腔镜肝切除术被认为是一个具有重大风险和技术要求的手术,需要具有高水平的腹腔镜技术经验丰富的肝脏外科医生和符合适应证的患者。得益于过去几十年的技术进步,例如能量器械和腹腔镜技术的发展和改进,腹腔镜肝切除术已越来越多地应用于临床。2008 年,开放式和腹腔镜肝脏手术专家达成了共识(路易斯维尔宣言),宣称腹腔镜肝脏手术是一种安全有效的手术方法。到目前为止,越来越多的中心正在进行大规模的腹腔镜肝切除术,包括半肝切除术甚至扩大半肝切除术。同时,机器人腹腔镜的应用也促进了腹腔镜肝切除术的发展,甚至进入了以前的手术禁区,例如,肝门的解剖和消化道重建。非常重要的是,经过多年经验的积累,临床医生已经建立了相对成熟的微创肝切除手术理论,这极大地促进了腹腔镜肝切除术的临床应用。尽管腹腔镜肝切除术不可能完全取代开放性肝切除术,但人们普遍认为腹腔镜肝切除术具有局部创伤小、全身反应较轻、手术失血少、住院时间短、发病率低、美容效果好等优点(图 10-18 ~ 图 10-20)。

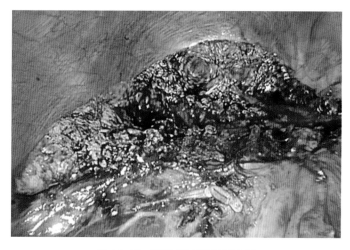

图 10-18 腹腔镜下离断肝实质

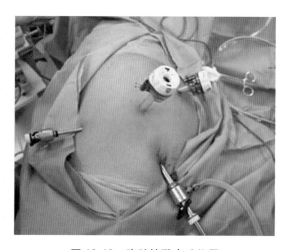

图 10-19 腹腔镜戳卡孔位置

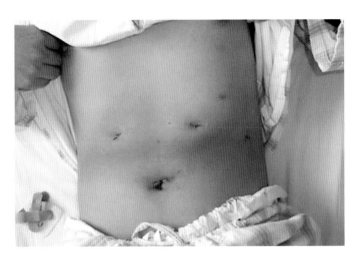

图 10-20　局部创伤小,切口美观

二、门静脉栓塞的肝脏外科的应用

门静脉栓塞(portal vein embolization,PVE)是选择性地栓塞门静脉的分支的方法,改变了门静脉的血流动力学,或增加非栓塞的肝叶的门静脉血流,导致非栓塞的肝叶再生和栓塞的肝叶萎缩,从而对肝脏体积和功能产生影响。降低主要肝切除术的并发症发生率,特别是当残肝体积不够时。因此,这种肝切除前的操作已被广泛用于各种肝切除术。图 10-21 为 PVE 术前影像,图 10-22 为右侧 PVE 两周后影像。

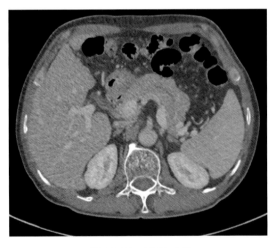

图 10-21　PVE 术前

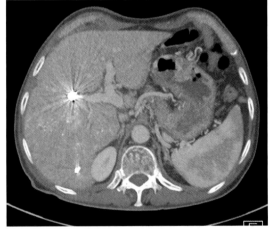

图 10-22　右侧 PVE 两周后

三、联合肝脏离断肝和门静脉结扎的二步肝切除术

联合肝脏离断肝和门静脉结扎的二步肝切除术(associating liver partition and portal vein ligation for staged hepatectomy,ALPPS)是一种结扎病肝血管,从而诱导剩余肝组织快速再生和第二阶段完整切除剩余病灶的一种治疗方案,为部分因术后残肝体积不足而无法行肝切

除的患者带来希望。据报道,ALPPS 一期手术后剩余肝脏体积约在第 7 日可增生 74%~87%。故目前学术界认为,可在一期手术后第 6 日行 CT 检查以评估剩余肝脏体积增生是否满意,若肝脏增生达到预期水平则建议于术后第 7 日行二期手术。但也有学者建议在术后两周左右再实施第二期手术,其理由是术后两周时间,剩余肝脏可以得到充分的增生,并且此时肝脏的代谢功能也进一步提高,从而减少术后肝衰竭等并发症的风险。图 10-23 为 ALPPS 术前影像,预估切除后剩余肝脏体积 376ml;图 10-24 为 ALPPS 术后影像,预估切除后剩余肝脏体积 550ml。

总而言之,近年来多种新的手术技术、新的手术方式应用于肝切除手术中,有效降低了手术风险和术后并发症发生率,但仍存在着术后长期生存率差,医疗费用居高不下等问题。

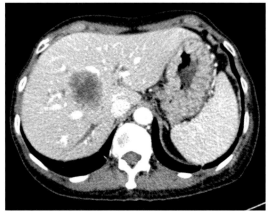

图 10-23　ALPPS 术前

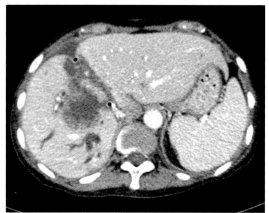

图 10-24　ALPPS 术后

（张鸣　冯曦　郝景程　覃燕　李波）

参考文献

［1］吴孟超.肝脏外科学［M］.上海:上海科技文献出版社,2000.

［2］PRINGLE J H. Notes on the arrest of hepatic hemorrhage due to trauma［J］. Ann Surg,1908,48(4):541-549.

［3］BELGHITI J,NOUN R,ZANTE E,et al. Portal triad clamping to hepatic vascular exclusion for major liver resection［J］. Ann Surg,1996,224(2):155-161.

［4］WU C C,HO W M,CHENG S B,et al. Perioperative parenteral tranexamic acid in liver tumor resection:a prospective randomized trial toward a " blood transfusion"-free hepatectomy［J］. Ann Surg,2006,243(2):173-180.

［5］LENTSCHENER C,BENHAMOU D,MERCIER F J,et al. Aprotinin reduces blood loss in patients undergoing elective liver resection［J］. Anesth Analg,1997,84:875-881.

［6］ABBAS M S,MOHAMED K S,IBRAHEIM O A,et al. Effects of terlipressin infusion on blood loss and transfusion needs during liver resection:a randomised trial［J］. Acta Anaesthesiol Scand,2019,63:34-39.

［7］WONG A,IRWIN M,HUI T,et al. Desmopressin Does Not Decrease Blood Loss And Transfusion Requirements In Patients Undergoing Hepatectomy［J］. Can J Anaesth,2003,50(1):14-20.

［8］LODGE J P A,JONAS S,OUSSOULTZOGLOU E,et al. Recombinant coagulation factor ⅶa in major liver resection-a randomized,placebo-controlled,double-blind clinical trial［J］. Anesthesiology,2005.102(2):

269-275.

［9］ SHAO Y F,YANG J M,CHAU G Y,et al. Safety and hemostatic effect of recombinant activated factor Ⅶ in cirrhotic patients undergoing partial hepatectomy:a multicenter,randomized,double-blind,placebo-controlled trial［J］. Am J Sur,2006,191(2):245-249.

［10］ PULITANO C,ALDRIGHETTI L,ARRU M,et al. Preoperative methylprednisolone administration maintains coagulation homeostasis in patients undergoing liver resection:importance of inflammatory cytokine modulation［J］. Shock,2007,28(4):401-405.

［11］ KOEA J B,BATILLER J,AGUIRRE N,et al. A multicentre,prospective,randomized,controlled trial comparing EVARREST fibrin sealant patch to standard of care in controlling bleeding following elective hepatectomy:anatomic versus non-anatomic resection［J］. HPB (Oxford),2016,18:221-228.

［12］ GENYK Y,KATO T,POMPOSELLI J J,et al. Fibrin sealant patch (Tachosil) vs oxidized regenerated cellulose patch (surgicel original) for the secondary treatment of local bleeding in patients undergoing hepatic resection:a randomized controlled trial［J］. J Am College Surgeons,2016,222(3):261-268.

［13］ KAWASAKI S,ORIGASA H,TETENS V,et al. Comparison of Tachosil and Tachocomb in patients undergoing liver resection-a randomized,double-blind,non-inferiority trial［J］. Langenbecks Arch Surg,2017,402(4):591-598.

［14］ MAKUUCHI M,YAMAMOTO J,TAKAYAMA T,et al. Extrahepatic division of the right hepatic vein in hepatectomy［J］. Hepato-gastroenterology,1991,38(2):176-179.

［15］ BLUMGART L H,DRURY J K,WOOD C B. Hepatic resection for trauma,tumour and biliary obstruction ［J］. Br J Surg,1979,66(11):762-769.

［16］ SMYRNIOTIS V,KOSTOPANAGIOTOU G,THEODORAKI K,et al. The role of central venous pressure and type of vascular control in blood loss during major liver resections［J］. Am J Surg,2004,187(3):398-402.

第十一章

肝包虫病肝功能储备及肝脏切除
术后肝衰的风险预防

第一节 肝脏储备功能的评估

一、概述

人体包虫病主要有两种类型,即由细粒棘球绦虫的虫卵感染所致的囊型包虫病和多房棘球绦虫的虫卵感染所致的泡型包虫病,两类虫卵均主要侵犯肝脏。相比肝囊型包虫病,肝泡型包虫病危害更为严重,其致病性强、致残率和致死率高。对于肝泡型包虫病患者,治疗决策取决于对肝脏病变进行多学科评估,包括患者的一般状况、术前影像学评估,对肝脏病变进行完全可切除性的评估。姑息手术已被证明是引起并发症的根源,其不能改善患者的生存率。治疗肝泡型包虫病最有效的方法是进行"根治性"手术:通过肉眼可见病灶完全切除结合术中彩超、术中快速冷冻综合评估是否达到 R0 切除。根治性切除术后需至少进行 1 年的药物治疗,以巩固治疗效果。当病灶已侵犯肝门部重要管道,并出现严重的并发症如梗阻性黄疸、反复发作的胆管炎、门静脉高压、门静脉海绵样变、巴德-基亚里综合征等,无法通过其解剖结构行肝叶或肝段的切除,只能通过肝移植术治疗晚期肝泡型包虫病。1980 年法国学者首先应用异体肝移植治疗泡性肝包虫病,但异体肝移植难以解决肝源短缺、肝移植术后需终身服用抗排斥药物及昂贵的手术费用等难题。2014 年以来四川大学华西医院王文涛教授团队经初步临床实践,将体外肝切除联合自体肝移植术式运用于终末期肝泡型包虫病的治疗中,此术式无需寻找肝源,术后无需使用抗排斥药物,避免了异体肝移植术后所致的排斥反应。

肝泡型包虫病虽被喻为"虫癌",有持续浸润的特点,但其不同于真正意义的恶性肿瘤,该病属于良性病变,因此肝脏储备功能正常,均应积极行手术治疗,即使病灶已经侵犯了重要的血管或胆管。因此,术前对肝脏储备功能的评估,尤其是对肝泡型包虫病病灶巨大,合并黄疸或门静脉高压的患者,可增加手术成功率,并减少术后并发症的发生,提高患者的长期生存率和生活质量。高胆红素血症、顽固性腹水、腹腔感染等都是肝切除术后严重的并发症,可降低患者的生活质量、延长住院时间,并且可能因肝衰竭危及生命,相关研究报道,肝切除术后并发症发生率为 20% ~ 40%,因此,术前准确的肝功能评估,是保证手术成功的重要措施。肝脏储备功能主要包括功能肝细胞总数、肝血物质交换量及其微粒体功能。肝脏吲哚菁绿试验(ICG 清除试验)是目前常规应用的高灵敏度和特异度指标;肝细胞利多卡因试验及半乳糖排泄试验是方便高效的定量检测方法。

二、肝脏储备功能的概念及解剖生理基础

肝脏储备功能指肝脏应对生理负荷增加时可动员的额外代偿潜能。肝脏在受到损害的病理状态下,肝脏储备功能除了需应对机体代谢、免疫和解毒等功能需求,还需要满足肝脏自身组织修复和再生的需要。肝脏储备功能的解剖生理基础主要取决于功能性肝细胞群的数量和组织结构的完整性。

通过评估肝脏储备功能,了解患者对不同类型或范围的肝切除手术的耐受性,为设计和实施安全手术提供依据,以预防患者手术后发生肝脏功能衰竭。

三、综合评分系统

(一) Child-Pugh 评分

1964 年,Child 和 Turcotte 两名外科医师最初建立了预测术后死亡率的肝功能分类标准。随后,Child-Pugh 评分首次用于预测短期和长期结果,该研究基于 38 例因食管静脉曲张破裂而接受食管横切术的患者的数据。Child-Pugh 评分包含了五个因素,即血清胆红素(排泄功能)、白蛋白(合成功能)、凝血时间(合成功能)、腹腔积液(门静脉高压)及肝性脑病(门体分流)。每一项指标根据其严重程度分为了 1~3 分不同的评分分值,具体的系统构成和评分分值见表 11-1。患者根据不同的积分值将其肝功能分为了 A、B、C 3 个不同等级(A级:5~6 分;B 级 7~9 分;C 级:10 分以上)。

表 11-1　Child-Pugh 评分标准

临床生化指标评分	1	2	3
肝性脑病	无	1~2 级	3~4 级
腹水	无	少量	中~大量
总胆红素/(μmol/L)	<34	34~51	>51
白蛋白/(g/L)	>35	28~35	<28
PT 延长时间/s	<4	4~6	>6

Child-Pugh 评分是判断肝硬化患者预后较为可靠的半定量方法。从短期和长期随访结果比较中发现,术前 Child-Pugh 评分为 B 级的患者,生存率明显低于 Child-Pugh 评分为 A 级的患者,因此 Child-Pugh 分类被广泛用于肝切除的手术决策中。尽管 Child-Pugh B 级可能并不是肝切除术的绝对禁忌证,但在这些患者中应避免进行大部肝切除术。Child-Pugh C 级是肝切除手术的禁忌证。

Child-Pugh 评分本身是一个相对粗糙的评分系统,无法准确地反映患者的肝脏储备功能。在一些 Child-Pugh A 级的患者中也存在肝脏储备功能受损的情况。因此这些患者需要更为准确的方法检测其肝脏储备功能,通过定量检测肝脏清除某种外源合成物的功能来反映其真实的储备功能。这些物质只通过肝脏进行合成代谢,所以其清除率可直接反映肝脏的合成代谢功能。

(二) ALBI 分级系统

Johnson 等人提出了一种仅基于血清白蛋白和胆红素水平的新的肝功能分级系统,即所谓的 ALBI 分级系统。ALBI 评分 = $0.66 \times \log_{10}$ 总胆红素(μmol/L) $- 0.085 \times$ 白蛋白(g/L)。然

后通过两个截断值(cut-off值)产生了三个ALBI分级,即1级:<-2.60,2级:-2.60~-1.39,3级:>-1.39。通常情况下ALBI 1、2和3级分别对应于Child-Pugh A,B和C级。Child-Pugh评分用于评价肝功能的一大缺点是药物可以改善腹水和肝性脑病这两个带有人为主观的因素。而ALBI分级系统只包括两个参数,即白蛋白和胆红素,这两个参数都是客观指标,因此更能客观地评价肝脏储备功能。最新的研究发现,ALBI评分比Child-Pugh评分更准确地预测术后肝衰竭。虽然术前ALBI分级系统可以替代Child-Pugh评分评估肝脏功能,但是仅仅依靠ALBI分级系统无法安全、有效地指导手术决策。

四、肝功能定量试验

1. ICG清除试验　　ICG清除试验已被国内外学者证实能够更安全、灵敏、准确地定量评估肝切除术前肝脏储备功能,有助于早期预测和诊断术后肝衰竭。ICG是一种合成的三羰花青类红外感光深蓝绿色染料。它在血液中与血清蛋白(白蛋白和β-脂蛋白)结合,90%被肝脏细胞所摄取,然后以游离形式分泌到胆汁,经肠、粪便排出体外,不参加肝、肠循环与生化转化,也不从肾脏排泄,无毒副作用。ICG排泄的快慢取决于肝脏功能细胞群数量和肝脏血流量。肝脏血流量可以反映肝脏灌注及肝细胞的代谢情况。通常以注射15分钟后血清中ICG滞留率(indocyanine green retention rate at 15min,ICG R_{15})或ICG最大清除率(indocyanine green maximum removal rate,ICG R_{max})作为量化评估肝脏储备功能的指标。1993年日本学者幕内雅敏首先提出了一种基于ICG R_{15}的手术决策方法,如今许多亚洲国家常规使用ICG R_{15}进行术前肝功能评估。通常,在Child-Pugh A级患者中ICG R_{15}<10%,可耐受半肝、三肝肝切术;ICG R_{15}为10%~19%的患者,可耐受2~3个肝段切除术;ICG R_{15}为20%~29%的患者,只允许施行1个肝段切除术;ICG R_{15}为30%~39%的患者,只允许施行保留肝组织的楔形肝切除术;若ICG R_{15}>40%,只可施行肿瘤剜除术。

值得注意的是,ICG排泄率受肝脏血流量影响较大,因而任何影响肝脏血流量的因素(如门静脉栓塞、门静脉海绵样变、门静脉栓塞术后以及肝脏局部血流变异等)都会对检查结果产生影响;高胆红素血症和血管扩张剂等亦有明显影响;任何原因的胆汁排泄障碍可导致ICG排泄速率延缓,此时ICG清除试验就不能够准确反映肝脏储备功能。Lisotti在一项前瞻性的研究中报道了ICG R_{15}与门静脉高压、食管胃底静脉曲张有关。在另一项1 488名Child-Pugh A级患者的队列研究中也发现,门静脉高压的患者ICG R_{15}值明显高于没有门静脉高压症状的患者。

2. 其他一些定量检查检测　　如动脉血酮体比、利多卡因代谢试验、氨基比林清除实验和糖耐量试验等,由于对肝脏储备功能评估的临床价值尚未获得统一意见,且其检测方法烦琐,尚未能在临床上常规应用。

五、肝脏体积的测量

施行肝切除的患者需要完整切除病灶的同时,尽可能多地保留剩余肝组织,以防止术后肝衰竭的发生。因此术前准确地测量剩余肝组织的体积非常重要。然而剩余肝组织临界体积大小争议不断,并且受到肝脏体积、患者体重及其他因素的影响。Shirabe等人发现,肝切除术后剩余肝组织体积与自身体表面积之比小于250ml/m² 的患者,术后发生肝衰竭的风险高达 38%。因此,他们推荐最小残肝体积与自身体表面积之比为 250ml/m² 为安全肝切除的临界值。在另一项研究中发现,在肝硬化和慢性肝病的患者中,残肝体积为原肝体积的 26.6% 是肝切除术后预测肝衰竭的临界值,然而研究表明,残肝占比大于 25% 足以预防术后肝衰的发生。Kishi 甚至认为,残肝体积占比大于 20%,可以安全地切除肝脏,而肝功能受损害的肝硬化患者,其残肝体积必然需要相应地增大。Sudaet 等人研究了胆管肿瘤、梗阻性黄疸的患者,其结论是为了避免术后肝衰竭,这些患者的剩余肝脏体积占比需至少增加到 40%。而对于肝硬化患者来说,为避免肝衰竭,一般建议残肝体积占比为 40%~50%。

肝脏体积的测量方法主要分为手工测算法和三维重建法两种。手工测算法是利用 CT、MRI 等断层影像逐层将目标肝脏区段的轮廓描出,由计算机软件自动计算得出各层面轮廓线之内的像素量,得出其横断面积,各层面肝脏面积乘以层厚再累加得出全部体积。三维重建法是利用三维重建软件,将肝脏薄层 CT 或 MRI 扫描的断层图像进行三维重建,进而基于体素的原理计算各个目标肝脏区段的体积。通过上述两种方法均可以较准确地计算出全肝脏体积(total liver volume,TLV)、肝脏各区段体积、肝实质体积、肿瘤体积、预计切除肝脏体积、预留肝脏体积,进而计算出预计肝实质切除率。当肝脏实质功能均匀一致时,肝脏功能性肝细胞群的数量与肝脏体积成正比关系,因此,正确测量肝脏体积和计算肝实质清除率具有重要的临床价值。但是在肝脏不同病变状态下,肝细胞群数量减少及肝细胞功能受损可致病变肝脏功能性肝细胞群总量的降低和不同肝脏区段之间功能性肝细胞群数量的差异。因此,肝脏体积和肝实质清除率的测量尚需结合全肝及区域肝脏功能的评估才能为手术方式和肝切除范围的合理选择提供可靠的依据。

理想的方法是直接测定功能性肝脏体积,即对肝脏不同区域内功能性肝细胞群进行定量检测。功能性肝脏体积取决于具有完整解剖组织结构的功能性肝细胞群的数量。^{99m}Tc-DTPA-半乳糖人血清白蛋白可用于功能性肝脏体积的计算,其原理为在人与哺乳动物的肝细胞表面存在一种去唾液酸糖蛋白受体(ASGPR),用锝标记的去唾液酸糖蛋白类似物 ^{99m}Tc-GSA 作为配体,通过 SPECT 扫描测定肝脏 ASGPR 量,借此可以推断功能性肝脏体积。此项检查对于判断肝脏切除安全限量比肝脏物理体积测量更有意义,可用于全肝及分区肝脏功能性体积的测算,而且该检查不受血浆胆红素水平的影响。Kokudo 等人应用 logistic 回归分析研究了肝切术后肝衰竭患者的独立危险因素。肝内残余 ASGPR 是一个有统计学意义的指标,当其小于 0.05mmol/L 时,术后肝衰竭发生率为 100%,该技术可用于黄疸患者和 ICG 不耐受患者。

六、病灶大小及部位评估

外科技术、围手术期管理的突飞猛进,已经将我们带到了一个病灶部位并不是影响手术禁忌的时代。然而病灶与主要血管、胆管的毗邻关系仍然是影响预后的重要因素。因此评估可切除性除了通过对剩余肝组织体积的评价,还应该包括门静脉、肝动脉、肝静脉通畅性的评估,同时也要考虑到术后胆管发生梗阻的可能性。这样才能更好地评价手术的安全性。

肝脏储备功能的评估是安全开展肝切除手术的基础与技术保证,是肝脏外科的核心问题之一。由于肝脏功能复杂,影响因素很多,肝脏储备功能的精确评估还有待不断完善。肝切除术后肝脏功能衰竭的发生除了与肝脏本身的储备功能相关,也与手术团队的技术以及围手术期管理水平有密切的关系。

第二节　肝脏切除术后肝衰的风险预防

一、剩余肝脏体积不足

肝功能正常且无实质性疾病的个体,只要维持流入道、流出道及胆管引流通畅,可耐受80%的肝脏切除术。肝硬化患者能够耐受的实质性损失要小得多,不能耐受超过60%的肝脏切除术。当任何个体进行肝切除,剩余肝脏体积不足时,切除后肝衰竭发生率高,往往导致多系统器官衰竭和死亡。因此,对于这一类患者术前应当采取积极措施,通过门静脉栓塞治疗(PVE)、分期肝切除及联合肝脏离断和门静脉结扎二步肝切除术(ALPPS)等方法增加其残肝体积,再行肝切除治疗。

(一) 门静脉栓塞治疗

患者的年龄、营养状况、合并症和肝脏功能状态可影响PVE后的肝脏增生程度。非肝硬化的肝脏比肝硬化的肝脏具有更强大的再生能力,对损伤的耐受性更好。研究显示,肝硬化患者在肝切除术前进行了PVE,与未进行PVE的患者相比,并发症更少,ICU住院时间和总住院时间更短。PVE已被证明能使栓塞的肝脏萎缩,并在剩余肝脏组织中引起肝细胞的快速增生。门静脉高压(梯度压>14mmHg)和门静脉侧支广泛的血栓是实施PVE的绝对禁忌证。相对禁忌证包括不可纠正的凝血功能障碍、残肝胆管梗阻和肾功能不全。

PVE有两个主要步骤:进入门静脉系统和栓塞靶血管。需要注意的是,选择通往门静脉系统的血管通路可以决定哪些栓塞材料可以安全使用。包括患者特定的临床和技术考虑、手术经验和偏好,以及计划切除的类型和范围等因素决定手术入路和栓塞材料的选择。经皮肝门静脉栓塞术(PTPE)可采用同侧入路或对侧入路。同侧入路包括穿刺周围的右门静脉分支,并使用180°反向弯曲导管栓塞右门静脉分支,而对侧入路包括穿刺左门静脉分支以进入右门静脉循环,以促进栓塞。这些手术可以作为在镇静或全身麻醉下的门诊手术安全地进行,除非同时进行胆管手术,否则无需使用抗生素治疗。无论同侧或对侧的方法,均要保留至少1cm的近端门静脉主干没有栓塞材料,以保证手术切除时的可控性。

(二) 分期肝切除

肝泡型包虫病常出现肝内多发病灶的现象,这可能是由于多房棘球蚴随门静脉血流进入肝脏种植于肝内多个位置,并最终发展为多个相互独立的病灶。但是当多发性病灶位于相距较远的多个肝段(叶),甚至合并有肝内血管侵犯时,一次性切除所有的病灶可能会导致残肝体积不足,增加术后肝脏衰竭的风险。在这种情况下,或可通过分期手术的形式,一期切除部分病灶,残肝增生后再行二期手术,最终完成肝包虫病的根治性切除。分期肝切除术主要针对病灶具有可切除性,但剩余肝体积不足的情况。病灶多个,占据多个肝叶,如肝左叶单个或多个病灶、肝右叶多个或单个病灶、肝中叶病灶等。如果对一个剩余肝体积40%以下,且肝功能满足代偿需要的病例,可考虑二期病灶切除,手术过程中尽可能保留多的正常肝组织。此种方法不同于ALPPS,不需要行门静脉结扎或栓塞,不需要将肝脏劈开后等待肝再生。多数报道ALPPS方法二期手术最佳的时间为一期手术后1~2周。但对肝包虫病的二期手术可能需等待更长时间。同样,如果剩余肝增生不明显则需考虑肝移植。PVE技术适用于肝脏一侧有病变，残肝体积不足的情况，而对于双侧有病变的病例，PVE 技术却不一定适合，此时则可考虑分期肝切除术。

（三）联合肝脏离断和门静脉结扎二步肝切除术

ALPPS 是一种较新的促进剩余肝组织增生的肝切除的技术，与 PVE 或二步切除术相比，ALPPS 具有诱导更快地增生的优点。ALPPS 分为两个阶段完成，第一阶段包括病灶侧原位门静脉结扎，肝实质横断，不常规离断肝动脉或胆管。在第二阶段，肝动脉和胆管被切断，肝切除完成。Schlitt 首先描述了这一过程，他注意到一名肝门部胆管癌患者施行扩大的右肝切除术失败 8 天后，左侧肝脏迅速增生。在最初的手术中，肝实质与左门静脉一起被切断，然后确定剩余肝组织太小而不能切除，并转为姑息性的肝空肠造口术。8 天后 CT 扫描显示，左侧肝横切面的面积显著增大，从而施行随后病变及部分右肝切除术。与 PVE 和分期切除相比，ALPPS 在短短几天内诱导残肝组织增生。

现在普遍认为 ALPPS 后迅速增生的原因是剩余肝脏与待切除部分肝脏之间的肝内门静脉侧支断开。这些肝内门静脉侧支被认为是 PVE 失败的主要原因。其他研究表明，第一阶段 ALPPS 后生长因子的显著增加在诱导残肝快速增生方面也起着关键作用。对于 PVE 后残肝组织生长不足的患者，ALPPS 可能是一个合适的选择。

二、肝切除术前黄疸的评估

终末期肝泡型包虫病病灶常侵犯胆管系统引起梗阻性黄疸。术前胆管减压和抗感染治疗至关重要，对于术前中重度黄疸合并有肝功能失代偿的患者积极实施经皮经肝胆管引流术（precutaneous transhepatic cholangiography and drainage，PTCD）进行术前减黄和保护剩余肝功能治疗。针对术前出现梗阻性黄疸的患者，采用 PTCD、内镜逆行胰胆管造影（endoscopic retrograde cholangiopancreatography，ERCP）等进行治疗，待血清总胆红素水平降至 40μmol/L 再予以手术。

早期的研究表明，术前治疗梗阻性黄疸可降低手术风险，术前胆管引流可减少梗阻性黄疸及肝细胞损伤，有利于恢复肝脏功能。然而，术前胆管引流对于肝功能的恢复往往需要一段较长的时间去进行。对于黄疸的患者来说，往往需要 4~6 周的时间将血清胆红素的水平降低至 2mg/dl，术前梗阻性黄疸的患者可能会合并有感染及其他并发症。最新的系统评价指出术前黄疸存在并不增加术后死亡发生的风险，但会增加术后并发症发生率的风险。胆管炎是术前胆管引流的绝对指征。在没有胆管炎的情况下，胆管引流是有争议的，因为它可能导致胆管炎，与术后肝衰竭和死亡率相关。是否进行胆管引流需要通过多学科讨论后谨慎决定。

（王文涛　冯曦　覃燕）

参考文献

［1］董家鸿,郑树森,陈孝平,等.肝切除术前肝脏储备功能评估的专家共识(2011 版)［J］.中华消化外科杂志,2011,10(1):20-25.

［2］PICHLMAYR R,GROSSE H,HAUSS J,et al. Technique and preliminary results of extracorporeal liver surgery (Bench Procedure) and of surgery on the in situ perfused liver［J］. Br J Surg,1990,77(1):21-26.

［3］YANG X,QIU Y,HUANG B,et al. Novel techniques and preliminary results of ex vivo liver resection and autotransplantation for end-stage hepatic alveolar echinococcosis：a study of 31 cases［J］. Am J Transplant，2018，18(7)：1668-1679.

［4］ QIU Y，YANG X，SHEN S，et al. Vascular infiltration-based surgical planning in treating end-stage hepatic alveolar echinococcosis with ex vivo liver resection and autotransplantation［J］. Surgery，2019，165（5）：889-896.

［5］ JIANYONG L，JINGCHENG H，WENTAO W，et al. Ex vivo liver resection followed by autotransplantation to a patient with advanced alveolar echinococcosis with a replacement of the retrohepatic inferior vena cava using autogenous vein grafting：a case report and literature review［J］. Medicine（Baltimore），2015，94(7)：e514.

［6］ 王文涛，杨先伟，严律南. 离体肝切除联合自体肝移植治疗晚期肝泡型包虫病［J］. 中国普外基础与临床杂志，2017(7)：792-794.

［7］ AJI T，DONG J H，SHAO Y M，et al. Ex vivo liver resection and autotransplantation as alternative to allotransplantation for end-stage hepatic alveolar echinococcosis［J］. J Hepatol，2018，69(5)：1037-1046.

［8］ DU Q，WANG Y，ZHANG M，et al. A new treatment strategy for end-stage hepatic alveolar echinococcosis：IVC resection without reconstruction［J］. Sci Rep，2019，9(1)：9419.

［9］ 王燚，张宇，邓绍平，等. 自体肝移植技术治疗晚期肝泡型包虫病16例临床疗效分析［J］. 实用医院临床杂志，2019，16(3)：59-63.

［10］ 魏耕富，杨康明，史屹洋，等. 高海拔地区17例晚期肝泡型包虫病行自体肝移植的临床研究［J］. 中国普外基础与临床杂志，2020，27(1)：24-29.

［11］ 王文涛，杨闯，严律南. 肝泡型包虫病外科根治性治疗的新理念与策略［J］. 中华医学杂志，2018，98(38)：3049-3051.

［12］ VOGEL J，GORICH J，KRAMME E，et al. Alveolar echinococcosis of the liver：percutaneous stent therapy in Budd-Chiari syndrome［J］. Gut，1996，39(5)：762-764.

［13］ 王瑞涛，刘昌，张晓刚，等. ALPPS在肝泡型包虫病中的应用［J］. 中华肝脏外科手术学电子杂志，2018，7(2)：127-132.

［14］ SHEN S，QIU Y，YANG X，et al. Remnant liver-to-standard liver volume ratio below 40% is safe in ex vivo liver resection and autotransplantation［J］. J Gastrointest Surg，2019，23(10)：1964-1972.

［15］ 中国医师协会外科医师分会包虫病外科专业委员会. 肝两型包虫病诊断与治疗专家共识(2015版)［J］. 中华消化外科杂志，2015，14(4)：253-264.

［16］ SHEN S，QIU Y，YANG X，et al. Remnant liver-to-standard liver volume ratio below 40% is safe in ex vivo liver resection and autotransplantation［J］. J Gastrointest Surg，2018.

［17］ 邱逸闻，杨先伟，沈舒，等. 计算机三维可视化重建技术在肝泡型包虫病切除术中的应用［J］. 中国普外基础与临床杂志，2018(5)：540-546.

［18］ ZENG X，YANG X，YANG P，et al. Individualized biliary reconstruction techniques in autotransplantation for end-stage hepatic alveolar echinococcosis［J］. HPB（Oxford），2019.

［19］ 孔俊杰，沈舒，黄斌，等. 自体肝脏移植治疗终末期肝泡型包虫病合并继发性门静脉海绵样变［J］. 中国普外基础与临床杂志，2018(7)：846-851.

［20］ 张雯，王洋洋，王晓. 晚期肝泡型包虫病患者行自体肝移植的拔管时间及术中血气分析的研究［J］. 华西医学，2018，33(3)：312-316.

［21］ KONG J，SHEN S，YANG X，et al. Transhepatic-intrahepatic branches of the portal vein catheterization for ex vivo liver resection and autotransplantation：two case reports of novel approach to perfuse the liver［J］. Medicine（Baltimore），2019，98(11)：e14706.

［22］ 杨先伟. 复杂肝泡型包虫病诊疗专家共识(2020版)［J］. 中国普外基础与临床杂志，2020.

［23］WU K,FENG X,LIU X,et al. Residual cavity hydrops initially misdiagnosed as recurrent hepatic echinococ-cosis［J］. Lancet Infect Dis,2019,19(5):557.

［24］YANG X,QIU Y,WANG W,et al. Risk factors and a simple model for predicting bile leakage after radical hepatectomy in patients with hepatic alveolar echinococcosis［J］. Medicine（Baltimore）,2017,96(46):e8774.

［25］SHEN S,KONG J,QIU Y,et al. Ex vivo liver resection and autotransplantation versus allotransplantation for end-stage hepatic alveolar echinococcosis［J］. Int J Infect Dis,2019,79:87-93.

［26］中国医师协会外科医师分会包虫病外科专业委员会.肝两型包虫病诊断与治疗专家共识（2019版）［J］.中华消化外科杂志,2019,18(8):711-721.

第十二章

肝脏的三维影像重建和
可切除性评估

第一节　肝脏的三维重建

随着 CT、MRI、超声等医学成像技术的发展，人们可以得到人体及其内部器官的二维数字断层图像。这些医学成像运用于临床，使得临床诊断和临床治疗技术取得很大的发展。但是，二维断层图像只能表达某一截面的解剖信息，很难建立起三维空间的立体构象，为提高医疗诊断和治疗规划的准确性与科学性，将二维断层图像序列转变成立体效果的图像，展现人体器官的三维结构与形态成为了当前医学的一个研究热点方向。目前三维重建技术在医学领域运用范围广泛，主要包括颅脑三维重建、心脏三维重建、肝脏三维重建、肾脏三维重建等。本章主要介绍肝脏的三维 CT 重建。肝脏三维重建后可显示肝脏各部分的血流供应情况，肝脏肿瘤侵袭肝脏血管的情况，并可根据三维重建结果行手术预切除、计算肝脏体积及残肝体积等操作。

一、肝脏三维 CT 重建的原理

肝脏的三维 CT 重建原理是以多螺旋 CT（如 64 排螺旋 CT、256 排螺旋 CT、320 排螺旋CT 等多螺旋 CT）特定的增强扫描厚度对肝脏进行连续扫描后，获取人体肝脏连续 CT 平面断层图像，然后将图像转变为计算机可识别的格式，对肝脏的不同层面的图像进行重新分割、特征分布的描述及自动归类等一系列处理，利用肝脏手术规划中的专业软件绘制出器官的三维图形。肝脏三维重建图像处理软件主要包括 LiverAnalyzer、Myrian XP liver 三维手术模拟软件等。

二、肝脏三维 CT 重建的方法

当前三维医学可视化技术通常分为面绘制与体绘制。面绘制就是根据输入的断层图像序列，经分割和提取后，构建出待建组织的三维几何表达，最常用的就是表面模型，这种模型一般以平面片特别是三角面片来逼近表示，利用封闭的表面，构成多面体，也称多面体模型。体绘制免去了面绘制中构造几何多边形等值面的中间过程，采用直接对所有的体数据进行明暗处理的方法，并给数据场的体元赋予一定的色彩和透明度。

三、肝脏三维 CT 重建的应用

肝脏三维 CT 重建可用于肝占位病变的精准肝切除，如肝癌、肝血管瘤、肝包虫病等。精准肝切除旨在追求彻底清除目标病灶的同时,确保剩余肝脏解剖结构的完整和功能性体积最大化,并最大限度控制手术出血和全身性创伤侵袭,最终使手术患者获得最佳康复效果。肝脏三维 CT 重建提供了模拟手术的可能,帮助临床医师尽可能做到解剖性切除并确定合适的切缘,且模拟手术可以多次重复进行,如切除后计算残肝体积过小,可更改手术方案,直至完全达到要求,而不会对患者有任何影响。三维模拟系统通过设置相应器官的透明度及调整角度,可以单独或整体,从侧面甚至后面观察肝占位和各种血管的立体关系,从而使术者对病变部位和肝脏及其管道系统的情况有整体的了解,对切肝过程中易损伤的血管位置认知更清晰,增加手术的可预见性,从而减少了术中出血量。

肝脏三维 CT 重建用于活体肝移植。对于活体肝移植来说,活体移植肝脏的体积大小是手术成功与否的一个关键因素。活体肝移植手术原则之一是切取的肝脏要能满足受体所需,一般要求肝移植物质量/受体体重≥0.8%,同时必须保留足够的肝脏以保证术后供体的需要。制订活体肝移植手术方案时需要注意移植肝与受体可提供腹腔空间大小的关系,并确保供体部分肝切除后保留足够的肝脏储备功能,同时受体获得足够的肝体积。移植肝过大时瘦小受体尤其是儿童的腹腔压迫,可导致移植肝血液灌注不良,形成动脉、门静脉栓塞,甚至不能关闭腹腔;而移植肝过小时,可发生移植肝功能不足甚至失去功能、过量门静脉血液灌注导致移植肝损伤,恢复期出现更多并发症,排斥风险增加,移植肝易发生扭转等。正常人肝脏可耐受 70% 切除而不影响生理需要,因此切除 60%~70% 的肝脏后,保留 30%~40% 的肝脏就能满足供体的生理需要。肝脏三维 CT 重建可计算供体切除肝脏的体积及残肝体积,避免发生术后肝衰竭。

四、肝脏三维 CT 重建的不足

肝脏解剖结构的复杂性,管道系统的多变,以及病变的侵袭、挤压或肝硬化等原因都可能造成肝脏实质和胆管系统的变异(肝动脉、肝静脉、门静脉各自的解剖改变大概为 45%、20% 以及 34%)。肝内血管的可视化及相关应用研究对肝脏外科具有重要的指导意义,但也存在其不够完善的地方。肝脏三维 CT 重建技术的准确性是基于影像学检测的结果,而当前的造影技术尚不能完全显露肝内的管道结构,尤其是胆管结构。目前,肝动脉、肝静脉、门静脉 3 种血管基本能清晰重建;另外三维重建图片来源于患者二维 CT 的增强扫描,如果肝脏二维 CT 各个时期增强不明显,静脉有癌栓或肿瘤压迫静脉造成血管充盈不佳,也会影响三维重建的效果(图 12-1);也有报道三维重建在无管道变异的标准肝切除中优越性不大。

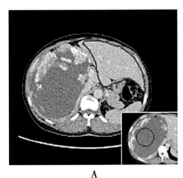
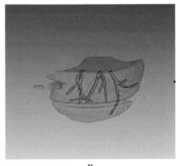
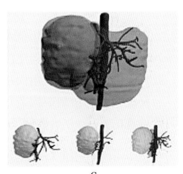

A   B   C

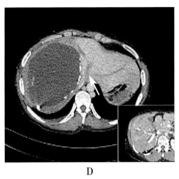
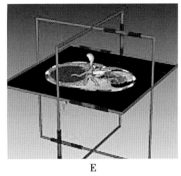
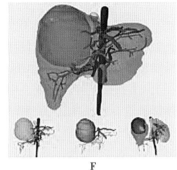

D E F

图 12-1　自动三维重建系统识别复杂的包虫病灶（重建系统采用 IQQA®-Liver, EDDA Technology, Inc. USA）

A. 由系统自动识别的肝脏轮廓；B. 基于不正确轮廓渲染的 3D 模型，无法用于术前规划；C. 手动修改后渲染的 3D 模型，肝内导管的准确性仍然很差，无法准确将门静脉和肝静脉区分开；D. 由于下腔静脉、肝静脉受压迫，致使肝静脉在静脉期和延迟期呈低密度影，因此此系统无法自动识别；E. 人工确定肝静脉走行，可见精度不佳；F. 手动修改后渲染的 3D 模型，与其他术中导管相比，其显示的肝静脉精度明显较差

第二节　肝脏体积的测算

肝脏体积（liver volume, LV）作为评价肝脏的定量数据，具有临床应用价值。通过计算或测量肝脏体积可以判断肝脏的储备功能，选择肝脏手术的手术方式，评估预后。此外，肝体积的评估在活体肝移植中也有着重要的临床意义，移植肝脏的体积大小是手术成功与否的一个关键因素。多层螺旋 CT（MSCT）具有较高的时间和空间分辨率及强大的三维后处理技术，显著提高了图像质量和显示细微结构的能力，已用于测量活体肝体积。

一、肝脏体积测算的方法比较

肝脏体积的测量方法多样，水浸法准确度高最接近客观实际，但该方法在活体上的应用受到限制。超声、CT、MR、和 SPECT 等影像学技术都可用于肝脏体积的测量，但在临床应用中各有特色（表 12-1）。

表 12-1　各种肝脏体积测算方法的比较

肝脏体积测算方法	超声	CT	MR	SPECT
优点	精度好	组织结构分辨率高，可分辨肝脏与周围组织结构的关系；有较高的准确性和重复性	肝脏边界形态描记清晰、准确，无辐射	肝脏体积测量方面同样具有较高运用价值
缺点	对操作者依赖性太强；主观影响较多	有辐射	价格昂贵，对设备要求较高	价格昂贵，不易在临床开展

CT 测算肝脏体积已成为临床上肝脏体积测量最常用的方法,其准确性也被广泛认可,甚至被认为是测量肝脏体积的金标准。近年来,螺旋 CT 能较准确地测量肝脏体积,其步骤大致为先勾画出各段(叶)轮廓,用计算机测量各层面积,再根据层厚和层间距进行叠加,最后算出各段(叶)和全肝体积。1979 年 STEVEN 等已开始进行对肝脏体积及重量的测量,先测出 CT 扫描下各断层的面积及厚度,再求和。该方法先后在 4 个灌满水的气球和 12 个尸体肝脏进行验证,误差在 5% 左右;SAYOU 等将三维立体计算机断层扫描应用于 56 个活体捐赠者,使用区域增长方法构建肝脏的 3D 图像,测量各部分体积。

二、CT 测量肝脏体积方法步骤

测量肝脏体积的技术方法具体有三种:自动法、半自动法、手动法。自动、半自动法可以大大缩短测量时间,提高效率,具有很高的推广价值。本章主要介绍半自动法步骤。

半自动法分 3 步:先选择肝脏密度范围,去除密度差异大的相邻组织;然后用鼠标沿肝脏外围大致画 1 个圈,从入选范围中去除密度差异小的组织,该圈自动延伸;最后检查、修改肝脏范围,重建肝脏三维模型,计算肝体积(CT liver volume),测量时间<1min。

王茂春等通过对 30 例正常人的肝脏进行测量,得出肝脏体积与身高、体表面积、体重关系:$LV(cm^3)=570.1×$体表面积$(m^2)+168.8$;体表面积$(m^2)=0.007\ 1×$身高$(cm)+0.013\ 3×$体重$(kg)-0.197\ 1$;每单位体表面积的肝体积$(cm^3/m^2)=$肝体积$(cm^3)/$体表面积(m^2)。

根据上述方法可算出预切除区域的肝切除率。

$$肝切除率=(肝切除体积-肿瘤体积)÷(全肝体积-肿瘤体积)×100\%$$

第三节 肝脏病灶可切除性评估

肝脏的三维重建为肝脏病灶的切除提供了方便,可降低肝脏切除术后肝衰竭的发生风险,但是肝脏病灶切除的评估除了考虑残肝体积对术后的影响,还应考虑肝脏的功能、患者的一般情况、肝脏病灶的部位等因素。

一、肝脏体积在肝脏病灶切除术中的应用

如上所述,正常人肝脏可耐受 70% 切除而不影响生理需要,因此切除 60%~70% 的肝脏后,保留 30%~40% 的肝脏就能满足供体的生理需要。对于肝硬化患者,残肝的体积比率应较正常人的大,所以仅从肝脏残肝体积评估手术风险是不够的。有文献报道,如果术前 CT 计算的残肝比<35%,可用明胶海绵栓塞门静脉右支远端血管,未栓塞的正常肝增生肥大,待残肝比达到>35% 的安全标准时,再进行右半肝切除手术。这种术前干预措施增加残肝体积,提高相对残肝比例,可降低肝大部分切除术后肝衰竭危险性(图 12-2)。

二、吲哚菁绿清除率在肝脏病灶切除术中的应用

吲哚菁绿(ICG)经静脉注射后与血浆白蛋白和 α1 球蛋白结合,很快从血流中被清除,由肝脏摄取,排泄于胆汁,无肠肝循环,ICG 在体内无代谢产物,以原形排出。因此,ICG 可主要用于血中滞留率、清除率和肝血流量等肝功能测定。临床上一般以 ICG R_{15} 作为肝脏储备功能的参考,同时作为肝脏切除术的评估方法。

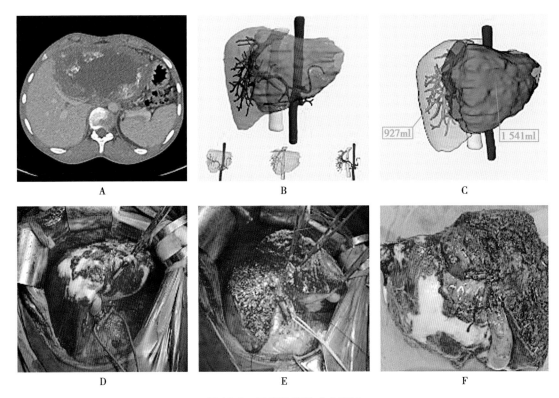

图 12-2　三维重建及术中所见

A.术前 CT 检查发现一巨大包虫病灶;B.三维重建系统根据二维 CT 图像生成三维模型,可清晰显示各解剖结构之间的空间位置关系;C.设计切除方案,测量切除部分和余肝体积;D.术中所见病灶;E.按照术前拟订方案切除病灶;F.切除标本

三、肝脏功能在肝脏病灶切除中的应用

目前临床上应用最多的肝脏功能分级主要是 Child-Pugh 分级(A、B、C 级),一般可行手术治疗的肝功能为 A 或 B 级,C 级肝功能一般没有手术价值。

四、患者一般情况评分

患者一般情况评分,主要分为 4 级,可行手术的患者一般情况评分在 0~2 分,3~4 分患者一般无手术价值(表 12-2)。

表 12-2　患者一般情况评分

患者一般情况	评分
正常活动	0
症状轻,生活自如,能从事轻体力活动	1
能耐受肿瘤的症状,生活自理,白天卧床时间不超过 50%	2
症状严重,白天卧床时间超过 50%,不能起床站立,部分生活能自理	3
重病卧床不起	4
死亡	5

（蒋　利）

参考文献

［1］唐辉,洪健.CT 数据三维重建在肝脏肿瘤外科中的应用［J］.中国数字医学,2013,8(3):87-89.

［2］洪峰,梅炯.医学图象三维重建技术综述［J］.中国图象图形学报,2003,8(A):784-791.

［3］KAMEL I R,KRUSKAL J B,WARMBRAND G,et al. Accuracy of volumetric measurements after virtual right hepatectomy in potential donors undergoing living adult liver transplantation［J］.AJR Am J Roentgenol,2001, 176(2):483-487.

［4］华威,管永靖,丁蓓,等.多层螺旋 CT 血管造影在胰腺癌周围血管侵犯术前评估中的应用价值［J］.中华放射学杂志,2002,36(7):609-612.

［5］YU H C,YOU H,LEE H,et al. Estimation of standard liver volume for liver transplantation in the Korean population［J］.Liver Transpl,2004,10(6):779-783.

［6］YAMANAKA J,SAITO S. Impact of preoperative planning using virtual segmental volumetry on liver resection for hepatocellular carcinnoma［J］.World J Surg,2007,31(6):1249-1255.

［7］URATA K,KAWASAKI S,MATSUNAMI H,et al. Calculation of child and adult standard liver volume for liver transplantation［J］.Hepatology,1995,21(5):1317.

［8］STEVEN B,TIMOTH Y,FULENWIDE R,et al. Accurate measurement of liver,kidney,and spleen volume and mass by computerized axial tomography［J］.Ann Intern Med,1979.

［9］SATOU S,SUGAWARA Y,TAMURA S,et al. Three-dimensional computed tomography for planning donor hepatectomy［J］.Transplant Proc. 2007,399(1):145-149.

［10］王茂春,朱继业.肝体积的计算机测量研究及其临床意义［J］.临床与解剖,2003,9(1):3-5.

［11］SANDRASEGARAN K,KWO PW,DIGIROLAMO,et al. Meansurement of liver volume using spiral ct and the curved line and cubic spline algorithms:reproducibility and interobserver variation［J］.Abd Imaging, 1997,24(1):61-65.

［12］MURAKAMI T,BARON R L,PETERSON M S,et al. Liver necrosis and regeneration after fulminant hepatitis:pathologic correlation with CT and MR finding ［J］.Radiology,1996,198(1):239-242.

［13］TAKEAKI I,KIYOSHI H,TAKU A,et al. Neither multiple tumors nor portal hypertension are surgical contraindication for hepatocellular carcinoma［J］.Gastroenterology,2008,134:1908-1916.

第十三章

肝包虫手术的麻醉处理

包虫病又称棘球蚴病,是流行于畜牧区的一种常见的寄生虫病。该病在人体各部位中的发病率差异很大,其中肝脏发病率最高(囊型包虫病占 65%~80%,而泡型包虫病则高达 98%),肺脏次之(14%~18%),其他好发部位依次为腹腔、盆腔、脾、肾、脑、骨、肌肉、皮下、眼眶、纵隔、乳腺、腮腺、甲状腺、胸腺、精索、心肌和心包等。本章主要阐述肝包虫手术相关的麻醉和围手术期管理注意事项。

第一节　麻醉前访视与评估

肝包虫病手术难度差异巨大,给麻醉处理带来很大的不确定性,因此,术前访视对肝包虫病患者尤其重要。麻醉医生除了常规地全面采集病史(如:现病史、个人史、既往疾病史、手术麻醉输血史、药物过敏史等)和查体外,还应针对肝包虫病所引起的病理生理变化进行重点评估。

一、了解包虫病变的大小、位置,对周围脏器是否有压迫症状

较大的肝包虫囊肿常导致患者肝功能异常;位于肝脏顶部的包虫囊肿可能将膈肌上推,影响呼吸肌活动度,导致通气功能障碍,严重者甚至不能平卧,术中可能发生通气压力升高;位于肝脏下部的囊肿可压迫胆管,引起阻塞性黄疸、胆囊炎等,压迫门静脉可产生腹水。

二、注意肝包虫与周围器官的关系

包虫囊肿可能侵蚀膈肌造成食管或气管瘘;可能累及肾上腺;肝下囊肿推压胃肠道,易发生食欲减退、恶心、呕吐等,进而引起电解质紊乱及营养不良。同时,胃肠道压迫可能导致胃潴留,增加麻醉诱导时反流、误吸的风险。

三、关注囊肿是否有感染,有无囊肿破裂、过敏的历史

围手术期因手术损伤、自发囊肿破裂等导致包虫囊液溢出,将出现过敏反应,表现为荨麻疹、血管神经性水肿、支气管痉挛等,严重时可引起过敏性休克,甚至心脏停搏,是麻醉管理中的危急重症。一旦包虫囊破裂,还可造成继发性感染。如肝包虫囊肿破裂可进入胆管,引起急性炎症,出现胆绞痛、寒战、高热、黄疸等;破入腹腔可致急性弥漫性腹膜炎。

肝包虫患者常有不同程度的肝功能障碍,手术也会对原本受损的肝功能造成进一步打击。因此,手术前应加强保肝治疗,同时改善患者营养状况,纠正贫血、低蛋白血症及凝血功能,调整内环境至患者的最佳状态,提高患者对手术及对麻醉的耐受力。合并感染者应静脉使用广谱抗生素。

第二节　麻醉方式的选择

肝包虫病手术的麻醉建议选择气管内插管全身麻醉。既能避免自主呼吸对手术操作的影响,又便于在发生紧急情况时(如过敏性休克、大出血等)及时抢救,还能消除患者的恐惧与焦虑,提高舒适性。如患者无硬膜外麻醉的禁忌证,可考虑气管内插管全身麻醉与硬膜外麻醉联合应用的复合麻醉,既能保证麻醉效果,也可减少全身麻醉药的使用量,促进患者术后恢复。还可通过留置硬膜外导管进行术后镇痛。

第三节　麻醉前准备

一、术前常规准备

如禁食禁饮 6 小时,入室后常规心电图、测量血氧饱和度、无创血压监测、呼气末二氧化碳监测、体温监测等;麻醉诱导后尽快建立有创动脉血压监测。如条件允许,还可进行心输出量、每搏变异度、外周血管阻力等监测。

二、静脉通道

建立足够的静脉通道,建议至少建立两条大于 14G 的静脉通道,并根据手术需要准备中心静脉,便于在必要时监测中心静脉压及泵注血管活性药物。准备快速输血、输液装置。

三、麻醉诱导及维持药物的准备

丙泊酚作为外源性抗氧化剂,对肝脏缺血再灌注损伤有一定的保护作用,可用于麻醉诱导与术中维持;镇痛药中芬太尼、瑞芬太尼、舒芬太尼等均可选用,但应注意用量,以免心脏抑制造成低血压;肌松药中顺式阿曲库铵因在体内属霍夫曼消除反应代谢,不依赖肝肾功能而作为肝病患者的首选;吸入麻醉剂中临床上广泛应用的七氟烷、地氟烷等均可减少门静脉血流,增加肝动脉血流,维持肝脏灌注,起到一定的肝脏保护作用。且具有易于调节麻醉深度,血流动力学相对平稳等优点,可用于麻醉的维持。

四、抢救药物的准备

如肾上腺素、去甲肾上腺素、多巴胺、硝酸甘油、葡萄糖酸钙及激素等。

五、血液制品的准备

根据手术难易程度预备红细胞悬液、新鲜冷冻血浆,必要时准备血小板和冷沉淀。

六、保温

术中应使用输血、输液加温器及保温毯,维持患者正常体温。

第四节 术 中 管 理

一、维持低中心静脉压,降低肝脏切除过程中的出血

较高的中心静脉压会导致肝静脉及肝血窦充血,增加肝脏切除过程中的出血量,而中心静脉压即使低到 $0 \sim 4cmH_2O(0 \sim 3.92kPa)$ 水平,通常也不会导致显著的全身低血压。所以通过联合硬膜外麻醉,维持适当的麻醉深度,限制液体入量,静脉给予硝酸甘油配合适当抬高头侧等方式使中心静脉压降到 $4 \sim 5cmH_2O$,并通过给予正性肌力药物或外周血管收缩药物来维持收缩压不低于 90mmHg,可以在保持肾脏、肝脏、肠道等器官灌注的情况下实现减少肝静脉回流,减轻肝脏淤血,减少术中出血的目的。当切肝完成后,应评估患者的容量状况,补充欠缺的容量,以保证术后循环功能正常。上述降低中心静脉压的措施可能会引起血容量不足,一旦发生出血会引起严重低血压,麻醉医生必须提高警惕,密切监护,及时处理突发状况。

二、低血容量的预防和处理

治疗肝包虫的手术情况复杂多变,可能引起大出血。因此,麻醉医生应加强术中血流动力学监测及液体管理。术前依据患者一般情况及辅助检查预估手术难易程度,准备血液制品。术中依据输血指征以及失血量,及时补充红细胞悬液及血浆,必要时补充血小板及冷沉淀,并选取合适的血管活性药物。积极纠正凝血功能障碍,有条件可监测血栓弹力图,从而进行更有针对性的治疗。但由于肝包虫患者的特殊性,术中血液回收应慎用。

三、术中过敏反应的防治

肝包虫病手术中因为囊液外溢,常可导致部分患者出现过敏性休克,是该类手术最紧急的情况之一。其主要临床特征是:突然出现的循环崩溃;呼吸道阻力增高;易出现心肌缺血或心律失常;难以控制的低血压状态;毛细血管渗透综合征的出现。使用糖皮质激素可以减轻或者缩短过敏性休克反应,因此麻醉诱导后推荐使用地塞米松 $10 \sim 20mg$,或甲泼尼龙80mg。同时,为了防止囊液渗出,外科操作需仔细轻柔,并使用浸有 10% 高渗盐水的深色纱布保护术野。术中要求麻醉平稳,特别是内囊附近操作时更应避免患者呛咳、体动等,提供满意的手术环境。

在手术分离和切除病灶期间,麻醉医师应严密观察患者,若发现休克前期征兆,立即静脉注射肾上腺素纠正低血压,并持续静脉滴注;也可同时静脉泵注去甲肾上腺素维持血压;适当补充容量,提升血压,但需避免容量过负荷;对于支气管痉挛患者,及早使用氢化可的松有助于改善呼吸状态;纳洛酮可改善过敏反应引起的肺组织病理性损伤,减轻肺水肿,提高血压,改善呼吸衰竭;大剂量激素、葡萄糖酸钙静脉注射;做好肺通气,给纯氧,保证氧供;当低血压基本纠正,及时给予利尿剂,将体内过多的液体排出;如果发生心脏停搏,应立即启动

心肺复苏。

四、纠正水电解质及酸碱平衡紊乱

1. 低钾血症　包虫侵犯肝脏后,肝细胞对醛固酮灭活减弱,术前使用利尿剂、输注葡萄糖等均会造成血钾降低。术前应注意纠正,术中注意监测,有低钾时及时补充。

2. 低钙血症　术中若发生大出血时,输入大量库存血可能发生低钙血症,在输血的同时注意及时补充钙剂。

3. 高钠血症　多出现于为灭活包虫使用高渗盐水对腹腔进行冲洗后,腹膜、大网膜及手术创面对其大量吸收,可在短时间造成血钠急剧上升,导致脑细胞皱缩,并进而可导致不可逆的渗透性脱髓鞘改变,对患者中枢神经系统功能造成巨大损害。若发生后,应迅速停止含钠液体的摄入,并加速钠的排出,难以纠正的高血钠还可以采用血液透析。但需注意补液过速,降低高渗状态过快,可能引起脑水肿、惊厥、神经损害,甚至死亡。因此,术中高钠血症的关键是预防,应提醒外科医生应规范高渗盐水使用流程,尽量避免腹腔内大量高渗盐水冲洗,特别是腔镜手术,冲洗后不易完全吸出,留在腹腔内迅速吸收导致高钠血症。用高渗盐水浸泡包虫囊腔的时间不宜过长,浸泡完后要全部吸出。术中使用高渗盐水的过程中,应定期复查血电解质浓度,及时发现有无血钠异常升高。

4. 代谢性酸中毒　术中中心静脉压低,微循环灌注不足,肝血管阻断等可使乳酸产生增加,代谢减慢,造成代谢性酸中毒,必要时可使用碳酸氢钠予以纠正。术中应密切监测内环境,及时调节内环境平衡。

五、防止低体温

低体温可能造成术中低心排量、低血压、凝血功能障碍及术后苏醒延迟等问题。肝脏手术中腹部切口大,创面及暴露体表散热增加,麻醉状态下基础代谢下降,大量输入低温溶液,大量低温液体冲洗腹腔等都可造成患者术中低体温。手术中应进行体温监测,使用加温输液器对输入液体进行保温,适当调整室温,对患者肢体使用保温毯进行保温。

第五节　自体肝移植的麻醉管理

自体肝移植术是指将病变的肝脏全部切下,肝脏灌注和降温后在离体状况下切除病变肝脏组织,然后将剩余健康肝脏植回。自体肝移植可以作为晚期肝泡型包虫病治疗的最后选择。从根本上改变了传统肝脏外科的手术指征,扩大了肝移植手术的适应证,使一部分无法常规手术切除的晚期肝包虫病获得手术机会,重新获得生机。

一、自体肝脏移植的手术步骤

1. 游离肝脏,游离受包虫侵犯的第一、第二肝门。

2. 阻断第一肝门及肝上下腔静脉,全肝切除。

3. 切除的肝脏经灌注、降温后,在离体的状况下切除病变的肝脏。

4. 全肝切除后,用人造血管重建临时下腔静脉并进行门-腔静脉分流,避免长时间阻断导致的循环功能紊乱和胃肠、下肢淤血。

5. 用大隐静脉重建下腔静脉。

6. 切除病变后的肝脏回植。

二、麻醉前准备

1. 胃肠道准备　为了防止麻醉诱导时可能发生的胃内容物反流而导致的误吸,麻醉前要常规禁食 8 小时以上,禁饮水 4 小时。

2. 制定麻醉计划　准备麻醉诱导药、麻醉维持药,各类抢救药品、输液种类。预防术中可能会出现特殊情况,并做好预案。

3. 物品及药物准备

（1）物品准备:主要包括多功能麻醉机和监护仪、喉镜、气管内插管、吸痰管、面罩、螺纹管、动脉穿刺针、中心静脉导管、多通道微量输注泵、加温设备、快速输血输液装置、自体血液回输机等。

（2）药物准备:麻醉药物、抗炎药、止血药、晶体液、胶体液。

（3）急救药品:强心、缩血管、扩血管及激素类的药物等。

（4）血液制品的准备:包括红细胞悬液、新鲜冷冻血浆、血小板和冷沉淀。

4. 液体通道的准备　术中出血具有不可预测性,应建立足够的静脉通道,使用快速输血、输液装置。

5. 术中保温　由于手术时间长,术中要注意保温,使用热风机加热做体表加温,使用输血输液加温系统。

三、术中管理

1. 无肝前期　此期游离并切除肝脏,切肝过程中有可能发生不同程度的出血,取决于包虫病变侵蚀的范围和程度,做自体肝脏移植的包虫病患者,往往包虫病灶大,侵蚀范围广,多数患者腔静脉被完全侵蚀,腹腔粘连广泛,因此,在游离和切肝过程中常发生较大量出血。为此,手术前应和外科医生充分沟通,了解和评估手术难度,备足血和血液制品。整个手术过程中要密切监测出血量,评估血容量的情况,及时输血和补充血容量。由于出血量较大,术中应使用血液回收机,将回收的血液洗涤后再输入。游离肝脏时有可能伤及腔静脉甚至心房,发生突发性大出血,要做好大量、快速输血的准备。术中维持充足的血容量和恰当的血红蛋白量,对维持患者血流动力学平稳,保证患者安全和手术成功至关重要。出血量达血容量的 50% 时,应输入新鲜冷冻血浆,若血小板 $<50\,000/dl$,应根据情况输入血小板,以维持正常的凝血功能。

在目前的临床麻醉实践中,抗纤溶药物被广泛使用,以降低出血和输血的风险。大量临床试验证实,在出血风险大的手术,使用抗纤溶药物,能明显降低手术失血量。自体肝移植术手术创面大,即使不发生意外大出血出血量也较大,应该使用抗纤溶药物以减少失血量。目前临床使用最多的抗纤溶药物是氨甲环酸,阻滞纤溶酶原的赖氨酸蛋白结合部位,阻止其激活转化为纤溶酶,从而终止纤维蛋白溶解。在大剂量应用时,还能非竞争性阻滞纤溶酶的作用,抑制纤维蛋白凝块的溶化和降解。使用剂量:$5\sim10mg/kg$ 静脉注射或 $1mg/(kg\cdot h)$ 静脉滴注。

肝病患者的特征之一是外周血管阻力降低,在血容量基本充足的情况下也有可能发生血压降低,应避免仅靠补充容量来维持正常的循环功能,并在正确评估血容量的基础上使用缩血管药物,如去甲肾上腺素持续静脉泵注,有助于循环功能的维持。此时,血容量的判断就非常重要。

2. 无肝期　此期肝脏移出,肝上下腔静脉和门静脉阻断,回心血量骤减,易导致较严重的低血压,此时可通过加快输血、输液速度,给血管收缩药物提升血压。部分患者由于长时间经历静脉血回流障碍,自身代偿,通过门-腔静脉分流途径血液回心,缓解阻断腔静脉和门静脉的影响。由于体外切除肝脏的时间长(一般 2 小时左右),故自体肝移植的无肝期较长,需要全肝切除后,用人造血管重建临时下腔静脉并进行门-腔静脉分流,避免长时间阻断导致的循环功能紊乱和胃肠、下肢淤血导致的各种并发症。临时下腔静脉和门-腔静脉分流建立前,可静脉泵注小剂量去甲肾上腺素维持血压,临时下腔静脉和门-腔静脉分流建立后,下半身血液正常回心,循环功能能较好维持。由于腔静脉、门静脉阻断导致的组织、器官低灌注容易致使组织酸中毒,加上没有肝脏,机体无法代谢产生的乳酸,故人体内往往有较为严重的酸中毒,应用碳酸氢钠纠正酸中毒,保证充足的肺通气,促进体内二氧化碳排出,纠正电解质紊乱。除此之外,还应密切监测血糖,防止低血糖症发生。这类患者常有低蛋白血症,从手术一开始就应该补充白蛋白。

3. 自体肝循环开放期　自体肝循环开放后,一般少见异体肝脏移植常发生的再灌注综合征,患者循环功能波动不大,容易维持,少数患者发生血压降低、心率减慢,给予血管活性药物和阿托品纠正,注意在此期间恢复正常的血红蛋白量,纠正水、电解质、酸碱平衡紊乱。

第六节　麻醉复苏

如患者术前、术中的情况综合评估良好,可在术后拔管送入病房,但术后仍需密切观察循环动力学的变化,如血压、心律、心率、中心静脉压等。自体肝移植患者、术中发生大出血循环功能不稳的患者、术中发生了过敏性休克的患者,可转运至 ICU 继续监测治疗,维持血流动力学等生命体征稳定,直至患者完全恢复正常。

(罗朝志　覃燕)

参考文献

[1] DE WOLF A M,FREEMAN J A,SCOTT V L,et al. Pharmacokinetics and pharmacodynamics of cisatracurium in patients with end-stage liver disease undergoing liver transplantation[J]. Br J Anaesth,1996,76(5):624-628.

[2] CRAWFORD M W,LERMAN J,SALDIVIA V,et al. The effect of adenosine-induced hypotension on systemic and splanchnic hemodynamics during halothane or sevoflurane anesthesia in the rat[J]. Anesthesiology,1994,80(1):159-167.

[3] CRAWFORD M W,LERMAN J,SALDIVIA V,et al. Hemodynamic and organ blood flow responses to halothane and sevoflurane anesthesia during spontaneous ventilation[J]. AnesthAnalg,1992,75(6):1000-1006.

[4] BUI L L,SMITH A J,BERCOVICI M,et al. Minimising blood loss and transfusion requirements in hepatic resection[J]. HPB (Oxford),2002,4(1):5-10.

［5］中华医学会呼吸病学分会哮喘学组.支气管哮喘防治指南(支气管哮喘的定义、诊断、治疗和管理方案)［J］.中华结核和呼吸杂志,2008,31(3):177-185.

［6］MANUS B,DOIG C J,LE H,et al. Cost of acute renal failure requiring dialysis in the intensive care unit:Clinical and resource implications of renal recovery［J］. Crit Care Med,2003,31(1):449-455.

［7］ORTMANN E,BESSER M W,KLEIN A A. Antifibrinolytic agents in current anaesthetic practice［J］. Br J Anaesth,2013(4):549-563.

第十四章

肝包虫病手术物品准备及手术中医护配合

第一节 肝包虫病半肝切除手术配合

目前手术是治疗肝包虫病的首选方法,手术方式包括肝切除、肝移植和内囊摘除等,本节介绍半肝切除手术如何配合。

一、手术用物

(一)常规布类

手术盆、手术衣、剖口单、桌单和治疗巾。

(二)手术器械

肝叶器械、肝脏血管盒、弧形框架拉钩和钛夹钳。

(三)一次性用物

1. 常规物品 一次性单极电刀笔1个、一次性延长电极1个、一次性使用吸引管1根、一次性使用吸引头1根、电刀清洁片1张、剖腹套针1板、20号圆刀片2个、11号尖刀片1个、一次性灯柄套2个、一次性无菌垃圾袋1个、纱布20张、纱球5个、方纱3张、45cm×45cm医用粘贴膜1张、一次性使用冲洗器1个、8号乳胶尿管2根、引流管2根、手套按需准备、3-0丝线3包、2-0丝线2包、1-0丝线1包。

2. 特殊用物 深色方纱、无菌食盐、钛夹、滴水双极、血管滑线和止血产品,数量按需准备(图14-1)。

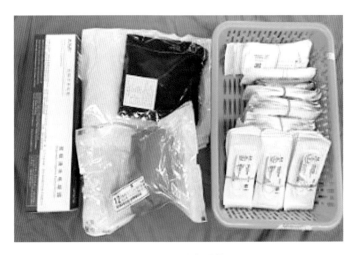

图 14-1 手术用物

二、手术体位

采用仰卧位(图 14-2)。

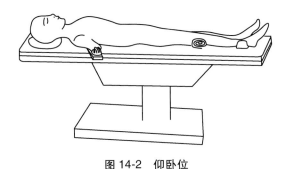

图 14-2　仰卧位

(一) 体位摆放用物

手术床、头枕、搁手板、泡沫垫、束手带、束脚带、棉垫、半圆形硅胶垫。

(二) 体位摆放原则

1. 安置体位人员:手术医生、巡回护士、麻醉医生。
2. 确保患者安全舒适,防止坠床。
3. 避免发生体位相关并发症。
4. 保证外周循环通畅。

(三) 体位摆放方法

1. 放置头枕于床头侧,压手单上缘平齐肘关节上 5cm。
2. 患者仰卧于手术床中线。
3. 有液体通道侧上肢外展放于搁手板,并使用束手带固定。
4. 膝关节下放置半圆形硅胶垫。
5. 负极板粘贴于靠近手术区域、毛发少、肌肉丰富、无瘢痕的位置。
6. 约束带固定于膝关节上 3~5cm。
7. 平齐眉弓上缘固定头架。
8. 整理并固定各型管道:例如胃管、尿管、输液通道等。
9. 将棉被覆盖于患者体表,减少热散失。

三、消毒铺巾

1. 消毒液　碘伏。
2. 消毒范围　上至乳头连线平面、下至耻骨联合,两侧至腋中线。
3. 铺巾　总共 4 张治疗巾,前 3 张治疗巾反折 1/4 折边向外,第一张铺于患者会阴部,第二张铺于患者左侧腋中线,第三张铺于患者头侧平乳头平面,第四张治疗巾反折 1/4 折边向内,铺于患者右侧腋中线。
4. 贴薄膜　消毒液待干后,将薄膜贴于手术切口处。
5. 铺桌单　共两张桌单,一张铺于头侧,桌单的长轴与手术床垂直,另一张铺于床尾,桌单的长轴与手术床平行。
6. 铺剖口单　剖口单纵行打开,对准手术切口铺下,平铺于手术区域。遮盖头侧、尾侧及托盘。

四、手术配合

（一）经右侧肋缘下切口入路

1. 手术切口　右侧肋缘下切口（图 14-3）。

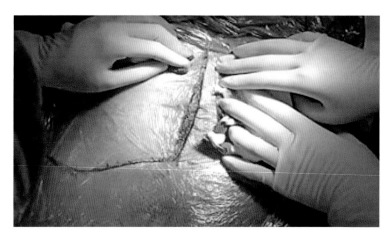

图 14-3　右侧肋缘下切口

2. 切开皮肤、皮下组织、肌肉　备 20 号圆刀片、组织镊、皮肤拉钩、纱布、电刀笔、敷料镊。

3. 切开腹膜　两把中弯止血钳夹住腹膜并提起,使用 20 号刀片或电刀笔在腹膜上切一小切口,再换由两把组织钳提起,用电刀笔切开余下的腹膜。

（二）暴露术野

安装弧形框架拉钩,在拉钩片下垫一张纱布保护组织,根据手术情况调节框架拉钩的高度,固定稳妥后,使用治疗巾遮盖连接处。

（三）探查腹腔

探查肝包虫生长情况,确定手术方式。

（四）游离肝脏

1. 切断肝圆韧带　使用两把中弯钳夹闭肝圆韧带,用组织剪剪断后,使用 1-0 号丝线结扎或圆针 1-0 号线缝扎（图 14-4、图 14-5）。

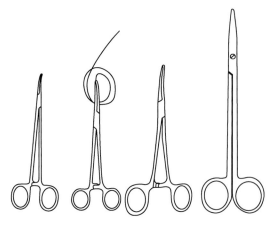
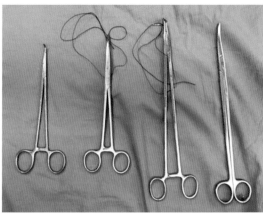

图 14-4　切断肝圆韧带器械

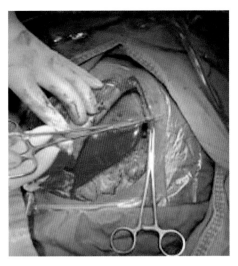

图 14-5　切断肝圆韧带

2. 剥离肝静脉汇入部　备精细直角钳、3-0/T 钳带线、中弯止血钳和长剥离剪。分离组织,在肝后下腔静脉的上缘充分剥离三只肝静脉的汇入部,并预置乳胶尿管或手术用标记线(图 14-6、图 14-7)。

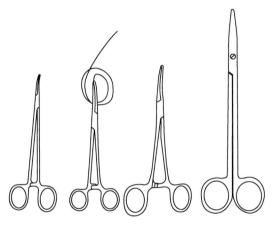

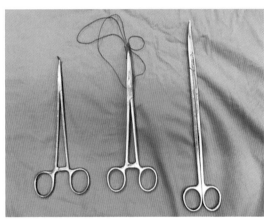

图 14-6　剥离肝静脉汇入部器械

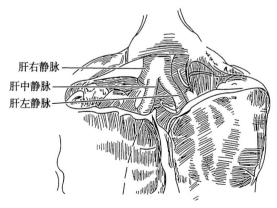

肝右静脉
肝中静脉
肝左静脉

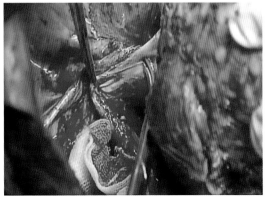

图 14-7　肝静脉汇入部

3. 游离肝周韧带　器械护士准备直角钳、2-0/T钳带线、剥离剪和中弯止血钳。游离肝周组织，充分显露后，切断左（右）冠状韧带和左（右）三角韧带，用钳带线结扎（图14-8、图14-9）。

4. 结扎、切断肝左（右）静脉　备精细直角钳、2-0/T钳带线、剥离钳和中弯止血钳。游离并切断肝左（右）静脉，使用2-0/T钳带线结扎（图14-10、图14-11）。

（五）处理肝门

1. 肝动脉的处理　备精细直角钳、2-0/T钳带线、中弯止血钳、狗头夹和剥离剪。在肝十二指肠韧带左缘剥离出肝左动脉（在肝右下缘找到肝右动脉），使用2-0/T钳带线结扎后切断（图14-12、图14-13）。

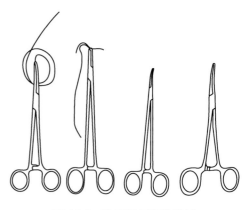

图14-8　游离肝周韧带器械

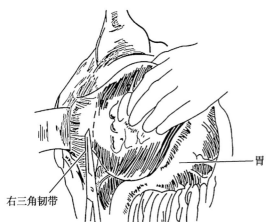

图14-9　游离肝周韧带

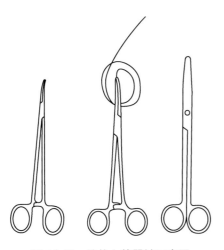

图14-10　结扎血管器械示意图

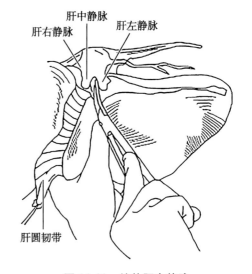

图14-11　结扎肝右静脉

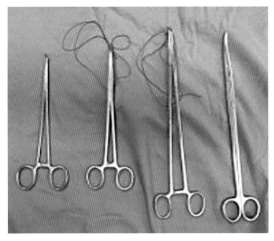

图 14-12　结扎血管器械

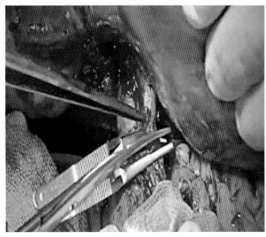

图 14-13　结扎肝左(右)动脉

2. 门静脉的处理　准备用物同上。分离出门静脉左(右)支,使用 2-0/T 钳带(图 14-14、图 14-15)。

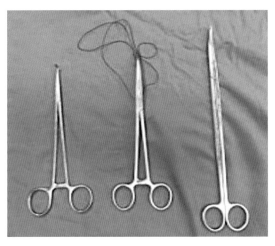

图 14-14　结扎门静脉器械

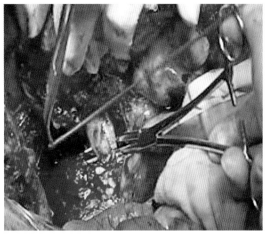

图 14-15　分离门静脉

3. 肝管的处理　准备用物同上。分离、结扎并切断左(右)肝管,使用 2-0/T 钳带线结扎后切断。

(六) 离断肝脏

1. 准备切肝用物,将电凝功率调到合适数值,连接滴水双极,使其处于备用状态,备中弯止血钳、门静脉阻断钳、狗头夹、长剥离剪、精细直角钳、钛夹、各型号血管滑线、3-0 及 2-0/T 钳带线、圆针 2-0/T 丝线。

2. 肝脏与周围组织间用 10% 高渗盐水深色方纱垫隔保护。

3. 使用圆针 2-0/T 丝线缝扎肝脏表面,用于牵引,每一根牵引线使用蚊式钳夹住尾端。

4. 在患者血压稳定的情况下,控制滴速,降低中心静脉压。

5. 器械护士备好门静脉钳和狗头夹等,用于大血管的止血。

6. 根据手术进程和需要添加滑线、钛夹等。

7. 及时收检标本   肝脏完全离断后,经医生确认后,交由巡回护士及时送检(图 14-16)。

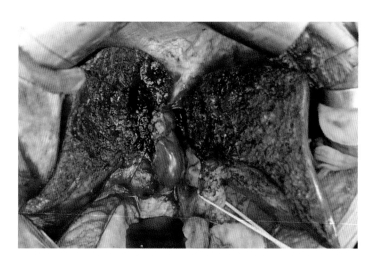

图 14-16   离断肝脏

(七) 肝脏断面的止血

备各型滑线、止血产品等对肝脏断面进行止血。

(八) 冲洗腹腔

使用无菌温热生理盐水充分冲洗腹腔。

(九) 置管、关闭切口

1. 于肝断面放置引流管。

2. 清点用物。

3. 关闭切口

(1) 关闭腹膜、肌肉:圆针 1-0 丝线。

(2) 关闭皮下:圆针 3-0 线。

(3) 关闭皮肤:角针 3-0 线。

(4) 固定引流管:角针 2-0/T 丝线缝合。

(5) 粘贴敷贴:根据切口长度传递合适的敷贴。

(6) 标记:在引流袋上贴上标签,注明名称以及安置日期。

(7) 用物处理:

1) 器械使用双层布类包裹,并于包布外注明器械类别、数量、感染类型。

2) 布类使用双层医疗垃圾袋包裹,并注明相关信息。

五、特殊关注点

(一) 手术前

1. 执行核对制度,检查患者基本信息,了解相关检查结果,包括包虫囊位置、大小、生长方式,做好护理评估。

2. 外周静脉应选择 16G 或以上的通道。

3. 麻醉诱导时防止患者坠床。

4. 做好职业防护,佩戴面罩。

5. 吸引瓶内应当提前吸入足量的高渗盐水。

6. 手术间外贴好标识,禁止参观,减少人员进出。

（二）手术中

1. 关注探查结果,根据手术方式做好准备。

2. 注意保护手术区域,避免虫卵污染。

3. 注意观察患者的生命体征,注意子囊外渗所致的过敏。

4. 正确配备足够浓度的生理盐水。

5. 注意监测血钠浓度　使用高渗盐水时,及时告知麻醉医生,做好术中监测。

6. 正确使用高渗盐水　高渗盐水只用于冲洗囊腔,禁止用于冲洗腹腔。

（三）手术后

1. 环境疑似污染,使用 10% 高渗盐水擦拭。

2. 所有器械经高渗盐水浸泡后再打包。

3. 所有器械双层包装后,标明特殊感染,送至器械回收点。

4. 关注患者复苏情况,必要时,及时复查电解质情况。

（廖安鹊　陈攀羽　覃燕　谭永琼）

第二节　肝囊型包虫病内囊摘除手术配合

目前治疗肝囊型包虫病仍主要以外科手术为主,手术方式包括内囊摘除术、肝切除术及肝移植术等。

本节主要介绍内囊摘除手术如何配合。

一、手术用物

（一）常规布类

手术盆、手术衣、剖口单、桌单、治疗巾。

（二）手术器械

肝叶器械、肝脏血管盒、弧形框架拉钩、勺子、刮匙。

（三）一次性用物

1. 常规物品　一次性单极电刀笔 1 个、电刀清洁片 1 张、延长电极 1 根、一次性使用吸引管 1 根、一次性使用吸引头 1 根、剖腹套针 1 板、纱布 20 张、45cm×45cm 医用粘贴膜 1 张、一次性使用冲洗器 1 个、8 号乳胶尿管 1 根、引流管 2 根、一次性灯柄套 2 个、手套按需准备、3-0 丝线×2 包、2-0/T 丝线×2 包、1-0 丝线×2 包。

2. 特殊物品　20ml 注射器 1 副、Y 形玻璃管、血浆管、深色方纱、无菌食盐。

二、手术体位

采用仰卧位。

（一）体位摆放用物

手术床、头枕、搁手板,泡沫垫、束手带、束脚带、棉垫、半圆形硅胶垫。

（二）体位摆放原则

1. 安置体位人员，手术医生、巡回护士、麻醉医生。

2. 确保患者安全舒适，防止坠床。

3. 避免发生体位相关并发症。

4. 保证外周循环通畅。

（三）体位摆放方法

1. 放置头枕于床头侧，压手单上缘平齐肘关节上 5cm。

2. 患者仰卧于手术床中线。

3. 有液体通道侧上肢外展放于搁手板，并使用束手带固定。

4. 膝关节下放置半圆形硅胶垫。

5. 负极板粘贴于靠近手术区域、毛发少、肌肉丰富、无瘢痕的位置。

6. 约束带固定于膝关节上 3~5cm。

7. 平齐眉弓上缘固定头架。

8. 整理并固定各型管道：例如胃管、尿管、输液通道等。

9. 将棉被覆盖于患者体表，减少热散失。

三、消毒铺巾

1. 消毒液　碘伏。

2. 消毒范围　上至乳头连线平面、下至耻骨联合，两侧至腋中线。

3. 铺巾　总共 4 张治疗巾，前 3 张治疗巾反折 1/4 折边向外，第一张铺于患者会阴部，第二张铺于患者左侧腋中线，第三张铺于患者头侧平乳头平面，第四张治疗巾反折 1/4 折边向内，铺于患者右侧腋中线。

4. 贴薄膜　消毒液待干后，将薄膜贴于手术切口处。

5. 铺桌单　共两张桌单，一张铺于头侧，桌单的长轴与手术床垂直，另一张铺于床尾，桌单的长轴与手术床平行。

6. 铺剖口单　剖口单纵行打开，对准手术切口铺下，平铺于手术区域。遮盖头侧、尾侧及托盘。

四、手术配合

（一）经右侧肋缘下切口入路

1. 手术切口　右侧肋缘下切口。

2. 切开皮肤、皮下组织、肌肉　备 20 号圆刀片、组织镊、皮肤拉钩、纱布、电刀笔、敷料镊。

3. 切开腹膜　两把中弯止血钳夹住腹膜并提起，使用 20 号刀片或电刀笔在腹膜上切一小切口，再换由两把组织钳提起，用电刀笔切开余下的腹膜。

（二）暴露术野

安装弧形框架拉钩，在拉钩片下垫一张纱布保护组织，根据手术情况调节框架拉钩的高度，固定稳妥后，使用治疗巾遮盖连接处。

（三）探查腹腔

探查肝包虫生长情况，检查包虫囊内生或外生，确定手术方式。

（四）游离肝脏

切断肝圆韧带：使用两把中弯钳夹闭肝圆韧带，用组织剪剪断后，使用 1-0 号丝线结扎或圆针 1-0 号线缝扎。

（五）选定穿刺点，做好周围组织的保护

在外囊区域选定穿刺点，穿刺点与周围组织间用 10% 高渗盐水深色方纱垫隔离保护，便于识别外溢的白色层膜和子囊。

（六）穿刺点行荷包缝合后穿刺

1. 备圆针 2-0/T 丝线、针持、弯蚊式止血钳。在穿刺点缝两针荷包线，便于提起囊壁进行抽吸（图 14-17）。

2. 穿刺囊肿 用粗卡带注射器穿刺，证实为包虫囊肿后将吸引管连接粗卡吸出囊液。在吸取囊液后及时关闭切口，避免囊液外流（图 14-18）。

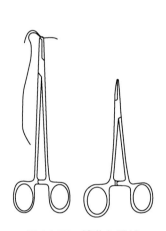

图 14-17 缝荷包器械

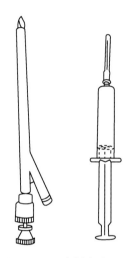

图 14-18 穿刺囊肿器械

（七）切开外囊壁，取出子囊

备 11 号尖刀片、组织钳、无齿卵圆钳、10% 高渗盐水、勺子、标本盘。在两荷包线中间切开外囊壁，用组织钳提起外囊边缘，用无齿卵圆钳或勺子取出子囊，放入盛有 10% 高渗盐水弯盘内（图 14-19）。

（八）杀灭原头节

备 10% 高渗盐水、冲洗器。按囊壁大小注入 10% 高渗盐水，停留 10 分钟后吸出，反复 2~3 次。

（九）冲洗腹腔

使用无菌温热生理盐水充分冲洗腹腔。

（十）置管、关闭切口

1. 分别于囊腔内外放置引流管。

2. 关闭切口

（1）关闭腹膜、肌肉：圆针 1-0 丝线。

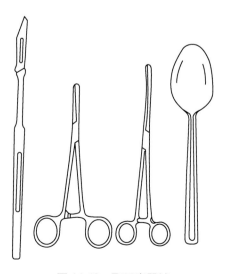

图 14-19 取子囊器械

（2）关闭皮下：圆针 3-0 线。

（3）关闭皮肤：角针 3-0 线。

（4）固定引流管：角针 2-0/T 丝线缝合。

（5）粘贴敷贴：根据切口长度传递合适的敷贴。

（6）标记：在引流袋上贴上标签，注明名称以及安置日期。

（7）用物处理：

1）器械使用双层布类包裹，并于包布外注明器械类别、数量、感染类型。

2）布类使用双层医疗垃圾袋包裹，并注明相关信息。

五、特殊关注点

（一）手术前

1. 执行核对制度，检查患者基本信息，了解相关检查结果，包括包虫囊位置、大小、生长方式，做好护理评估。

2. 外周静脉应选择 16G 或以上的通道。

3. 麻醉诱导时防止患者坠床。

4. 做好职业防护，佩戴面罩。

5. 吸引瓶内应当提前吸入足量的高渗盐水。

6. 手术间外贴好标识，禁止参观，减少人员进出。

（二）手术中

1. 关注探查结果，根据手术方式做好准备。

2. 注意保护手术区域，避免虫卵污染。

3. 注意观察患者的生命体征，注意子囊外渗所致的过敏。

4. 正确配备足够浓度的生理盐水。

5. 注意监测血钠浓度　使用高渗盐水时，及时告知麻醉医生，做好术中监测。

6. 正确使用高渗盐水　高渗盐水只用于冲洗囊腔，禁止用于冲洗腹腔。

（三）手术后

1. 环境疑似污染，使用 10% 高渗盐水擦拭。

2. 所有器械经高渗盐水浸泡后再打包。

3. 所有器械双层包装后，标明特殊感染，送至器械回收点。

4. 关注患者复苏情况，必要时，及时复查电解质情况。

（廖安鹊　朱道珺　覃燕　谭永琼）

第三节　肝泡型包虫病自体肝移植术手术配合

终末期肝泡型包虫病的治疗非常困难，常规手术无法达到根治目的。离体体外肝切除结合自体肝移植为治疗该病的一种手术方式。

本节主要介绍肝泡型包虫病自体肝移植术如何配合。

一、手术用物

（一）常规布类

常规布类包括手术盆、剖口单、桌单、手术衣和治疗巾。

（二）手术器械

手术器械包括肝移植普通器械包、肝血管盒、弧形框架拉钩、肝移植血管盒、肝脏微血管盒、修肝器械盘、超声吸引刀、钛夹钳、温度计、无菌冰盒。

（三）一次性用物

1. 常规用物　一次性单极电刀笔 1 个、一次性双极电凝镊 1 个、一次性使用延长电极 1 根、一次性电刀清洁片 1 张、一次性使用负压吸引管 2 套、一次性使用直式输液器 2 个、22G 直型安全留置针 1 个、20ml 注射器 2 个、60cm×50cm 医用粘贴膜 1 张、20cm×30cm 医用粘贴膜 2 张、脑科医用粘贴膜 2 张、无菌垃圾袋 1 个、一次性灯柄套 2 个、剖腹套针 1 板、20 号圆刀片 2 个、11 号尖刀片 1 个、冰袋 3 个、一次性使用冲洗器 1 个、8 号乳胶尿管 4 根或手术用标记线 4 根, 一次性肝灌注管 1 根、无菌塑料袋 4 个、仪器防菌隔离罩 1 个, 纱布、方纱、纱球、血浆引流管、钛夹钉、各型手套按需准备。

2. 丝线　3-0 丝线×5 包、2-0/T 丝线×3 包、1-0 丝线×5 包。

3. 血管缝线　4-0/26mm、4-0/17mm、5-0/17mm、5-0/13mm、7-0/9.3mm、8-0/8mm 血管滑线按需准备。

4. 特殊用物　超声探头 1 个、16~22mm 口径人工血管备用、超声吸引刀冲水管套件 1 套、连发钛夹 1 把、器官保存液（UW 液）2 袋、无菌冰 2 盒。

（四）特殊仪器

特殊仪器包括彩色多普勒超声诊断仪、液体加温装置、暖风机等。

二、手术体位

患者采取仰卧位。

1. 手术床平铺软棉垫,患者仰卧于手术床中线,头部垫一个软枕。

2. 将有输液通道的上肢外展平放于搁手板上,软棉垫包裹保暖,保证穿刺通道的通畅,并使用束手带固定,外展角度不超过 90°。

3. 无输液通道一侧上肢平放于身体侧,用软棉垫包裹保暖,中单保护并固定。

4. 负极板贴于患者体毛较少、肌肉丰富、血流丰富、靠近手术部位处,如小腿腹侧（双侧腹股沟需备用于大隐静脉切取移植）。

5. 膝关节下,离足跟 10cm 左右肌肉、脂肪较丰富的小腿部放置硅胶垫,双下肢分别用软棉垫包裹保暖,膝部使用束腿带固定。

6. 头架固定于床头,调节高度为 50cm,下缘平眉弓。

三、消毒铺巾

1. 消毒液　碘伏。

2. 消毒范围　上至双乳头平面,下至双膝关节上 1/3 处,双侧至腋后线,包括会阴部。

3. 铺巾 2 张治疗巾 1/4 折后于双侧腋后线垫铺;4 张治疗巾 1/4 折,按照会阴侧、对侧、头侧、近侧顺序铺于切口周围,用 60cm×50cm 医用粘贴膜粘贴固定;1 张治疗巾折成条形遮盖会阴部;4 张治疗巾 1/4 折,分别铺于两侧腹股沟区,并使用 20cm×30cm 医用粘贴膜固定。

4. 铺桌单 第一张桌单齐切口上缘覆盖头架及外展上肢,第二张桌单齐切口下缘覆盖下肢及托盘。

5. 铺剖口单 剖口单纵行打开,对准手术切口铺展,平铺于手术区域。

6. 铺防渗漏薄膜 于腹部切口两侧分别粘贴 1 张脑科医用粘贴膜。

四、手术配合

(一) 经肋缘下切口入路

1. 手术切口 经右侧肋缘下斜切口或人字形切口。

2. 切开皮肤、皮下及肌肉 备 20 号圆刀片、电刀笔、组织镊、纱布、甲状腺拉钩依次切开皮肤、皮下、肌肉层。备 2-0/T 钳带线、圆针 1-0 丝线,肌肉出血处进行结扎或缝扎止血。

3. 切开腹膜 备弯蚊式止血钳 2 把,夹取腹膜组织后提起,20 号圆刀片于两把弯蚊式止血钳之间切开腹膜。传递组织钳,夹取并牵引腹膜切缘,使用电刀笔切开腹膜组织。

(二) 暴露术野

1. 暴露肝脏 备用三角针 1-0 丝线,将切口皮缘与腹膜进行间断缝合以缩小创面,减少渗血。安置弧形框架拉钩,备用纱布 2 张,分别垫衬于左右肋弓处,安置拉钩叶片牵拉暴露术区。

2. 暴露肝门部 备方纱 2 张,生理盐水浸湿一角,隔离保护胃及肠管,S 形拉钩牵拉暴露肝脏下缘及肝门部。

(三) 探查肝脏

探查肝脏,了解肝包虫的生长情况。备用仪器防菌隔离罩、超声探头,行术中彩色多普勒超声检查,确定肝包虫病变位置及与周围血管关系。

(四) 游离肝脏

1. 解剖第一肝门

(1) 解剖胆囊三角:备精细直角钳、中弯止血钳、长剥离剪、3-0 钳带线、圆针 3-0 丝线,解剖胆囊三角,分别游离并离断胆囊管和胆囊动脉。

(2) 离断肝固有动脉:备长柄血管镊、精细直角钳、3-0 钳带线,解剖游离出肝固有动脉,传递 2-0/T 钳带线双重结扎后离断。

(3) 游离门静脉:备精细直角钳、中弯止血钳、长剥离剪,解剖游离出门静脉主干,暂时不离断。

(4) 离断胆总管:备中弯止血钳、长剥离剪,解剖游离胆总管,传递 2-0/T 钳带线结扎后横断。

2. 离断肝周韧带 备直角钳、长剥离剪、中弯止血钳、1-0 钳带线、2-0/T 钳带线、圆针 1-0 及 2-0/T 丝线、长柄电刀笔,解剖分离粘连部位,依次离断左三角韧带、左冠状韧带、右冠状韧带、右三角韧带、肝结肠韧带、肝肾韧带、肝胃韧带,以游离肝脏。

3. 解剖第二、第三肝门　备用精细直角钳、长剥离剪、长柄血管镊、2-0/T 钳带线、3-0 钳带线,解剖游离第二、第三肝门;传递 8 号乳胶尿管,牵引肝上下腔静脉和肝下下腔静脉;将右肝向左侧牵引暴露,离断肝短静脉,游离出肝脏。

(五) 离断肝脏

1. 离断门静脉　传递门静脉阻断钳 2 把阻断门静脉,长剥离剪离断门静脉。

2. 离断肝上、肝下下腔静脉　传递肝上下腔静脉阻断钳(眼镜蛇钳)、腔静脉阻断钳,分别阻断肝上下腔静脉和肝下下腔静脉,连同肝后下腔静脉一并切取整个肝脏,移出肝脏。

3. 创面止血　移出肝脏后,备用 4-0/26mm 血管滑线对肝裸区止血。

(六) 下腔静脉重建及转流

1. 准备人工血管　根据患者腔静脉直径大小,选择准备适型人工血管;配制肝素化生理盐水(500ml 生理盐水+肝素 12 500U),并将适型人工血管浸入肝素化生理盐水使其腔内外肝素化,以备搭桥转流用。

2. 下腔静脉搭桥　传递血管针持、血管镊、腔静脉阻断钳,准备 4-0/17mm 或 4-0/20mm 血管滑线,移除病肝后,将肝上下腔静脉及肝下下腔静脉通过人工血管搭桥吻合,实现下腔静脉转流。

3. 门静脉转流　传递心耳钳、门静脉阻断钳,准备 5-0/17mm 血管滑线,将门静脉与人工血管下腔静脉进行端侧吻合,以建立循环。

(七) 肝脏灌注(与下腔静脉重建同时进行)

1. 准备肝脏修整手术台

(1) 配制灌注液:1 000ml 器官保存液(UW 液)内加入胰岛素 40U、地塞米松 15mg。

(2) 连接灌注管:灌注管连接灌注液并固定于修肝台上。

(3) 准备动脉冲洗液:弯盘内放入灌注液 100ml,并加入肝素钠 1 支(12 500U)、2%利多卡因 1 支(20ml),备用此液体,在肝动脉修整时进行冲洗。

(4) 准备修肝盆:备用无菌塑料袋、温度计,将无菌塑料袋 2 个双层套入修肝盆内,外面一层放入大量碎冰,内层盛装无菌冰盐水,放入无菌碎冰屑,并加入一剂抗生素,传递温度计并置入盆内液体内以实时检测温度,将其温度维持在 4℃以下。

2. 肝脏灌注　灌注管插入门静脉,持续灌注器官保存液(UW 液),进行整个肝脏的灌注。

(八) 离体病变肝脏切除

备用盛装有碎冰的冰袋(1/3 满),冰袋覆盖正常肝脏表面保护肝脏,传递一次性双极电凝镊、超声吸引刀进行体外肝包虫病变组织切除,备用钛夹钳、钛夹钉或连发钛夹,对预留肝脏侧管道进行夹闭,传递 20ml 注射器及 22G 留置针软管抽吸生理盐水冲洗肝脏创面,备用适型血管滑线对创面较大血管处进行缝扎,逐步完整切除病变肝脏。

(九) 剩余肝脏修整

1. 肝静脉修整　传递血管镊、血管剪、纱布,探查剩余肝脏创面及肝静脉情况,如静脉因遭到包虫不同程度的侵蚀切除后剩余部分不够重建使用,则根据情况,取患者的自体血管(大隐静脉、病肝可用血管、肠系膜静脉等)进行搭桥重建。

2. 门静脉修整　备用血管镊、血管剪检查门静脉,有漏口处使用 5-0/13mm 血管滑线缝合修复。

3. 肝动脉修整 备用狗头夹、血管镊、动脉冲洗液检查肝动脉,有漏口处使用6-0/13mm血管滑线缝合修复,细小分支传递3-0钳带线结扎修整。

4. 胆管修整 传递微血管钳、弯蚊式止血钳、3-0钳带线,胆管分支及断端进行结扎修整。

5. 韧带修整 备用4-0/26mm血管滑线缝合肝周韧带,避免重建循环后创面出血。

6. 肝断面检查 备用狗头夹、血管镊、一次性使用冲洗器抽吸灌注液后,反复冲洗门静脉、肝动脉、肝静脉,检查有无渗漏。备用亚甲蓝冲洗胆管,检查有无胆汁漏。

（十）正常肝脏植入

1. 植肝前准备

（1）5%白蛋白灌注肝脏:植入肝脏前,将正常肝脏用5%白蛋白400ml灌注门静脉。

（2）低温保护肝脏:正常肝脏移入肝床放置妥当后,备装有1/3满无菌碎冰的冰袋3个,分别放置于肝后及肝脏表面,以保护肝脏。

2. 肝静脉重建 传递血管镊、心耳钳,钳夹搭桥后的肝后下腔静脉待吻合处,组织剪修剪成型吻合口,备用血管针持、血管镊、一次性使用冲洗器、4-0/17mm血管滑线2根,将正常肝脏的肝静脉端口与该吻合口行端侧吻合,重建肝静脉。

3. 门静脉重建 传递门静脉阻断钳、血管镊、血管针持和5-0/13mm滑线2根,将剩余的肝门静脉分支与患者门静脉主干行端端吻合。若门静脉长度不够,可取患者大隐静脉进行血管移植。

4. 肝动脉重建 备显微血管针持、显微血管镊、显微血管剪、20ml注射器抽吸肝素化生理盐水、8-0/8mm血管滑线,将正常肝脏肝固有动脉与患者肝动脉行端端吻合。若肝动脉长度不够,可取患者大隐静脉进行血管移植。

5. 胆管重建 备血管针持、血管镊、剥离剪和5-0/13mm血管滑线,将正常肝脏修整后的胆管与胆总管行端端吻合或行胆管-空肠吻合。

（十一）止血、关腹

1. 术野止血 检查术野,肝创面及术野内充分止血,根据创面情况使用止血用品。

2. 安置引流管,关闭切口

（1）安置引流管:备消毒纱球、11号尖刀片和中弯止血钳,分别在肝后、肝脏断面、温氏孔各放置1根血浆引流管。

（2）清点手术用物:分别在关腹前、关腹后和缝合皮肤后清点手术用物。

（3）腹膜缝合:圆针1-0丝线缝合。

（4）肌层缝合:圆针1-0丝线缝合。

（5）皮下组织缝合:圆针3-0丝线缝合。

（6）皮肤缝合:三角针3-0丝线缝合。

（7）固定引流管:三角针2-0/T丝线缝合。

（8）根据切口长度,选择适型切口敷料,将引流管与引流袋连接,使其保持在负压状态。

3. 用物处理 归还器械,分类退回清洗间并登记。如术中肝包虫破出,则使用后的器械使用双层包布包裹后标明器械名称、数量、手术间、肝包虫，送回清洗间统一处理；布类敷料则使用双层防渗漏塑料袋装袋后，注明肝包虫、手术间，进行安全转运，集中处理。

五、特殊关注点

（一）静脉通道建立

1. 留置针型号　选用 14G 留置针。

2. 血管的选择　外周桡静脉、贵要静脉或颈外静脉 2 条，中心静脉置鞘管 1 条。

3. 输液装置　分装袋式输液器 2~3 个，输血器 1~2 个。

（二）术中用药（遵医嘱）

1. 抗生素　术前 30 分钟静脉滴注，手术开始 3 小时或术中失血量超过 1 500ml 时追加一剂，预防感染。

2. 甲泼尼龙　切皮时，根据患者体重，100ml 生理盐水中加入甲泼尼龙 3~5mg/kg（约 500mg）静脉滴注。开放门静脉时，再次静脉滴注。

3. 凝血酶原复合物和白蛋白　术中根据患者凝血功能及肝功能情况进行输注，术中输注不能与输血通道共用同一通道。

4. 5%白蛋白　提前 1 小时左右配制，根据白蛋白浓度用 3~5℃生理盐水稀释，冷藏保存，开始植肝时灌注肝门静脉，冲洗出高钾液（UW 液），保护肝细胞。

5. 前列地尔　肝动脉吻合完毕并开放后，前列地尔 20μg+生理盐水 100ml 缓慢静脉滴注，扩张血管，防止肝动脉血栓形成。滴注过程中，注意控制速度，密切观察患者血压，避免血压骤降。

（三）体温维护

1. 手术间温度设定在 22~25℃。

2. 患者肢体使用软棉垫保暖，上身、下身选用相应空气加热毯保暖。

3. 手术切口周围粘贴脑科手术薄膜，收集术中渗血、渗液及冲洗液，防止无菌单和床单浸湿。

4. 使用液体加温仪加温输注的血制品、液体及腹腔冲洗液。

5. 开放血流后，用 38~40℃的无菌生理盐水冲洗新肝及腹腔，并保留 10 分钟左右。

6. 术中持续监测患者体温变化。

（四）压疮预防的关注点

1. 软棉垫的应用　以软棉垫垫于患者身体下，并保持其平整，增加与皮肤的亲和性。

2. 硅胶垫的应用　头部垫软枕，膝关节下，离足跟 10cm 左右肌肉、脂肪较丰富的小腿部放置硅胶垫，以减轻枕部及后跟的压力，保持下肢生理弯曲，减少术后不适。

3. 变换体位　术中定时小幅度偏转或按摩患者头部及四肢，防止长时间压迫而产生血液循环障碍。

4. 保持皮肤干燥，防止皮肤受潮

（1）术中避免使用一次性床单或不吸水的布单直接与患者接触，可在患者身体下垫大棉垫，尽量保持患者身体干燥，避免受潮。

（2）切口周围粘贴脑科手术薄膜，收集术中的渗血、渗液及冲洗液，防止无菌单和床单浸湿。

5. 加强体温的维护　体温低时,机体"关闭"外周循环,受压区域血供减少,增加局部压疮风险。采取有效的保暖措施,可在一定程度上减少压疮的发生。

（覃燕　成俊）

参考文献

［1］蒋湘玲,包虫病手术治疗的护理配合［J］.中华临床医学杂志,2008,9(3):90-91.

［2］张淑芳,文淑君,吴清芳,等.肝包虫病手术方式与护理配合进展［J］.护理研究,2007,21(10):849-851.

第十五章

肝囊型包虫病的开腹手术治疗

第一节 内囊摘除术

内囊摘除术作为肝囊型包虫病的传统手术治疗方式,具有手术时间短、创伤小、操作相对简单等特点,但其易导致胆瘘及残腔感染;在手术操作过程中,有增殖活性的囊壁破裂或穿刺时囊液外溢、头节或子囊腹腔播散种植风险,同时子囊黏附在残腔内壁也会导致原位复发风险,因此,选择该手术方式应考虑到上述手术并发症可能。外囊完整剥除术通过完整剥除外囊后,可有效解决术后复发和胆瘘合并感染两大临床难题,是当前根治性手术的首选方法之一,但该术式对手术医生的操作水平和手术器械要求高;手术操作过程中,强行剥除靠近肝门及重要脉管的病灶外囊,有损伤肝胆管或血管风险,导致手术并发症发生的风险。对于复发的厚壁包虫囊合并囊内感染或血性肉芽肿以及外囊残腔内胆漏长期带管或反复清创不愈的复杂患者,外囊剥除术并不适用者,肝部分切除手术可以完整切除外囊残腔,降低术后并发症,也是肝囊型包虫病主要的根治性切除方法之一。

一、内囊穿刺摘除术

内囊穿刺摘除术是囊型肝包虫常用的传统手术方法,方法简便、迅速。参照"无瘤手术操作原则",用粗穿刺针刺入包虫囊中,迅速吸出囊液。打开肝组织及外囊,迅速摘除内囊皮,吸净囊液,用 20%NaCl 液冲洗囊腔。

二、内囊完整摘除术

内囊完整摘除术不穿刺抽出囊液,而是切开外囊,将内囊完整摘除。适用于突出肝脏表面生长的囊肿,内囊没有感染,周围没有明显炎症,尤其适合直径 10cm 左右的包虫囊肿,囊肿太大或太小术中都易破裂。但由于内囊壁脆弱易撕裂,稍有不慎囊球破裂,囊液四溅,反而不如内囊穿刺可控制囊液污染,因此,每个步骤都需要轻柔准确、缓慢平稳,严防急于求成而挤破内囊,术中需严密保护术野。

具体方法:小心切开包虫外囊,当外囊仅剩很薄一层时,等待包虫自身的张力将尚未割透的一层薄层外囊胀破裂。之后剪开外囊,逐渐扩大切口,钳夹牵开外囊,向外囊壁间滴水,以手指轻柔分离内外囊间的纤维粘连,随着扩大外囊切口牵拉敞开,包虫内囊即可完整脱出。

第二节 外囊切除术

外囊切除术为不开放外囊的闭合式剥除,在紧贴肝包虫外囊的肝实质面上存在着一层明确的纤维膜,肝包虫外囊与其纤维膜之间存在着一个潜在的可分离的间隙,在其间隙仔细用钳夹法进行分离,在剥离过程中如遇到包虫外膜与肝实质间管道组织,尽量给予结扎或电凝处理,将包虫完整摘除。在剥离过程中仔细辨认肝包虫外囊与外膜以及被外囊压迫的肝内各管道,将外膜及各管道完整地保留在肝实质一侧,创面妥善处理后置引流管。创面过大或侵及胆管,术后胆漏风险较大者,可安置 T 管(图 15-1~图 15-6)。

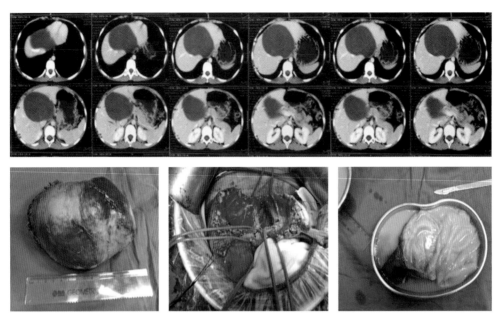

图 15-1   外囊切除术(病例 1)

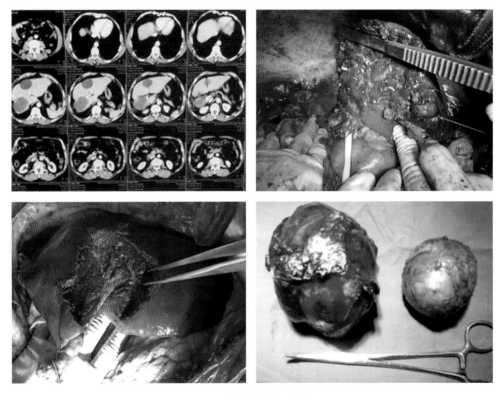

图 15-2   外囊切除术(病例 2)

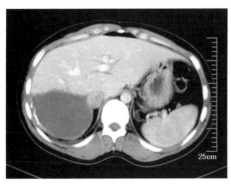

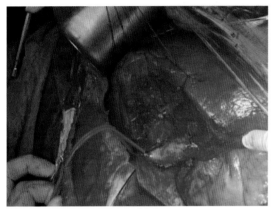
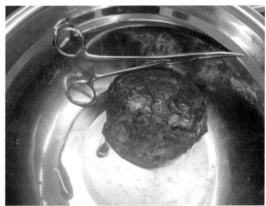

图 15-3　外囊切除术(病例 3)

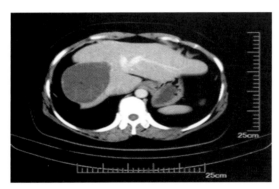
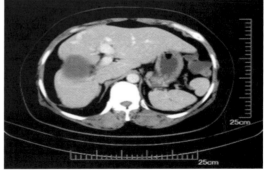

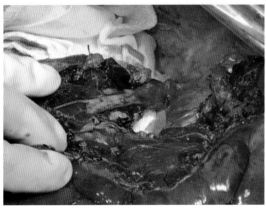
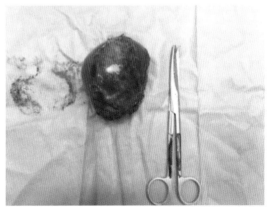

图 15-4　外囊切除术(病例 4)

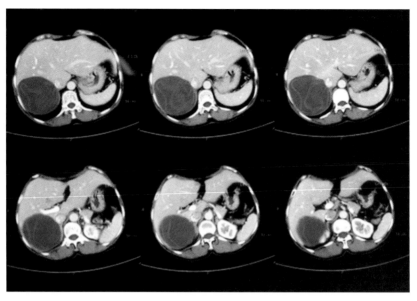

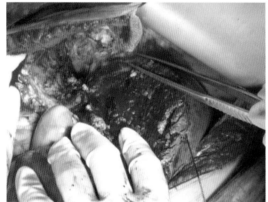

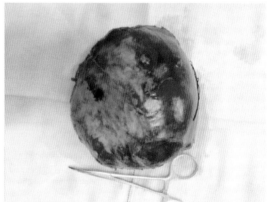

图 15-5   外囊切除术 (病例 5)

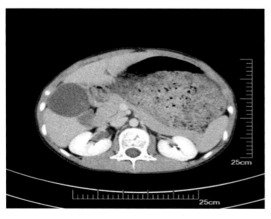

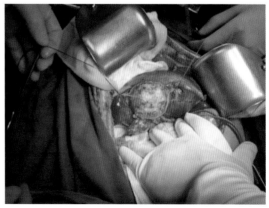

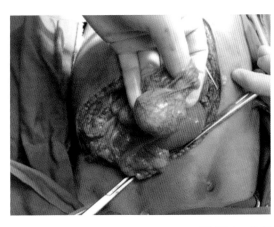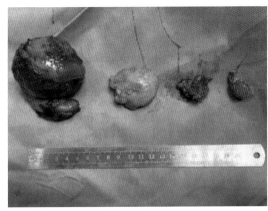

图 15-6　外囊切除术（病例 6）

第三节　内囊摘除加外囊部分切除术

内囊摘除加外囊部分切除选择适应证包括：影像学检查提示靠近肝门及重要脉管的巨大肝包虫；再次手术或与四周组织粘连严重不宜分离者；位置深、肥胖，不能充分显露手术术野者；包虫外囊壁薄易破裂者；行完整剥除术中出现外囊破裂较大或出血明显、不能耐受手术者则术中临时改行内囊摘除加外囊部分切除术式。

充分游离肝镰状韧带和冠状及三角韧带，用大纱垫妥善保护周围区域，电刀切开外囊外露处，去除内囊，残腔用高渗盐水反复擦拭，灭活 10~20 分钟，采取与摘除外表壁完整的外囊病灶相同的方式，尽可能多地切除外表壁，残余外囊壁再次用 20% 高渗盐水反复擦拭，检查有无子囊残余及胆汁漏。对有显性胆汁漏且漏口明确者直视下缝扎修补，对有胆汁漏而漏口不明确或怀疑存在隐性胆汁漏者，经胆总管或胆囊管残漏，注入亚甲蓝稀释液 20~40ml，观察残余外囊壁有无亚甲蓝液溢出，有则确定漏口部位，仔细缝合修补。必要时胆总管加行 T 管引流，肝创面残余外囊区放置引流管引流。

第四节　肝部分切除术

肝部分切除方法同常规肝切除。采用肝切除治疗包虫病从根本上解决了术后复发的问题，同时避免术后出现胆漏以及肝脓肿的发生，也规避了术中的过敏反应。此类手术的要点在于妥善处理与外囊相邻的肝内小胆管及血管。实施精准肝切除固然是最佳，但术前患者肝功能需达到 Child-Pugh A 级，或 Child-Pugh B 级患者经护肝治疗后达到 Child-Pugh A 级后方可实行。还需要对剩余肝脏体积进行总体评估，避免术后出现肝脏衰竭。必要时加行 T 管引流（图 15-7~图 15-10）。

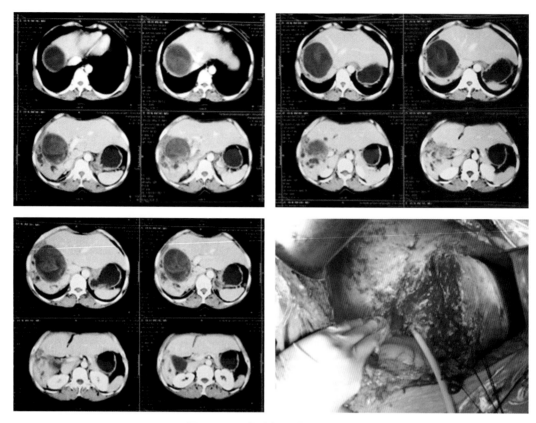

图 15-7 肝部分切除术(病例 1)

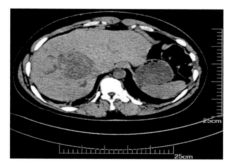

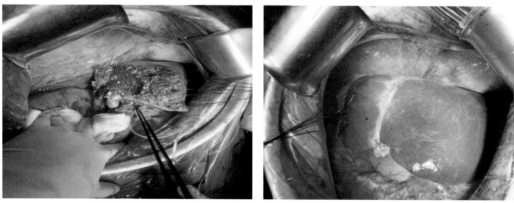

图 15-8 肝部分切除术(病例 2)

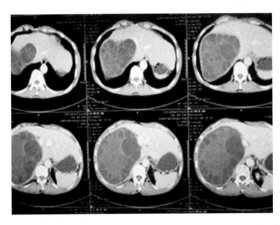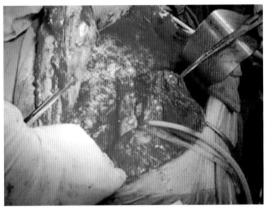

图 15-9　肝部分切除术（病例 3）

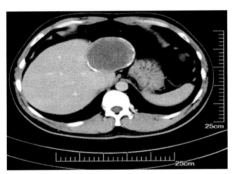

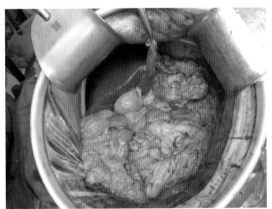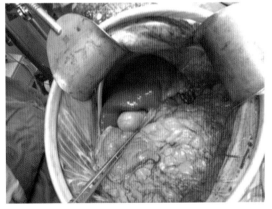

图 15-10　肝部分切除术（病例 4）

（张　宇）

参考文献

［1］许隆祺.我国西部地区重大寄生虫病的危害及对防治工作的思考［J］.中国寄生虫病防治杂志,2002,
15（1）:1-3.

［2］JUNGHANSS T,DA SILVA A M,HORTON J,et al. Clinical management of cystic echinococcosis:state of the
art,problems,and perspectives［J］. Am J Trop Med Hyg,2008,79（3）:301-311.

［3］彭心宇,张示杰,牛建华,等.肝包虫病外科治疗术式选择的新观点（附684例报道）［J］.腹部外科,
2009,31（3）:292-294.

第十六章

肝泡型包虫病的开腹手术治疗

根治性肝切除术为推荐首选的肝泡型包虫病治疗手段,目前尚没有专门的分期评估肝泡型包虫病病灶的可切除性,PNM 分期无法有效预测晚期肝泡型包虫病的可切除性,因此需要个体化评估每一个患者能否行根治性手术治疗。根治性肝切除术切除范围要求超过病灶边缘 0.5cm 以上的正常肝组织,肉眼可见病灶完全切除,术中彩超、术中快速冷冻无病灶残留,则达到根治性切除目的。治疗手段包括开腹肝切除术和腹腔镜肝切除术。因其为良性疾病且病灶生长缓慢,对于 $P_1N_0M_0$ 型,病灶大小不超过 5cm 的患者,根据患者治疗意愿可选择切除、射频或药物治疗。对于 P_3、P_4 型患者,有管道侵犯,预计可能引起严重的并发症,则应当积极地进行根治性肝切除治疗,受累的大血管及胆管进行切除并修复和重建,以达到根治的可能。血管切除范围较大者行自体血管或人造血管移植。对病灶严重侵犯胆管,造成胆管梗阻者,可于梗阻段以上行胆肠吻合来重建胆管通路。对肝泡型包虫病位置较高侵犯膈肌者,完整切除病灶及受侵膈肌后,对其行修补术,对膈肌缺损较大者,可放置人工补片。

第一节 一期根治性肝切除

一、肝局部切除术

距离包虫肿块边缘 0.5cm 处进行的小范围肝切除称为肝局部切除术,又称为非规则性肝切除术。它是除半肝、肝区域、肝段等规则性肝切除术外,其他肝切除术的总称。而当病灶位于肝脏表面时,肝局部切除也称为楔形切除。该术式不涉及肝门的大血管和胆管,只是将通向病变部位的血管分支和胆管分支切断、结扎。

（一）适应证

1. 严重的肝硬化所导致的肝脏储备功能低下,无法耐受规则性肝切除术者。
2. 位于肝脏边缘的带有被膜的小病灶。
3. 位于数个肝段内的病灶。
4. 病灶位于不同肝段交界处的病例也适合行肝局部切除术。

（二）手术要点

该术式不涉及肝门的大血管和胆管,只是将通向病变部位的血管分支和胆管分支切断、结扎。

（三）典型病例

女,47 岁,藏族,牧区生长,犬类密切接触史。患者 2 年前体检时发现肝脏占位性病变,考虑诊断为肝泡型包虫病。未接受进一步治疗,为行手术治疗来我院就诊。

【影像学表现】

CT 示肝内多发团块状低密度影,最大病灶位于右肝下段,大小约 6.5cm×4.5cm,S8 病灶大小约 5.2cm×3.3cm,S7 病灶大小约 3.2cm×2.3cm(图 16-1)。

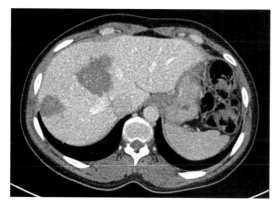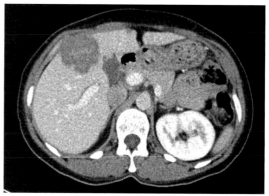

图 16-1　CT 示肝右叶多发包虫病灶

【肝功能检查】

无腹水;总胆红素 10.5μmol/L;血清白蛋白 43.4g/L;凝血酶原时间 12.1 秒;Child-Pugh A 级。

【手术所见】

手术时间 3 小时 20 分钟,出血 350ml,肝门阻断时间共计 45 分钟。

(1) 开腹和游离:原则上以反 L 字形切口开腹。从肝镰状韧带开始切断左、右的肝冠状韧带,确认三个肝静脉的起始部。当病灶位于肝右叶时,切断右三角韧带、肝肾韧带,分离至裸区。病灶位于右后叶时,要进一步分离肾上腺。

(2) 术中超声检查:尽管术前的 CT 已经明显提高了肝内小病灶的检出率,但术中也不可忽略超声检查。术中超声不仅对小病灶的检出有用,还可在超声引导下进行术中活检以对其性质进行诊断。术中行超声检查应明确肿块的形态、了解其与周围脉管间的位置关系。观察时不要遗漏肝静脉根部、尾状叶、肝门部周边大脉管附近的小病灶。

(3) 胆囊切除和肝离断的准备:如果病灶位于边缘、切除容易,可不必摘除胆囊。用小儿尿管穿过肝十二指肠韧带后,用止血钳进行钳夹以阻断入肝血流。每次阻断 15 分钟后开放 5 分钟,重复此操作直至肝离断完成。若存在多个病灶,应先切除距下腔静脉附近、操作难度大的病灶。

(4) 超声引导下进行肝脏离断:在不规则肝切除即局部肝切除中,术中超声是不可缺少的。边用超声观察,边用电刀标记病灶边缘在肝脏表面的投影。然后在距离其投影 1cm 以上的地方标记好肝脏的预切线,若病灶位于肝脏深部,要设定好预切线,保证与病灶间有足够的距离,从而获得离断时良好的视野。然后切开预定肝切线上的肝包膜和表浅实质,可用 CUSA、电刀和血管钳等离断肝实质,切断并逐一结扎实质内的胆管及血管,对其中较粗的血管或胆管用丝线结扎两道。如此边离断肝组织,边结扎,切断血管和胆管,直到肝组织完全离断为止。在施行局部肝切除术的过程中,最重要的是确保切缘与病灶的距离,尽可能防止包虫的局部复发(图 16-2～图 16-4)。

(5) 检查有无出血及胆漏:当肝切除完成后,松开肝门阻断,恢复肝血流,检查肝断面有无出血及胆漏。渗出性出血用电凝凝固即可,大的出血及胆漏需行缝合处理。必要时可在

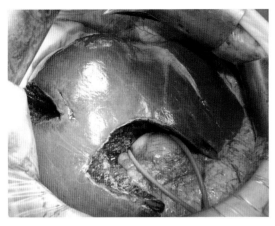

图 16-2　S5、S7 段病灶切除后

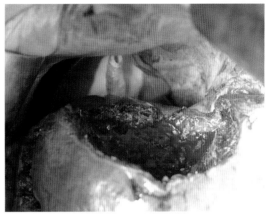

图 16-3　S8 病灶切除后

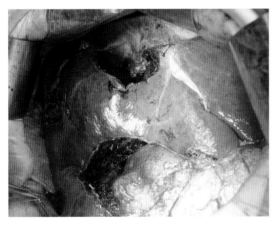

图 16-4　全部病灶完整切除后

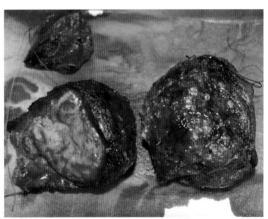

图 16-5　术后标本

断面贴附止血棉。

（6）放置引流管及关腹，术后标本如图 16-5 所示。

二、半肝切除术

半肝切除术包括左半肝切除和右半肝切除术。左半肝切除术是指左半肝和左侧尾状叶一并切除。手术主要步骤包括：肝脏的游离，肝门部离断左半肝的脉管，离断肝实质，切断肝左静脉。右半肝切除是联合包括右半肝及右侧尾状叶一并切除的最定型的肝切除术式之一。右半肝的右前叶（S5+S8）和右后叶（S6+S7）体积占全肝的 60%～65%，安全进行右半肝切除对肝功能方面有相当的要求。手术主要步骤包括：肝脏的游离，肝门部右半肝脉管的切断，肝实质的离断以及肝右静脉的处理。除此之外，对于泡型包虫病灶位于左内叶（S4）和右前叶（S5+S8）之间，或无论存在于哪叶，因侵犯到肝中静脉有必要一并切除肝中静脉时，需要进行肝中叶切除。

术前进行 CT 检测，根据图像精准定位，手术切口应充分考虑手术视野，做到大小适合游离肝脏。使用动态 MDCT（MIP 成像、3D 成像）确认肝内管道（包括门静脉、肝静脉、胆管与包虫病灶的复杂关系）。一般认为 ICG R_{15} 值小于 20% 的伴有慢性肝损害病例基本上都可以耐受半肝切除术，肝泡型包虫病患者肝脏大都背景良好，这为其能够耐受手术并术后顺利恢复提供了保证。肝泡型包虫病又称"虫癌"，其具有侵蚀管道的特性，会造成肝内血管或者胆管的侵犯,所以对于复杂的肝包虫手术,我们通常要选择术前行三维重建,实际的肝切除量要根据每个病例的具体情况作出判定。

（一）适应证

1. 单发巨大或多发病灶位于同侧半肝内。

2. 对于正常肝脏,在左半肝切除时由于肝切除过多导致术后肝功能不全的危险性很小;在右半肝切除时,预计肝切除术后剩余肝脏体积>35%。

3. 肝功能为 Child-Pugh A 级,无肝脏背景疾病。

（二）术前评估

1. 肝功能评估　术前需严格评估肝脏功能以保证肝脏有足够的再生潜能,一般要求达到 Child-Pugh A 级且无肝脏背景疾病。由于高胆红素血症会严重影响肝脏再生能力,故对于术前合并有高胆红素血症的患者,必须先行减黄治疗,待胆红素水平恢复正常后再接受手术。

2. 余肝体积评估　利用影像三维重建系统,计算一次性根治性肝切除的余肝体积。

3. 解剖学评估　根据术前影像学检查结果,重点把握病灶在不同肝段（叶）的位置、有无血管侵犯、肝静脉回流的变异等因素。若病灶位于距离较远的位置,且切除后不影响对应肝段的血供和静脉回流,则可设计相应的手术计划。

（三）手术要点

1. 右半肝切除主要步骤包括脉管的切断、右半肝的游离和肝实质的离断,应尽可能在肝外处理肝右静脉。

2. 左半肝切除主要步骤包括切断左半肝脉管、游离左半肝、离断肝实质。

3. 是否"到达肝中静脉"是决定肝脏离断成功与否的关键。

（四）典型病例

1. 病例1　男,25 岁,藏族,牧区生长,犬类密切接触史。患者于当地医院超声检查发现右肝占位,考虑寄生虫感染,遂至我院进一步检查,行上腹部增强 CT 示:肝右叶多发低密度结节、团块影,符合寄生虫感染改变,多房棘球蚴感染可能性大;实验室检查包虫抗体 T1、T2 均阳性。现为求进一步诊治就诊于我院。

【影像学表现】

CT 示肝右叶见多个团块状稍微低密度影,分别位于S8 段、S5 段和S6 段(图 16-6、图 16-7),病灶形态不规则,以包膜下区为主。较大者位于 S6 段,约 6.3cm×3.4cm,侵犯门静脉右支,其内可见坏死及钙化,增强扫描病灶内未见强化。

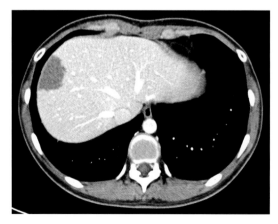

图 16-6　CT(门静脉期)S8 段包虫病灶

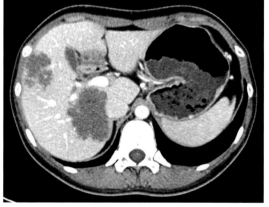

图 16-7　CT(门静脉期)S5 段及 S6 段包虫病灶,S6 段病灶侵犯门静脉右支

【肝功能检查】

少量腹水;血清总胆红素 12.6μmol/L;血清白蛋白 45.9g/L;凝血酶原时间 12.1 秒,Child-Pugh A 级。

【手术所见】

手术时间 3 小时 45 分钟,出血 300ml。Pringle 法阻断时间共计 25 分钟。

(1) 开腹所见及肝脏游离核心步骤:取右肋缘下反 L 形切口开腹后,游离肝脏周围韧带后,将右肝向左侧牵引,分离肝裸区至下腔静脉,切开下腔静脉韧带,充分暴露肝右静脉根部(图 16-8~图 16-10)。

(2) 肝脏切除(图 16-11、图 16-12)

(3) 第一及第二肝门处理(图 16-13~图 16-18)

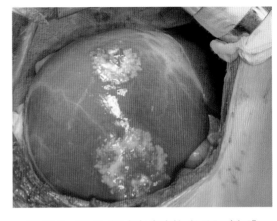

图 16-8 S8 及 S5 段包虫病灶,侵及肝脏包膜

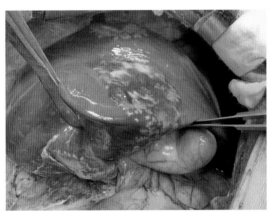

图 16-9 S8、S5 及 S6 段包虫病灶

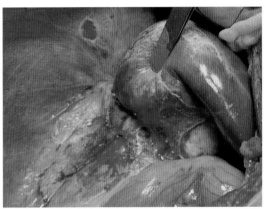

图 16-10 切开下腔静脉韧带(Makuuchi 韧带),充分剥离肝右静脉根部

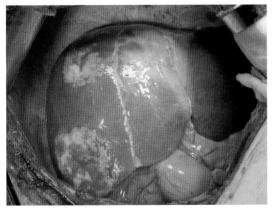

图 16-11 确定切除线

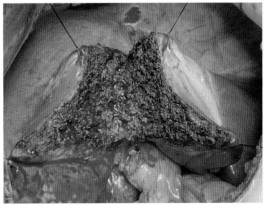

图 16-12 Pringle 法阻断入肝血流,沿预定切除线离断肝实质,结扎肝内 Glisson 血管

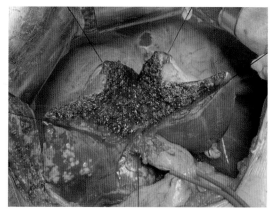

图 16-13　暴露肝固有动脉右支，并结扎

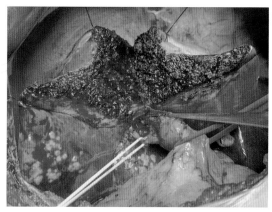

图 16-14　肝脏离断暴露门静脉右支，并结扎

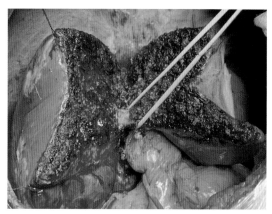

图 16-15　暴露右肝管，并结扎

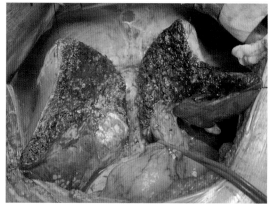

图 16-16　第一肝门管道完全离断后，离断剩余肝脏组织，暴露肝后下腔静脉

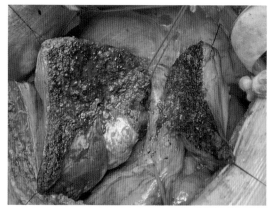

图 16-17　沿肝右静脉下方通过血管钳，用血管吊带悬吊肝右静脉根部

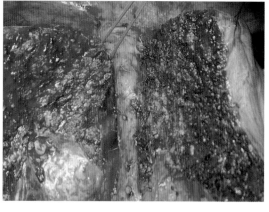

图 16-18　血管吊带悬吊肝右静脉根部

（4）肝脏断面：肝中静脉显露，并可见下腔静脉及门静脉右支断端（图16-19、图16-20）。

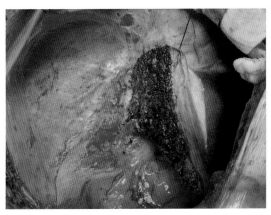

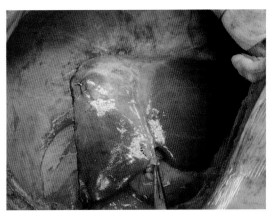

图16-19　肝脏断面，肝中静脉显露，并可见下腔静脉及肝右静脉断端

图16-20　剩余左半肝

2. 病例2　男，56岁，藏族，牧区生长，犬类密切接触史。患者10余年前于当地医院体检发现肝脏占位，未治疗。3个月前因上腹隐痛就诊于当地医院，上腹部CT提示肝右叶占位，考虑多房棘球蚴感染可能。

【影像学表现】

肝脏右叶见巨大稍低密度肿块影，边界清楚，形态规则，大小约11.1cm×8.0cm，中心散在高密度结节影，增强扫描不均匀轻度强化，肝右静脉、门静脉右后支显示欠清。提示肝右叶肿块，考虑多房棘球蚴感染（图16-21、图16-22）。

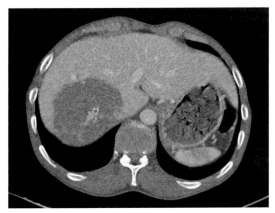

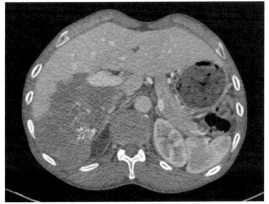

图16-21　CT(门脉期)：病灶位于肝右叶

图16-22　CT(门脉期)：包虫病灶侵犯门静脉右支及右后支

【肝功能检查】

少量腹水；血清总胆红素3.8μmol/L；血清白蛋白39.1g/L；凝血酶原时间10.6秒，Child-Pugh A级。

【手术所见】

腹腔见少量淡黄色积液，肝脏形态正常，质软，于右肝可触及一约10cm×8cm大小肿块，质硬侵出肝被膜,侵犯肝后下腔静脉及膈肌。

（1）游离肝周韧带,因肿块巨大侵犯肝后下腔静脉及膈肌,无法游离出肝脏,遂行前入路法切肝,缝线悬吊牵引肝脏,钳夹法离断肝组织(图16-23)。

（2）劈开肝组织后,分离并修补门静脉、肝后下腔静脉及膈肌,血管闭合器断开肝右静脉,完整切除包块(图16-24、图16-25)。

（3）病灶完整切除(图16-26、图16-27)。

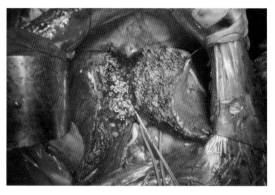

图 16-23   前入路法行右半肝切除术

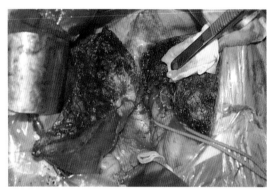

图 16-24   劈开肝组织后,离断门静脉右支并予以缝扎

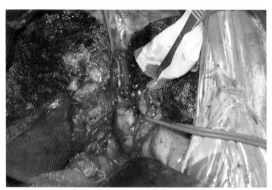

图 16-25   分离并修补肝后段下腔静脉

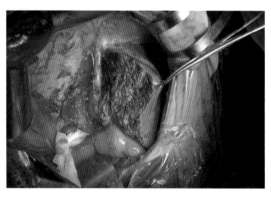

图 16-26   剩余左半肝

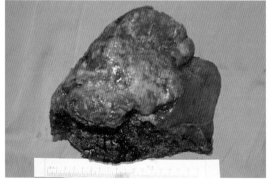

图 16-27   术后标本

3. 病例3   女,25 岁,藏族,牧区生活,犬类密切接触史。3 个月前,患者无明显诱因出现上腹部胀痛不适,1 个月前就诊,行腹部 CT 提示肝脏内片状混杂密度影,考虑多房棘球蚴感染。棘球蚴 IgG 抗体阳性。

【影像学表现】

CT 示肝左内及右前叶见最大横截面约 15.6cm×10.8cm 的混杂密度团块影,边界欠清,增强后轻度不均匀强化,中心液化坏死区未见强化,肝尾状叶见直径约 3.3cm 的相似病灶,与胰体部分界不清,门静脉左支受压变窄(图16-28、图16-29)。

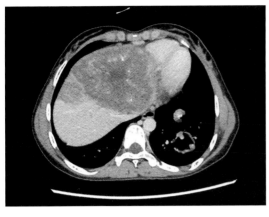

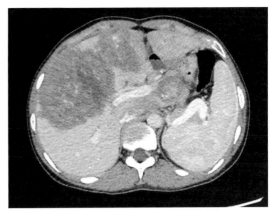

图 16-28　CT(门脉期):中肝巨大泡型包虫病灶侵犯第二肝门

图 16-29　CT(门脉期):中肝及尾状叶包虫病灶

【肝功能检查】

少量腹水;血清总胆红素 6.8μmol/L;血清白蛋白 35.2g/L;凝血酶原时间 12.9 秒,Child-Pugh A 级。

【手术所见】

腹腔内见少量淡黄色渗液,肝脏与膈肌轻度粘连,肝左外叶颜色可,无明显淤胆改变,边缘锐利明显变圆顿,质软,肝右后叶有淤血表现,中肝被一巨大质硬实性包块占据,病灶约18×10cm,侵蚀肝右静脉远端 1/3、肝中静脉全程及肝后下腔静脉全长 1/2 之前壁,术中病灶腔内可见脓性坏死物约 300ml,肝十二指肠悬韧带可扪及肿大淋巴结多枚,较大的淋巴结直径约 4cm,肝总动脉与肿大淋巴结粘连紧密,门静脉右前支受侵,第一肝门界限较清晰,左肝蒂受侵,胆囊近胆囊床处被肝包虫病灶浸润受累。

手术时间 4 小时 45 分钟,出血 1 000ml。Pringle 法阻断时间共计 42 分钟。

(1) 开腹所见及肝脏游离核心步骤:取右肋缘下反 L 形切口开腹后,游离肝脏周围韧带和结缔组织后,显露肝左、肝中、肝右静脉前面。分离肝裸区,至可伸入手指的状态(图 16-30)。

(2) 处理第一肝门,充分解剖第一肝门,分离出肝总管、肝固有动脉及门静脉主干(图16-31)。

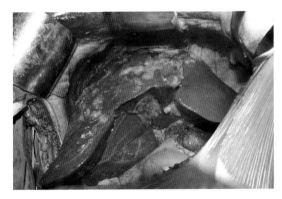

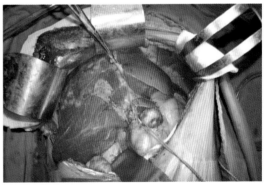

图 16-30　泡型包虫病灶位于肝中叶(S4、S5、S8 段)

图 16-31　解剖第一肝门

（3）完整切除左内叶（S4）和右前叶（S5+S8），切除肝尾状叶包虫病灶（图 16-32）。

（4）术后标本（图 16-33）。

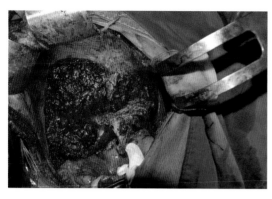

图 16-32   病灶完整切除，断面可见肝右静脉、肝左静脉及肝中静脉断端

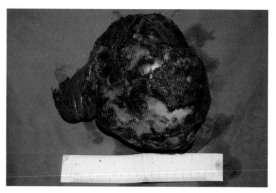

图 16-33   术后标本

三、三肝切除术

三肝切除术包括左三肝切除（又称扩大左肝切除术）和右三肝切除术（又称扩大右肝切除术）。左三肝切除术在左半肝切除的基础上，再额外切除肝右前区，保留供应右后区的肝动脉、门静脉及胆管和肝右静脉。右三肝切除术在右半肝切除的基础上，需要再离断连接 S4 段的肝动脉、门静脉和胆管，分离肝右静脉和肝中静脉，保留供应左外叶的门管三联及肝左静脉。若肝功能良好，预计切除后功能肝体积应保留在 30% 以上，尽量不少于 35%。肝功能要求 ICG R_{15} 在 10% 以下，并且 Child-Pugh 分级为 A 级。

（一）适应证

1. 右三肝切除包括右前叶、右后叶和左内叶的一并切除，有时也将尾状叶包括在内。因此从病灶位置来考虑，病灶位于这三个区域内时是适应证。

2. 左三肝切除包括左半肝和右前叶切除，实际操作过程中将尾状叶一并切除更容易些，病灶位于上述区域时是适应证。

3. 肝功能为 Child-Pugh A 级，无肝背景疾病。

（二）术前评估

1. 肝功能评估   术前需严格评估肝脏功能以保证肝脏有足够的再生潜能，一般要求达到 Child-Pugh A 级且无肝脏背景疾病。由于高胆红素血症会严重影响肝脏再生能力，故对于术前合并有高胆红素血症的患者，必须先行减黄治疗，待胆红素水平恢复正常后再接受手术。

2. 余肝体积评估   利用影像三维重建系统，计算一次性根治性肝切除的余肝体积。

3. 解剖学评估   根据术前影像学检查结果，重点把握病灶在不同肝段（叶）的位置、有无血管侵犯、肝静脉回流的变异等因素。若病灶位于距离较远的位置，且切除后不影响对应肝段的血供和静脉回流，则可设计相应的手术计划。

（三）手术要点

1. 主要步骤包括肝门部血管的处理、主要肝静脉和肝短静脉的处理、肝脏离断。

2. 对于肝门部的血管的处理有两种基本方法：第一种是将 Glisson 鞘内的动脉、门静脉、胆管分开，各自结扎、切断；第二种是将 Glisson 鞘一并处理。

3. 实际操作中要保持良好的视野、把握解剖位置关系、小心谨慎进行手术操作。

（四）典型病例

1. 病例 1　女，33 岁，藏族，牧区生长，犬类密切接触史。3 年前患者诊断出肝泡型包虫病，长期服用阿苯达唑治疗。3 个月前患者出现全腹部持续性腹胀，伴有全身皮肤瘙痒，现为求手术治疗收入我院。

【影像学表现】

CT 上腹部血管三维重建提示：肝实质内见大片状低密度影，最大截面约 10cm×6.5cm，边界不清，内见多发高密度影，增强扫描病灶未见明显强化，上述肿块与门静脉左支、肝左静脉紧邻，门静脉管壁毛糙。肝内胆管扩张，肝门部胆管受压（图 16-34）。

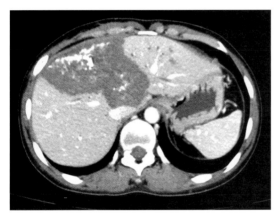
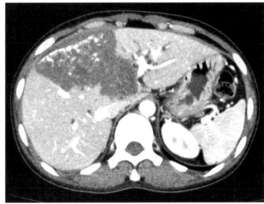

图 16-34　CT 示肝实质内见大片状低密度影，考虑泡状棘球蚴感染

【肝功能检查】

少量腹水；血清总胆红素 28.9μmol/L；血清白蛋白 36.4g/L；凝血酶原时间 10.7 秒，Child-Pugh A 级。

【手术所见】

手术时间 4 小时 35 分钟，出血 500ml。Pringle 法阻断时间共计 40 分钟。

（1）肝脏游离：术中见肝左叶包块侵犯肝脏右前叶（图 16-35）。切断肝圆韧带，肝镰状韧带，左、右冠状韧带，左、右三角韧带，肝胃韧带，肝结肠韧带，充分游离肝脏。

（2）第一肝门处理：打开胆囊三角，分离切断结扎胆囊管与胆囊动脉，切除胆囊。沿肝门横沟上缘到左纵沟切开肝包膜，推开肝实质，将左侧肝蒂予以结扎、切断，断端予以 Prolene 线连续缝合。分离出 Glisson 鞘右前支和右后叶，处理右前支管道，予以结扎、切断。沿右前和右后缺血线离断肝实质（图 16-36、图 16-37）。

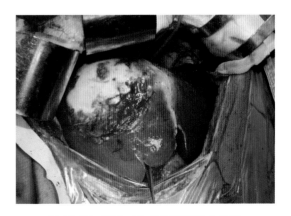

图 16-35　肝左叶包块侵犯肝脏右前叶

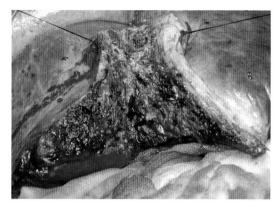

图 16-36　离断肝实质

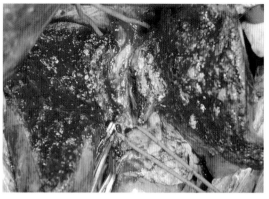

图 16-37　处理第一肝门

（3）第二肝门处理：将左三叶肝轻轻提起，在下腔静脉前壁钝性分开肝组织，所有管道均予以结扎、切断。在肝左静脉根部结扎、离断 Arantius 韧带。到达第二肝门时，用血管钳将肝中和肝左静脉连同肝组织分别夹住，切断、结扎（图 16-38）。

（4）安置 T 管：切断肝实质后，右肝管安置 T 管引流。结扎肝切面的渗血和小的胆漏。用非可吸收缝线将左外叶与腹膜进行缝合，防止血管扭转。肝断面彻底止血，检查有无活动性出血和胆汁外漏（图 16-39）。肝脏标本如图 16-40 所示。

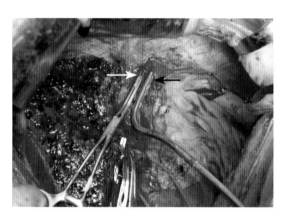

图 16-38　离断肝实质，肝左静脉（黑色箭头）、肝中静脉（白色箭头）断端予以 Prolene 线连续缝合

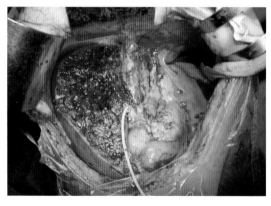

图 16-39　安置 T 管

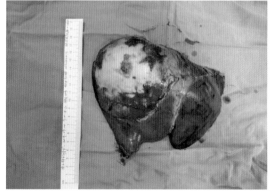

图 16-40　肝脏标本

2. 病例2　男，41岁，藏族，牧区生长，犬类密切接触史。6 个月前患者诊断出肝泡型包虫病，伴有右上腹腹胀，伴有全身皮肤瘙痒，现为求手术治疗收入我院。

【影像学表现】

CT 上腹部血管三维重建提示：肝实质内见大片状低密度影，最大截面约 15cm×9cm，边

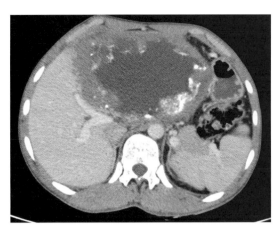

图 16-41　CT 示肝实质内见大片状低密度影,考虑泡状棘球蚴感染

界不清,内见多发高密度影,增强扫描病灶未见明显强化,肿块与门静脉右前支紧邻,肝门部胆管受压,肝内胆管可见扩张(图 16-41)。

【肝功能检查】

血清总胆红素 25.9μmol/L;血清白蛋白 39.5g/L;凝血酶原时间 12.7 秒,Child-Pugh A 级。

【手术决策】

左肝病灶巨大,位于肝脏 S1、S2、S3、S4、S5、S8 段,拟行左三肝切除术+尾状叶切除术,术前 CT 提示右肝内胆管扩张,术中可能需要行肝门部胆管成形术。

【手术所见】

手术时间 5 小时 15 分钟,出血 300ml。Pringle 法阻断时间共计 50 分钟。术中所见及操作见图 16-42～图 16-47。

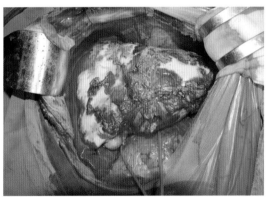

图 16-42　术中见左三肝巨大病灶

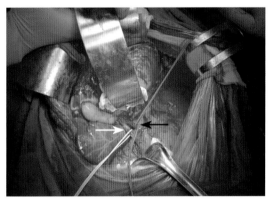

图 16-43　解剖第一肝门,胆管(白色箭头),肝固有动脉(黑色箭头)

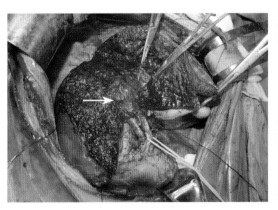

图 16-44　离断肝实质,右肝管受侵犯(白色箭头)

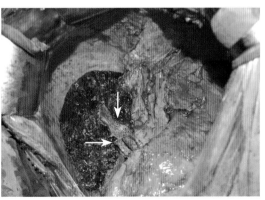

图 16-45　切除左三肝及受侵犯胆管,可见胆管断端(白色箭头)

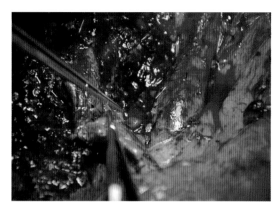

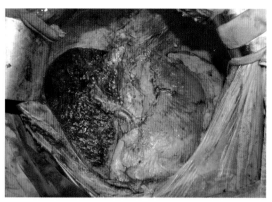

图 16-46 胆管断端予以断端吻合   图 16-47 肝脏断面

四、特殊部位肝泡型包虫病灶切除术

(一) 肝尾状叶泡型包虫病

由于肝尾状叶紧贴肝后段下腔静脉且位置深,难以显露,极易发生出血,手术难度很大。肝尾状叶的小范围切除是困难的手术之一。

病例 男,52 岁,藏族,牧区生长,犬类密切接触史。5 个多月前患者无明显诱因出现右上腹疼痛,每次持续 2~3 天,饭后及劳动后加重,2 周前右上腹疼痛加重,遂于当地医院就诊,腹部 CT 结果提示肝尾状叶、肝门部泡型包虫病。

【影像学表现】

CT 提示肝尾状叶、肝门部及门静脉、下腔静脉间隙见多个囊状密度影,部分呈分隔样改变,部分内见多发钙化灶,增强未见明显强化(图 16-48、图 16-49)。

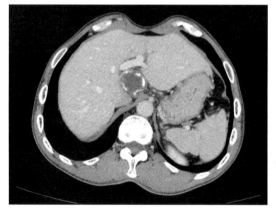

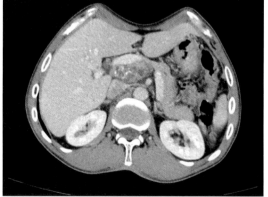

图 16-48 CT(门脉期):尾状叶包虫病灶   图 16-49 CT(门脉期):包虫病灶包绕十二指肠并侵及部分胰腺上缘

【肝功能检查】

血清总胆红素 6.1μmol/L;血清白蛋白 43.0g/L;凝血酶原时间 10.7 秒,Child-Pugh A 级。

【手术所见】

第一肝门后方,门静脉、下腔静脉间隙有一包块大小约 8cm×5cm×5cm,色白,质硬,后方紧贴下腔静脉前方紧贴门静脉,包块向上侵及部分肝尾状叶(S1),向下包绕十二指肠并侵及部分胰腺上缘。

(1) 开腹所见及肝脏游离核心步骤:取右肋缘下反 L 形切口开腹后,游离肝脏周围韧带和结缔组织后,切开左冠状韧带、左三角韧带,将左外叶向右侧翻转(图 16-50)。

(2) 游离肝尾状叶,在肝后下腔静脉前方,钳夹切断走向包块的血管,腔静脉端予以缝合修补,并且将包块从门静脉及肝十二指肠韧带后方分离,距离病灶 0.5cm 确定切肝线,切除部分受侵犯尾状叶,向足侧切除部分受侵犯胰腺组织,从而整块切除病灶(图 16-51、图 16-52)。

(3) 病灶完整切除(图 16-53)。

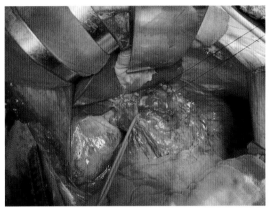

图 16-50　泡型包虫病灶位于肝尾状叶(S1 段)

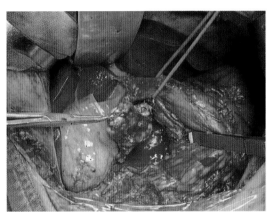

图 16-51　切除肝尾状叶包虫病灶

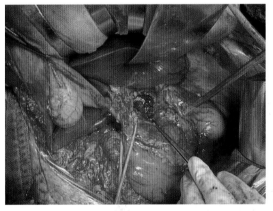

图 16-52　切除病灶后第一肝门

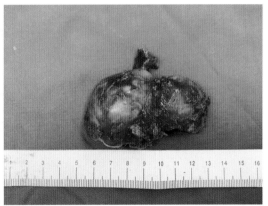

图 16-53　术后标本

(二) 左肝泡型包虫病灶侵犯心包

多房棘球蚴由于其出芽生长的特点易侵犯邻近组织及器官,本部分内容将介绍 1 例肝左外叶泡型包虫病灶向头侧生长侵犯心包的病例。

男,62 岁,藏族,牧区生长,犬类密切接触史。8 个月前,患者于外院行"胸腔包虫内囊摘除术+开胸探查术+右侧膈肌修补术",术后证实多房棘球蚴感染。同时行上腹部 CT 示肝左叶及经食管裂孔累及右侧胸腔混杂密度灶,考虑包虫感染可能性大。

【影像学表现】

肝左外叶及肝周间隙见不规则厚壁囊状影,内见分隔,局部见钙化灶,大小约 8.0cm×5.6cm,增强后囊壁可见轻度强化。纵隔右移,心脏未见增大,心包少量积液(图 16-54、图 16-55)。

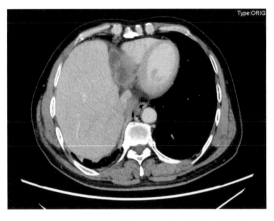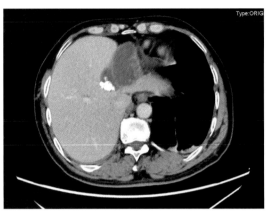

图 16-54　CT(门脉期):包虫病灶向头侧侵犯心包

图 16-55　CT(门脉期):肝左外叶包虫病灶,局部见钙化灶

【肝功能检查】

血清总胆红素 10.6μmol/L;血清白蛋白 46.6g/L;凝血酶原时间 11.6 秒,Child-Pugh A 级。

【手术所见】

腹腔内未见腹水,无明显粘连,包虫病灶位于左肝,向头侧侵犯膈肌、肝左静脉、下腔静脉左侧壁及部分心包。大小约 15cm×10cm×10cm,术中超声示病灶侵犯膈肌及心包;标本剖视:病变内呈囊性,有大量黄白色浑浊囊液。Pringle 法阻断 1 次,约 15 分钟。

(1) 开腹所见及肝脏游离核心步骤:取右肋缘下反 L 形切口开腹后,游离肝脏周围韧带和结缔组织,分离病变与周围脏器粘连。包块侵及肝左静脉、下腔静脉左侧壁,分离受侵犯下腔静脉左侧壁及肝左静脉,并予以 5-0 Prolene 线缝合(图 16-56)。

(2) 切除部分受侵犯膈肌,切除部分受侵犯心包,完整移除标本(图 16-57)。

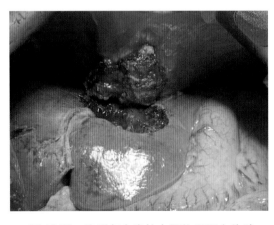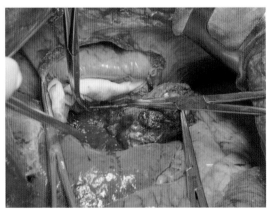

图 16-56　泡型包虫病灶主要位于肝左外叶侵犯膈肌、肝左静脉、下腔静脉左侧壁

图 16-57　切除受侵犯部分心包,完整切除病灶

（3）用生物补片修补缺损膈肌（图 16-58）。

（4）病灶完整切除（图 16-59）。

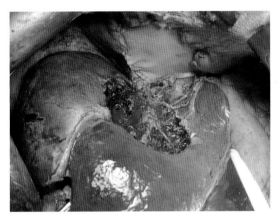

图 16-58　缺损膈肌予以生物补片修补

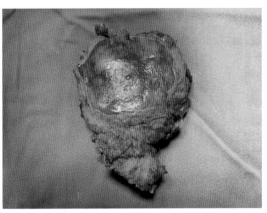

图 16-59　术后标本

第二节　肝泡型包虫病分期切除

肝泡型包虫病常出现肝内多发病灶的现象,这可能是由于多房棘球蚴随门静脉血流进入肝脏种植于肝内多个位置,并最终发展为多个相互独立的病灶。当多发性病灶均位于同一肝段(叶)时,在余肝体积和肝功能符合要求的情况下,可直接行根治性肝段(叶)切除术。但是当多发性病灶位于相距较远的多个肝段(叶),甚至合并有肝内血管侵犯时,一次性切除所有的病灶可能会导致余肝体积不足,增加术后肝脏衰竭的风险。在这种情况下,或可通过分期手术的形式,一期切除部分病灶,待余肝增生后再行二期手术,最终完成肝包虫病的根治性切除。

一、适应证

1. 多发性肝包虫病位于不同的肝段(叶)。

2. 一次性切除所有病灶后预计余肝体积<35%。

3. 肝功能为 Child-Pugh A 级,无肝背景疾病。

二、术前评估

1. 肝功能评估　术前需严格评估肝脏功能以保证肝脏有足够的再生潜能,一般要求达到 Child-Pugh A 级且无肝脏背景疾病。由于高胆红素血症会严重影响肝脏再生能力,故对于术前合并有高胆红素血症的患者,必须先行减黄治疗,待胆红素水平恢复正常后再接受手术。

2. 余肝体积评估　利用影像三维重建系统,计算一次性根治性肝切除的余肝体积,若小于 30%,则在保证余肝体积足够的情况下(>30%),拟定一期手术的切除方案;一期手术结束后 3 个月内,余肝体积一般可以增生 20% 左右,此时再计算二期切除后的余肝体积,若达到要求即可行二期手术切除剩余病灶。

3. 解剖学评估　根据术前影像学检查结果,重点把握病灶在不同肝段(叶)的位置、有无血管侵犯、肝静脉回流的变异等因素。若病灶位于距离较远的位置,且切除后不影响对应肝段的血供和静脉回流,则可设计相应的手术计划。

三、手术要点

1. 一期手术要点　一期切除的病灶应选择操作较为方便者,尽可能减少游离肝周韧带以减少术后粘连,注意保护余肝的血供和静脉回流(必要时可以做血管重建),预留充足的余肝体积,保障肝脏再生能力。

2. 二期手术要点　准确评估余肝体积增生情况,待余肝体积充分增生后再行手术。术中注意小心游离肝周粘连,根治性切除病灶后,可在此期联合切除其他肝外转移的包虫病灶。

四、手术病例

1. 病例 1　男,35 岁,藏族,牧区生长,犬类密切接触史。患者 4 年前体检时发现肝脏占位性病变,诊断为肝泡型包虫病,无明显症状。

【影像学表现】

肝内多发团块状混杂密度影,密度不均匀,其内多发线样及絮状钙化,最大截面约 11.6cm×8.7cm,肝内散在斑点及絮状条索影,病灶大部分斑点状钙化(图 16-60、图 16-61)。肝静脉彩超及三维重建如图 16-62~图 16-64 所示。

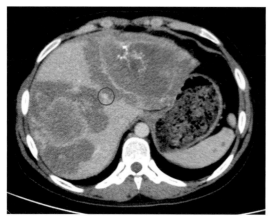

图 16-60　CT 静脉期,示 2 个巨大泡型包虫病灶。肝中静脉走行于两病灶之间,且因受到压迫而狭窄(红圈)

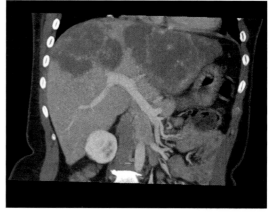

图 16-61　CT 延迟期,示病灶与门静脉关系

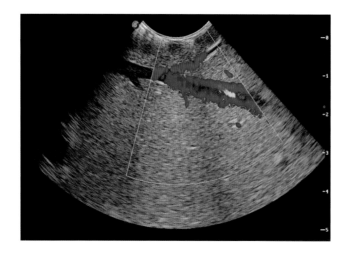

图 16-62　肝静脉彩超提示肝中静脉狭窄,流速缓慢

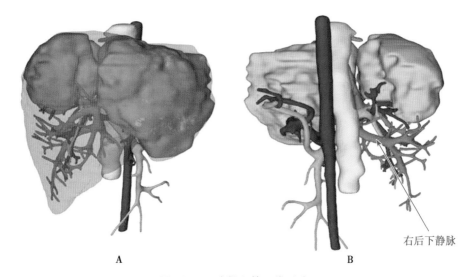

图 16-63　病灶血管三维重建 1

A. 三维重建示病灶与肝内重要血管空间位置关系;B. 示一粗大的右后下静脉,为 S6、S7 段主要的静脉回流

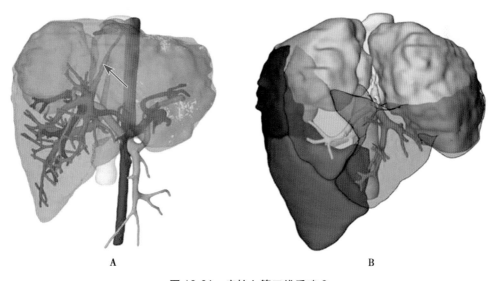

图 16-64　病灶血管三维重建 2

A. 三维重建示肝中静脉走行(箭头),可见静脉因受压迫而狭窄;B. 三维重建系统分析肝中静脉引流范围约占总肝脏体积的 11%,右后下静脉引流范围约为 20%

【肝功能检查】

无腹水;总胆红素 23.8μmol/L;血清白蛋白 45.0g/L;凝血酶原时间延长 2.4 秒;INR 1.2。Child-Pugh A 级。

【手术决策】

若一次性切除所有病灶,则预计余肝体积为 31%,肝脏断面较大,且术中需要重建肝中静脉回流,综合考虑,采用分期手术方式:一期切除 S2、S3 段病灶,重建肝中静脉保障 S5、S4b 段静脉回流,待余肝体积充分增生后,再二期切除 S7、S8 段病灶(图 16-65)。

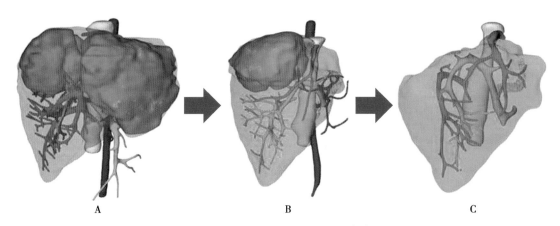

图 16-65   模拟手术示分期手术方案

A.术前三维成像是左肝、右肝两个巨大病灶;B.一期手术切除左肝病灶;C.待剩余肝组织增生后,二期手术切除右肝病灶

【手术所见】

一期手术:手术时间 4 小时 15 分钟,出血 500ml,回输自体血 400ml。术中所见及操作如图 16-66~图 16-68 所示。

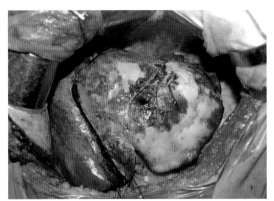

图 16-66   游离肝脏后,确定切除线,一期手术切除肝左叶的病灶

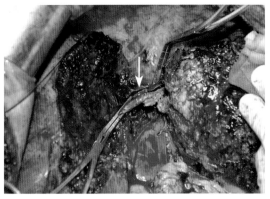

图 16-67   离断肝实质后,发现肝中静脉(白色箭头)受侵犯并切除

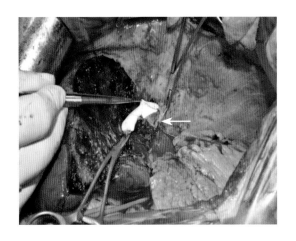

图 16-68   切除肝左叶病灶后,利用人工血管架桥重建肝中静脉回流,白色箭头所示为腔静脉开口

二期手术:手术时间 5 小时 15 分钟,出血 1 000ml,回输自体血 750ml,输血浆 350ml,悬浮红细胞 1.5U。术前情况及术中所见如图 16-69~图 16-73 所示。

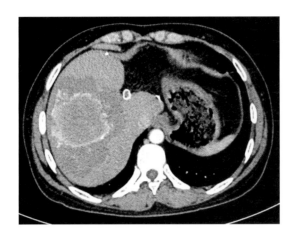

图 16-69　一期手术 3 个月后,可见余肝体积有所增加,经三维重建计算发现预计切除后余肝体积达到了 43%,可以接受二期肝切除

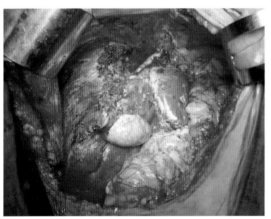

图 16-70　开腹后小心游离肝周粘连

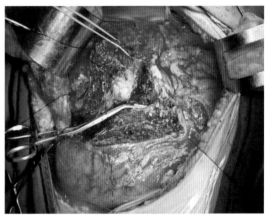

图 16-71　切除肝右叶病灶,联合切除受侵犯的部分膈肌

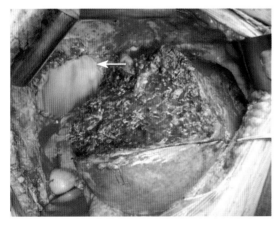

图 16-72　切除病灶后修补膈肌破损部位(白色箭头),完成多发性肝泡型包虫病的分期根治性切除

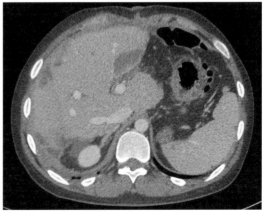

图 16-73　二期术后患者恢复良好,术后 7 天出院

2. 病例 2　男,28 岁,藏族,牧区生长。3 年前当地医院体检发现肝脏占位,考虑肝泡型包虫病,未接受进一步治疗,现为求进一步诊治就诊于我院。

【影像学表现】

CT 示肝内多发团块状低密度影,最大病灶位于右后叶,S6 段病灶大小约 12.5cm×8.5cm,S5 病灶大小约 5.3cm×4.5cm,S2 病灶大小约 5.2cm×4.3cm(图 16-74、图 16-75)。

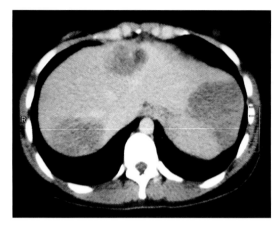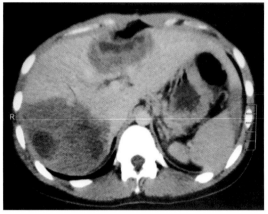

图 16-74　肝内 3 个较大病灶,分别位于右后叶、左内叶以及左外叶,并且侵犯到脾脏

图 16-75　右后叶最大的病灶,病灶内部呈不均匀密度表现

【肝功能检查】

无腹水;总胆红素 11.5μmol/L;血清白蛋白 41.3g/L;凝血酶原时间 12.3 秒;Child-Pugh A 级。

【手术决策】

若一次性切除所有病灶,则预计余肝体积不足,先一期切除远离大血管的右后叶及左外叶病灶,待余肝增生 3 个月后再行二期切除,这样既可以保证安全的余肝体积,也可以降低手术难度。

【手术所见】

一期手术:手术时间 3 小时 40 分钟,出血 300ml。术中所见及操作如图 16-76、图 16-77 所示。

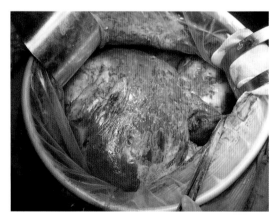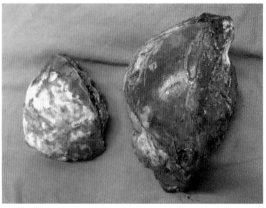

图 16-76　术中优先引流右后叶巨大病灶内的坏死物质,有助于游离全肝。确定切除线后离断肝实质

图 16-77　切除的右后叶及左外叶病灶

二期手术:手术时间 4 小时 15 分钟,出血 2 000ml,输入悬浮红细胞 4U。术前情况及术中所见如图 16-78~图 16-81 所示。

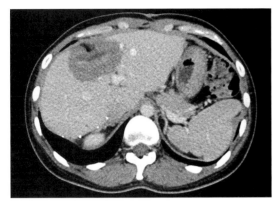

图 16-78　二期手术前 CT 检查提示余肝已充分增生,准备切除 S5 段病灶

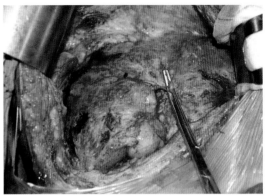

图 16-79　二期切除病灶位置,主要位于 S5 段

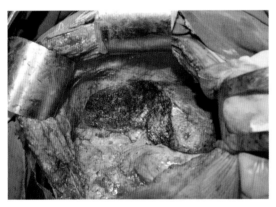

图 16-80　切除后的残肝形态

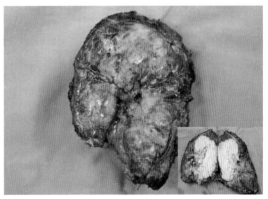

图 16-81　切除后的标本及剖面

五、小结

1. 分期切除适用于多发性肝包虫病灶,且位于不同肝段(叶),位置相距较远,无法一次性切除者。

2. 分期切除主要解决的是余肝体积不足的问题,要求肝功能良好,否则严重影响肝脏再生,导致手术失败。

3. 应用分期切除应当谨慎评估肝内重要血管受侵犯的程度。需要接受复杂的血管重建的病例不适合接受分期肝切除,而应当转而采用体外肝切除联合自体肝移植或异体肝移植。

4. 本节展示的病例为狭义上的分期肝切除,一切采取额外手段争取余肝增生再行根治性切除的手术计划都可归类为分期切除(或称序贯治疗,详见第三节),包括但不限于巨大坏死液化病灶穿刺引流减压、选择性门静脉栓塞,甚至是 ALPPS。

第三节　肝泡型包虫病的序贯治疗

肝泡型包虫病病程漫长,有许多病例确诊时,病灶已经巨大,且与周围器官组织紧密粘连,有时甚至压迫到肝内重要管道,造成梗阻性黄疸、巴德-基亚里综合征等合并症。巨大的病灶和广泛的粘连严重妨碍到开展根治性肝切除,导致肝周游离困难、出血增加,且病灶自身有破裂的风险,一旦破裂,严重污染术野,还可能引起患者严重的过敏反应,甚至危及生命。对于这种病例,可采用序贯治疗的手段,即在根治性肝切除之前,综合应用病灶穿刺引流减压、介入支架置入以及经皮肝穿刺胆管引流等手段,缓解合并症,并且为根治性手术创造条件。

一、适应证

1. 巨大肝泡型包虫病灶预计会影响到手术操作者。
2. 肝泡型包虫病灶因占位挤压影响到肝脏重要管道者。

二、术前评估

1. 肝功能与余肝体积评估与前述相同。
2. 解剖学评估　重点评价两方面,第一是评估巨大病灶对手术操作的影响程度,要充分结合术者个人经验和三维重建模拟手术结果;第二是评估病灶占位效应引起的合并症,需要综合考虑合并症的严重程度、与病灶的关联性、患者根治性手术等待的时间。

三、手术要点

充分评估术前辅助性序贯治疗的必要性,如在综合考虑下病情可被一次性的根治手术解决,则没有必要行序贯治疗,徒增手术花费和患者痛苦。

四、手术病例

男,23 岁,间断性腹胀 3 月余,体检发现肝泡型包虫病 2 月余。未接受进一步治疗,现为求进一步诊治就诊于我院。

【影像学表现】

CT 如图 16-82 所示。

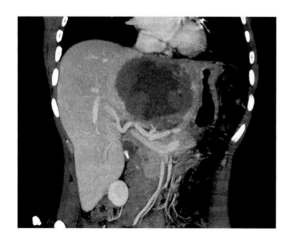

图 16-82　CT 示肝左叶一巨大团块状低密度影,大小约 20.3cm×18.2cm×14.4cm

【手术决策】

考虑到该病灶体积巨大,预计严重影响到肝脏游离和手术切除,故采取一期行病灶穿刺引流减体积术,待病灶体积缩小后再行根治性切除。

【术中所见】

术前情况及术中所见如图 16-83~图 16-86 所示。

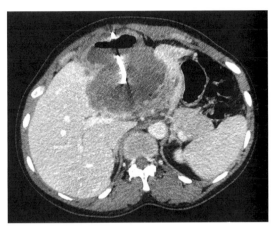

图 16-83　二期根治性肝切除术前 CT 示病灶内留置的引流管,病灶体积较前已明显缩小

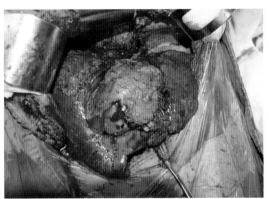

图 16-84　术中见 S4、5 段病灶明显缩小,不再影响手术操作

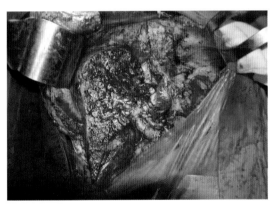

图 16-85　根治性左三肝切除术后

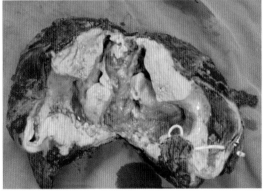

图 16-86　切除的手术标本,注意其中留置的引流管

五、小结

序贯治疗的目的是减轻术前合并症、减少手术操作的障碍,采用的手段包括但不限于病灶穿刺引流减压、介入支架置入以及经皮肝穿刺胆管引流等手段,术前需要重点评估序贯治疗的必要性,否则给患者带来额外的创伤和费用。

第四节　合并肝脏重要管道的切除

对于肝包虫病,为了取得良好的远期预后效果,最佳的手段就是进行根治性肝切除(即切缘阴性的切除)。与可以接受根治性肝切除的病例相比,那些无法手术而只能接受阿苯达唑治疗的病例一般难以取得良好的疗效。在过去,许多外科医生认为合并血管侵犯的肿瘤是无法进行手术的,至少相比于常规肝切除来说有着更高的风险。然而在过去的十余年中,外科手术的技术条件与观念发生了翻天覆地的变化,越来越多的外科医生开始赞同联合血管切除与重建以达到根治性肝切除标准的手术方式。血管重建的对象可能包括门静脉、肝静脉、下腔静脉以及肝动脉。为了保障血管重建的顺利开展,必须在术前完成精准影像学评估,在术中采用合适的血管阻断技术及选择合适的血管阻断位置,最后才是血管的吻合与重建。在具有充分的血管重建经验的中心,联合血管重建的肝切除治疗肝包虫病通常可以取得良好的治疗效果。

与常规肝切除类似,联合血管重建的肝切除也要保证足够的残肝体积,以预防术后出现小肝综合征。通过术前影像学评估,特别是计算机三维重建技术,我们可以了解病灶与肝内重要管道结构的解剖学关系,计算预计余肝体积,从而拟定手术计划。另外,血管重建需要在阻断肝脏主要血管的条件下进行,故对于预计会有较长缺血时间的肝脏,应当保证预计余肝体积应大于40%。对于极端复杂的病例,可一期行门静脉栓塞术,待保留侧肝脏体积增生后再行根治性肝切除(详见分期肝切除章节),或者体外肝切除联合自体肝移植(详见自体肝移植章节),甚至是全肝移植。总之,联合血管重建的肝切除是一种十分复杂的外科治疗方式,应当由经验丰富的医师在保证安全性的前提下开展,切忌盲目尝试。

本节将分别从适应证,门静脉、肝静脉与下腔静脉三种血管的切除与重建以及典型病例展开介绍。

一、适应证

1. 单发或多发性病灶广泛侵犯肝内血管且位于同一肝叶(段)。
2. 根治性切除病灶后,预计余肝存在灌注或回流障碍。
3. 预计余肝体积>40%。
4. 肝功能评估为 Child-Pugh A 级,无肝背景疾病。

二、门静脉的切除与重建

门静脉的解剖学变异较多,使得血管重建极具挑战性。故术前影像学评估尤为重要,门静脉切除的长度由包虫病灶的浸润范围决定,而重建成功的关键在于正确的设计。

1. 伴有严重门静脉侵犯的肝包虫病,需要切除受侵犯的门静脉,重建门静脉的过程需要考虑安全阻断门静脉的时间,一方面要考虑到肝血流的阻断,另一方面要注意胃肠道淤血的问题,故阻断时间不可超过45分钟,若预计重建困难,则可能需要行门静脉转流。

2. 门静脉切断的时机 门静脉的切断一般在肝实质完全离断后进行,此时术野较好,方便手术操作。门静脉切断前要考虑到重建时口径的差异。

3. 如果两门静脉残端距离较近,优先采用端端吻合(图16-87),吻合时要注意预防门静脉的扭转。对于局限性的门静脉侧壁缺损,可以使用补片修补,补片材料可以采用自体静脉材料,特别是大隐静脉,易于切取,可以方便地制成各种大小形状的补片用于修补缺损;也可以选择人工血管材料作为补片。对于断端距离较远,无法直接端端吻合的情况,可以先切取自体静脉制作间置移植血管,延长断端后再行端端吻合(图16-88)。

4. 缝合线采用5-0的Prolene线,在术者的近侧和远侧各缝一根支持线后进行连续缝

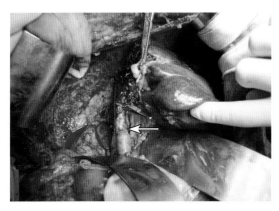

图 16-87　门静脉近端与远端（白色箭头）
距离较近，直接采用端端吻合

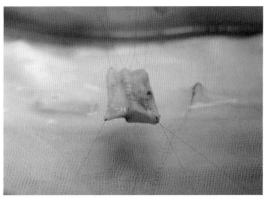

图 16-88　利用大隐静脉补片边边缝合整形
为新的门静脉血管

合。远侧的支持线在血管外打结，近侧支持线可不必结扎，待后壁连续缝合后撤除。缝合的
间距和边距均为 1mm，注意不要将外膜卷入血管腔内。

三、肝静脉的切除与重建

施行肝切除术的过程中，即使控制了肝门部的入肝血流，仍然有来自肝静脉的出血，且
难以控制。对于一些侵犯肝静脉或腔-肝静脉汇合部的肝包虫病灶，常常需要切除受侵犯的
肝静脉，为了防止其引流肝段的淤血，可能需要重建对应的静脉引流。肝静脉重建的主要目
的就是保留残肝的功能。

1. 肝静脉切除与重建的决策　当病灶严重侵犯或压迫汇入部附近的肝静脉时，一般需要
在切除病灶后重建肝静脉。当病灶位于 S7、S8 段时，切除肝右静脉和/或肝中静脉，且没有较
为粗大的肝右下静脉时，重建肝静脉十分有必要，其目的主要是为了保证 S5、S6 段的静脉回
流。特别是如果在结扎肝静脉后发现其引流肝段由于淤血而呈现出暗红色，则应当重建肝静脉。

2. 肝静脉重建的方法　包括血管置换、补片修补以及直接端端吻合。当切除的肝
静脉长度大于 3cm 时，可以使用自体静脉或者人工血管作间置移植血管，注意消除吻合
口口径的差异，同时预防间置血管扭转（图 16-89、图 16-90）；若切除的肝静脉长度在

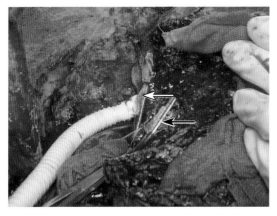

图 16-89　利用人工血管架桥重建 S5（白色
箭头）、S6（黑色箭头）静脉回流

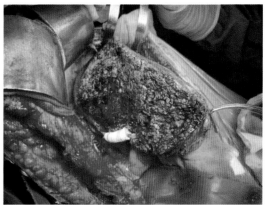

图 16-90　重建的 S5、S6 段流出道位于肝
实质之外

2cm以内,可以直接拉拢对合肝静脉残端,行端端吻合;如果病灶仅部分侵犯肝静脉侧壁,可以在切除受侵部分管壁后利用补片修补缺损,补片材料可以采用自体静脉或者人造血管,若补片面积较大,直径超过3cm,应使用4点支持法进行缝合。有时可能因为余肝流出道主干被切除,而需要将多个肝静脉残端整形为一个共同的开口(图16-91、图16-92)。

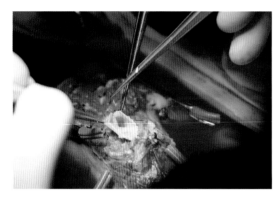

图16-91   半离体式肝切除中,有时可能因为余肝流出道主干被切除,而需要将多个肝静脉残端整形为一个共同的开口

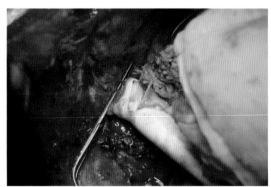

图16-92   肝静脉共开口成形之后再与下腔静脉行端侧吻合

3. 术后应严密观察重建的肝静脉回流的通畅性,但即使发生了闭塞,一般也不会引起转氨酶迅速上升。另外,由于肝静脉吻合口或间置的移植血管位于肝实质之外,所以很难用超声检查。一般采用CT或MRI对肝静脉的通畅性进行检查。

四、下腔静脉的切除与重建

当复杂肝包虫病灶广泛侵犯下腔静脉以及腔-肝静脉汇合部时,就需要行受侵下腔静脉的切除与重建。重建下腔静脉之前,首先要在合适的位置阻断下腔静脉血流,然后再根据受侵犯的范围确定具体的重建方式。笔者一般将下腔静脉受侵犯分为三种情况(图16-93),本节将分别介绍各种情况下对应的重建方式。

1. 确定下腔静脉受侵的范围以及血流阻断位置   I型(侧壁型)指腔-肝静脉汇合部1cm以下的肝后下腔静脉受侵,在这种情况下,可以分别在腔-肝静脉汇合部以下、肝静脉以上的位置阻断下腔静脉血流,若仅为下腔静脉侧壁小范围侵犯,可用门静脉钳夹闭受侵犯的下腔静脉侧壁,这样可以保持下腔静脉主干的血流;II型(汇合部型)指腔-肝静脉汇合部与肝后下腔静脉同时受侵,此时只能在膈下位置阻断下腔静脉;III型(肝上型)指包虫病灶侵犯肝上下腔静脉,此时需要打开腔静脉裂孔,在右心房下缘水平阻断下腔静脉(图16-93)。阻断下腔静脉前先要全身应用肝素,剂量标准为60kg体重给予1 000U,阻断时间超过40分钟则追加500U。

2. 对于预计重建时间较长,如下腔静脉置换、较大的补片修补等情况,可以采用在体肝脏低温灌注,或者半离体式肝切除,尽可能减少缺血再灌注损伤影响残肝功能。

3. 重建方式的选择   对于纵向侵犯长度不超过3cm,范围不超过30°的下腔静脉侧壁缺损,可以直接纵向缝合缺损部分,由于下腔静脉管径较粗,较窄的侧壁缺损直接缝合

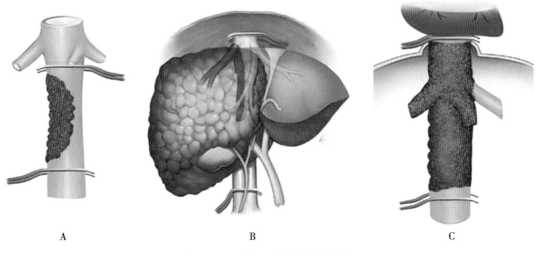

图 16-93　三种下腔静脉受侵犯情况
A. 侧壁型；B. 汇合部型；C. 肝上型

后也不会引起明显的下腔静脉狭窄（图 16-94～图 16-98）；纵向长度 3cm 左右，范围小于
30°，属于侧壁型缺损，可采用横向缝合（图 16-99～图 16-101）；若侧壁缺损纵向长度超过
3cm 或范围大于 30°而小于 180°，则应采用补片修补，补片材料可选用自体静脉或者人造
血管，自体材料相较于人工血管有着更好的延展性且更易于处理（图 16-102、图 16-103）；
当侧壁缺损超过 180°时，则应采用血管置换的方式重建下腔静脉，置换血管可以采用大
隐静脉纵行切开后边边缝合后筒状组装的血管（图 16-104），或者直接使用口径 20mm 的
人造血管（图 16-105）。

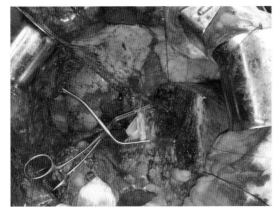

图 16-94　根治性肝切除同时切除了一部分
受侵犯的下腔静脉壁且切除范围长度不超
过 3cm，范围不超过 30°，属于侧壁型，采用
原位缝合修补

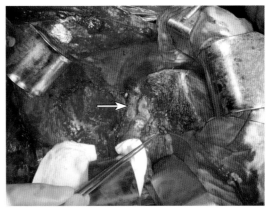

图 16-95　原位缝合后未见下腔静脉明显狭
窄（白色箭头）

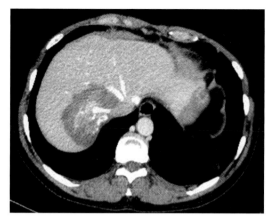
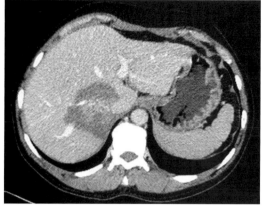

图 16-96　CT 示下腔静脉受侵,周径约 30°属于侧壁型,预期采用轴向的原位缝合修补

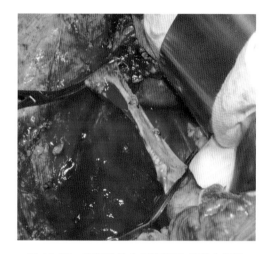

图 16-97　行根治性右三肝切除术联合切除受侵犯的下腔静脉管壁,再行轴向原位缝合修补管壁缺损

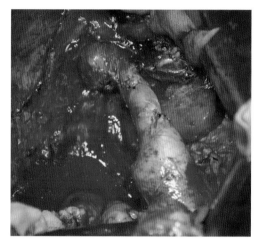

图 16-98　由于下腔静脉内径较粗,即使内径减少 1/3 仍不影响血液回流。另外,修补的下腔静脉管壁位于腔-肝汇合部以下,故也不会影响到肝脏的静脉回流

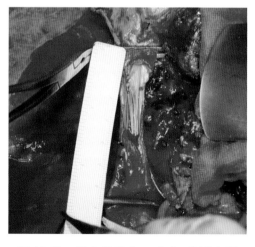

图 16-99　纵向长度 3cm 左右,范围小于 30°,属于侧壁型缺损,可采用横向缝合

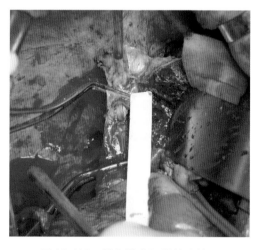

图 16-100　横向缝合逐渐缩小缺口

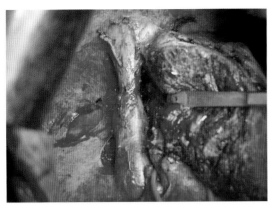

图 16-101　横向原位缝合修补完毕

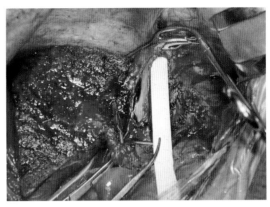

图 16-102　下腔静脉缺损纵向长度超过 3cm 且范围大于 30°,属于汇合部型,应采用补片修补

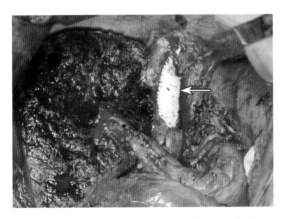

图 16-103　人工血管材料制成补片(白色箭头)后修补汇合部型下腔静脉缺损

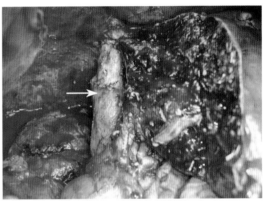

图 16-104　肝上型下腔静脉侵犯,只能采用全下腔静脉置换,置换材料采用大隐静脉整形为新的下腔静脉血管(白色箭头)

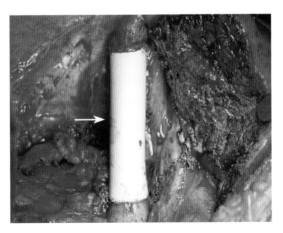

图 16-105　肝上型下腔静脉侵犯,也可直接采用人工血管(白色箭头)置换受侵犯的下腔静脉

五、典型病例

1. 病例 1 左三肝切除术+右肝静脉修补术。

【病史简介】

患者,男,汉族,28 岁,因"肝包虫切除 4 年余,复发 1 月余"入院。患者 4 年余前在当地医院体检发现"肝包虫病",进行局部切除治疗,具体方案不详。1 月余前当地医院行腹部 CT 检查:肝左内叶为主巨大类圆形低密度区,大小约 11.9cm×11.0cm,囊壁可见钙化,考虑肝包虫病复发。血清总胆红素 3.8μmol/L;血清白蛋白 39.1g/L;凝血酶原时间 10.6 秒;Child-Pugh 分级 A 级。

【影像学检查】

上腹部增强 CT 检查示肝左内叶为主巨大类圆形低密度区,大小约 11.9cm×11.0cm,囊壁可见钙化,边缘可见强化,周围肝实质见水肿带。门静脉左支受压,肝左静脉显示不清(图 16-106、图 16-107)。

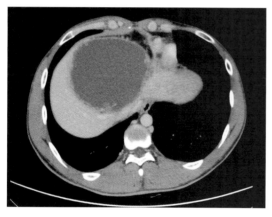
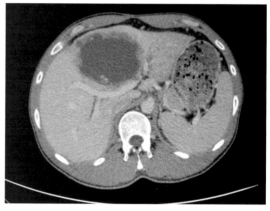

图 16-106 CT(门脉期):包虫病灶侵犯肝右静脉,肝左静脉显示不清 | 图 16-107 CT(门脉期):门静脉左支受压

【手术发现】

腹腔粘连重,胆囊与肝脏肿瘤致密粘连;肝脏无明显肝硬化表现;游离肝脏后可见肝脏 S4、S5、S8 段处有 12cm×10cm 囊实性占位,与膈肌及大网膜致密粘连,内抽出脓性液约 2 000ml;包虫病灶侵犯肝右静脉、肝中静脉、肝左静脉及第一肝门矢状部。遂行左三肝切除+右肝静脉修补术。手术顺利,失血量约 800ml,术后病理检查确诊为泡型包虫病(图 16-108~图 16-111)。

【围手术期及随访】

患者术后 4 天拔除引流管,无胆漏发生,术后 7 天出院,院外口服阿苯达唑每天 2 片共 1 年,每 6 个月当地医院规律复查肝功及监测血清棘球蚴抗体水平至今,未见复发。

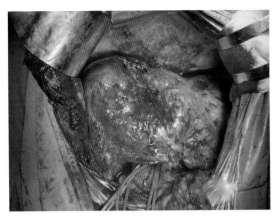

图 16-108　分离粘连和可见左三肝巨大包虫病灶

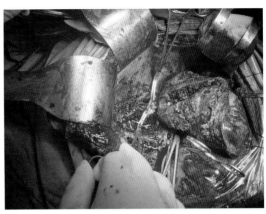

图 16-109　离断肝实质，Prolene 线修补受侵犯的肝右静脉

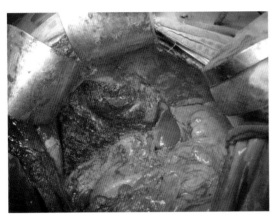

图 16-110　剩余肝脏右后叶，断面可见肝右静脉主干

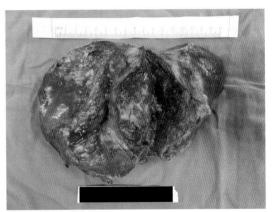

图 16-111　术后标本

2. 病例 2　右三肝切除术+腔静脉修补术。

【病史简介】

患者，女，32 岁，因"发现肝包虫病 8 年，右上腹疼痛 20 余天"入院。8 年前在当地医院体检发现"肝包虫病"，随后进行药物治疗，具体方案不详。20 天前，感右上腹及剑突下疼痛，遂在当地医院行腹部 CT 检查：肝右叶见巨大类圆形混杂密度团块影，最大截面 12.2cm×12cm，考虑肝包虫病。随即转入我院要求手术治疗。入院完善相关检查提示，少量腹水，血清总胆红素 11.3μmol/L；血清白蛋白 29.8g/L；凝血酶原时间 11.5 秒；Child-Pugh 分级 A 级。

【影像学检查】

上腹部增强 CT 检查示：肝右叶混杂密度团块、结节影，部分突破肝包膜，考虑寄生虫感染，包虫病可能，伴门静脉右支远端狭窄、闭塞，下腔静脉肝内段受压，肝肾隐窝少量积液（图 16-112）。

【手术发现】

于 2018 年 1 月开腹手术，术中探查：腹腔粘连严重，有淡黄色腹水约 100ml，肝脏色暗

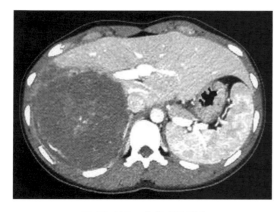

图 16-112　术前 CT 影像

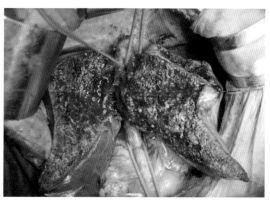

图 16-113　肝实质离断后所见

红,质地略硬,肝脏右叶肿块约 9cm×8cm 大小,占据Ⅳ、Ⅴ、Ⅵ、Ⅶ、Ⅷ段,与膈肌及肝十二指肠韧带重度粘连,侵及右肝管及肝中静脉。遂行右三肝切除+腔静脉修补术。手术顺利,失血量约 500ml,术后病理检查确诊为泡型包虫病(图 16-113~图 16-117)。

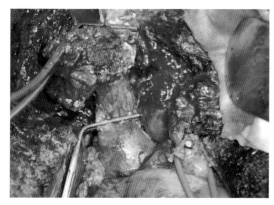

图 16-114　沿肝中静脉走行切开肝包膜,劈开肝实质发现肝后下腔静脉前壁受病灶侵犯

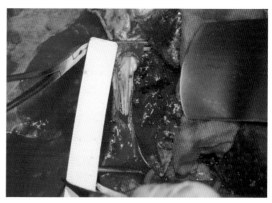

图 16-115　根治性切除后,下腔静脉前壁缺损弧度达 180°,长约 4cm

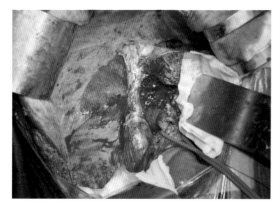

图 16-116　腔静脉修补术后无明显狭窄

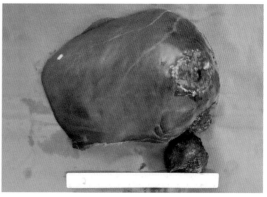

图 16-117　标本:肝右叶大小约为 15cm×15cm

【围手术期及随访】

患者术后 5 天拔除引流管,无胆漏发生,术后 9 天出院,院外口服阿苯达唑每天 2 片共一年,每 6 个月当地医院规律复查肝功及监测血清棘球蚴抗体水平至今,未见复发。

3. 病例 3　右半肝切除术+全尾状叶切除术+伴 IVC 侵犯的外科切除治疗。

【病史简介】

患者,女,36 岁,牧民,因“体检发现肝脏占位 5 年余,上腹隐痛 4 天”入院。患者 5 年前当地医院体检超声发现肝脏占位,考虑肝包虫病,自述服用阿苯达唑半年,后未复查,4 天前无明显诱因出现右上腹隐痛,伴食欲减退、腹胀,遂至我院就诊,入院肝功能及生化检查无明显异常,Child-Pugh A 级。

【影像学检查】

入院查 CT:肝右后叶见约 10.9cm×8.6cm 低密度肿块影,边界欠清,部分突出肝包膜生长,病灶内见少许斑片状钙化灶,增强后未见明显强化,病变包埋下腔静脉肝内段,与门静脉右叶分支分界欠清,病灶与右肾局部关系密切,右侧肾上腺显示欠清,上述病灶疑似多房棘球蚴感染病变(图 16-118、图 16-119)。

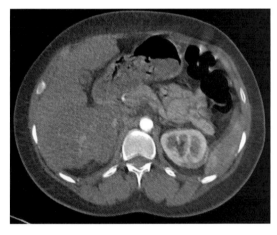
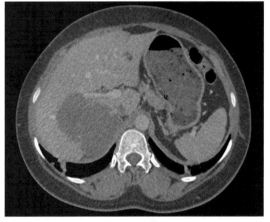

图 16-118　肝右后叶泡型包虫病病灶(动脉期)　　　图 16-119　病灶包埋 IVC 且与门静脉右叶分支关系欠清(门静脉期)

【手术发现】

经多学科会诊后,考虑病灶侵犯 IVC,需提前准备人造血管或尸体血管备用。完善术前准备,于 2017 年 11 月 8 日行开腹手术,术中腹腔未见积液,肝脏形态正常,质软,于右肝后叶可触及一约 10cm×8cm 大小肿块,质硬,突出肝被膜,并侵犯右肾上极、右肾上腺、右肾静脉、肝后 IVC、膈肌、竖脊肌,肿块固定活动度差,无法按常规手术切除,需切除肝后腔静脉及尾状叶,并人工血管置换,修补门静脉和膈肌。遂行右半肝切除术+全尾状叶切除术+腔静脉置换+门静脉修补+腔静脉修补术。手术时间 4 小时 30 分钟。IVC 阻断时间共计 90 分钟。术后病理检查确诊为泡型包虫病。

(1) 开腹所见:取右肋缘下反 L 形切口并向左侧延长,长约 25cm,逐层切开入腹,游离肝脏周围韧带后,因肿块大侵犯肝后下腔静脉及右肾、膈肌竖脊肌,无法活动,无法游离出肝脏,欲前入路切右肝(图 16-120、图 16-121)。

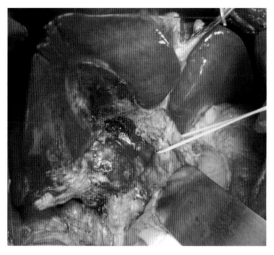

图 16-120　肝右后叶泡型包虫病病灶,侵及
周围组织

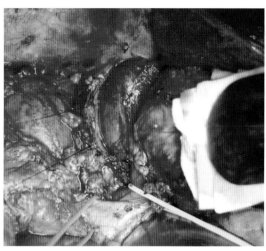

图 16-121　病灶包埋 IVC(肝内段)

（2）肝脏离断

1）缝线悬吊牵引肝脏,钳夹法离
断肝组织,较小胆管及血管用钛夹钳夹
闭,较大支用丝线结扎;逐步将左右半
肝断离开来,切除尾状叶,显露肝后
IVC(图 16-122)。

2）从肝中静脉入口向远端显露下
腔静脉,显露至肾静脉入口远端,分别将
左右肾静脉悬吊。于肾静脉入口近端
及肝中静脉入口远端上血管阻断钳,切
除肝后下腔静脉(图 16-123)。

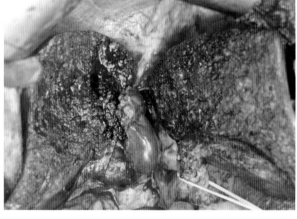

图 16-122　沿预定切除线离断左右半肝

（3）肝脏断面:完整切除肝右叶
病灶,关腹前人工血管无渗漏,肝脏颜色红润正常(图 16-124)。病灶标本如图 16-125 所示。

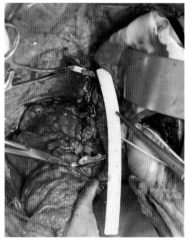

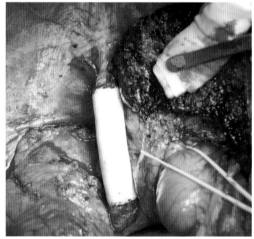

图 16-123　22 号人工血管置换,已切除 IVC

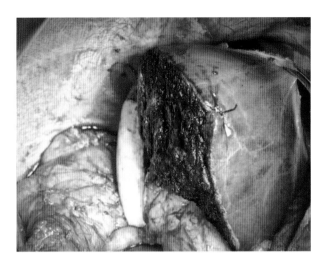

图 16-124　剩余左半肝脏

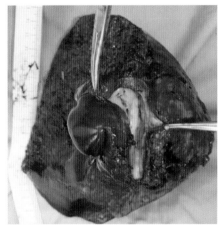 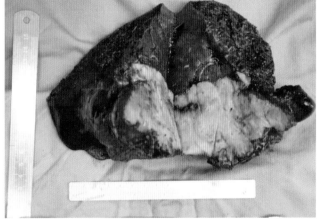

图 16-125　病灶标本

【围手术期及随访】

患者术后第 3 天拔除引流管,无胆漏发生,术后第 8 天出院,院外遵医嘱口服阿苯达唑 1 年,并间隔 6 个月复查肝脏影像学检查及监测血清棘球蚴抗体水平。术后 24 个月(2019 年 11 月)CT 示肝脏无复发,下腔静脉壁见环形高密度,管腔内无充盈缺损(图 16-126)。

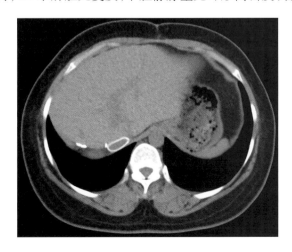

图 16-126　术后 2 年随访复查肝脏 CT 示肝脏术后改变,无泡型包虫病 复发病灶,下腔静脉人造血管正常, 管腔内无血栓形成

4. 病例 4 肝左叶巨大包虫病灶切除与下腔静脉部分人造血管船状修复。

【病史简介】

患者,男,28 岁,于藏族聚居区长期居住,因"体检发现肝包虫 8 月余"入院,自诉无明显不适,未行相关治疗。患者入院 1 个月前因甲型黄疸型肝炎于当地医院诊治。查体示皮肤巩膜轻度黄染。入院检查血清总胆红素 35.7μmol/L;血清白蛋白 37.4g/L;凝血酶原时间 12.0 秒;Child-Pugh 分级 A 级。

【影像学检查】

术前上腹部增强 CT 示肝左叶及尾状叶见约 10.5cm×7.9cm 团块状混杂密度影,增强后病灶内部未见明显强化,病变左缘与胃壁分界不清,累及门静脉左支及肝中、肝左静脉,考虑肝包虫可能性大(图 16-127)。

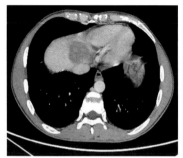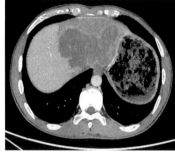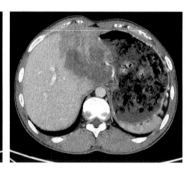

图 16-127 术前 CT 检查提示病灶累积门静脉左支及肝中、肝左静脉

【手术发现】

经多学科会诊后考虑左半肝病灶侵犯下腔静脉及门静脉,需提前准备人造血管备用。完善术前准备后行择期开腹手术。术中见腹腔粘连严重,有少量淡黄色腹水约 100ml,肝脏色暗红质地较硬,左半肝、中肝及部分右半肝可见一约 10cm×10cm 的病灶,占据 Ⅱ、Ⅲ、Ⅳ、Ⅴ、Ⅷ段,与膈肌和肝十二指肠韧带重度粘连,第二肝门被包虫病灶包绕,侵及肝左静脉及肝中静脉,同时侵犯门静脉左支、左肝管、肝左动脉。胆囊体大,壁厚水肿(图 16-128)。故术中行复杂肝包虫切除术+胆囊切除术+门静脉修补术+腔静脉修补术+膈肌修补术。术中应用人工血管修剪成补片并于下腔静脉吻合,修补成型(图 16-129)。出血量约 1 000ml,行自体血回输约 400ml。病灶标本如图 16-130 所示。

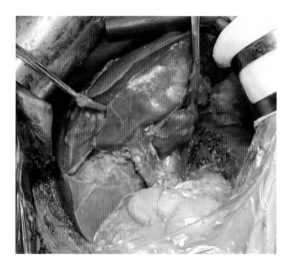

图 16-128 术中见左肝包虫病灶侵犯第一肝门

【围手术期及随访】

术后对患者给予抗炎、保肝和营养支持等治疗,术后病理示包虫病(多房棘球蚴),下腔静脉壁见包虫病累及。术后 10 天复查上腹部增强 CT 示:肝包虫术后,肝左叶缺如,原肝左

叶区约9.2cm×9.1cm无强化低密度片团影(图16-131)。患者出院后遵医嘱口服阿苯达唑及华法林,规律复查肝功及凝血。

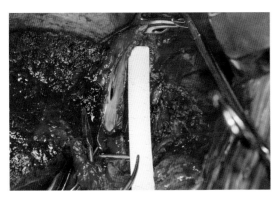
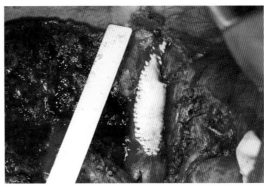

图16-129　下腔静脉人造血管部分修补

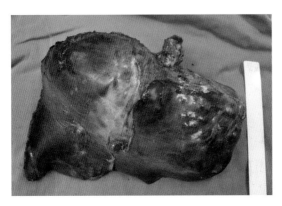
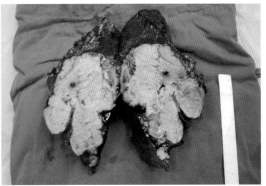

图16-130　病灶标本

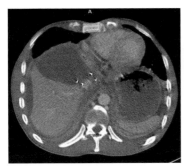
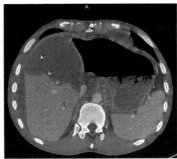
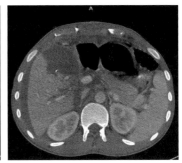

图16-131　术后随访CT

5.病例5　肝左右叶两个病灶伴下腔静脉侵犯的外科切除治疗。

【病史简介】

女,34岁,理塘县牧民,因"CT发现肝包虫1月余"入院。术前肝功能及生化检查无明显异常,ICG R_{15} 为5.6%,Child-Pugh A级。

【影像学检查】

入院CT:肝左外叶及肝右后叶各见一软组织肿块影,大小分别约4.7cm×4.1cm、8.8cm×

5.4cm,病灶密度不均匀,可见囊变和钙化,增强扫描未见明显强化(图 16-132);肝右后叶病灶突破肝包膜生长,推挤右肾上极,右侧肾上腺包埋显示不佳,病灶推挤下腔静脉及侵犯下腔静脉,门静脉右后支和肝右静脉与其分界不清。肝左外叶及肝右后叶软组织肿块伴囊变和钙化(图 16-133),肝包虫病可能性大(多房棘球蚴)。

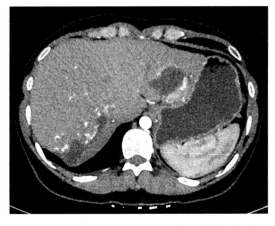
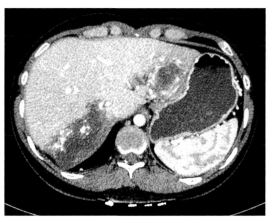

图 16-132　动脉期示肝左外叶、肝右叶泡型　　　　　图 16-133　泡型包虫病病灶内钙化伴随囊变
包虫病病灶

【手术发现】

经多学科会诊后,考虑右肝病灶侵犯 IVC,需提前准备人造血管或尸体血管备用。完善术前准备,于 2017 年 6 月行开腹手术,术中未见腹腔积液,右上腹轻度粘连,肝左外叶及右后叶可见约 5cm×4cm、9cm×6cm 病灶,部分突出肝脏表面,与胃壁、右肾粘连明显,侵犯右侧肾上腺及肝后下腔静脉,遂行肝左外叶切除+右半肝切除+腔静脉人工血管置换术,并切除部分累及的膈肌及肾上腺(图 16-134~图 16-136)。手术顺利,失血量约 200ml,术后病理检查确诊为泡型包虫病。

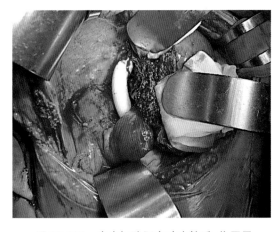
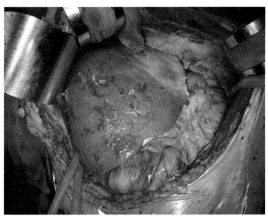

图 16-134　术中切除肝右叶病灶后,将累及　　　　　图 16-135　完整切除肝左、右叶病灶,关腹
受侵犯的下腔静脉完整切除,彻底清除病灶　　　　　前肝脏颜色红润正常
组织,行人工血管(直径 20mm,长约 6cm)
替换 IVC,检查回流通畅

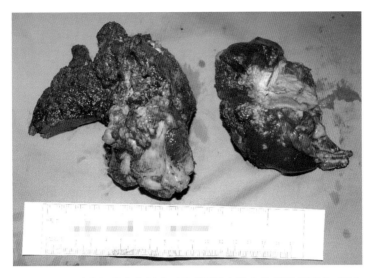

图 16-136　手术切除大体标本,切开可见大量实性纤维坏死物,肝右叶病灶可见累及的 IVC 血管壁

【围手术期及随访】

患者术后第 3 天复查见肝周少量积液,延迟拔除引流管至术后第 6 天,积液逐渐吸收消散,无胆漏发生,术后第 8 天出院,院外遵医嘱口服阿苯达唑 1 年,并间隔 6 个月复查肝脏影像学检查及监测血清棘球蚴抗体水平。术后 24 个月(2019 年 7 月)CT 示肝脏无复发,下腔静脉壁见环形高密度,管腔内无充盈缺损(图 16-137)。复查肺、脑 CT 均未见可疑包虫病灶。

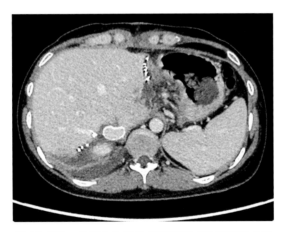

图 16-137　术后 2 年随访复查肝脏 CT 示肝脏术后改变,无 AE 复发病灶,下腔静脉人造血管正常,管腔内无血栓形成

6. 病例 6　右肝巨大病灶伴下腔静脉及右肾侵犯的外科切除治疗。

【病史简介】

患者,男性,藏族,54 岁,因"发现肝脏占位 20 天"入院。患者未诉特殊不适,无明显阳性症状及体征,术前肝功能及生化检查无明显异常,Child-Pugh A 级。

【影像学检查】

入院 CT：肝右后叶大片稍低密度影，大小约 13.7cm×10.3cm，病灶中心大片液化坏死（图 16-138）。右肾显示不清，受侵可能（图 16-139），上述肝内病变为寄生虫性病变可能性大。

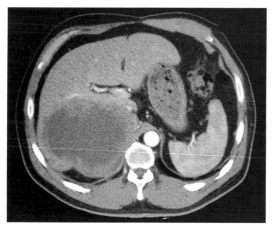

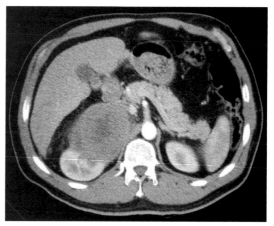

图 16-138　动脉期示肝右叶巨大肝泡型包虫病灶

图 16-139　右肾受侵

【手术发现】

经多学科会诊，完善术前准备后，于 2017 年 9 月手术，术中未见腹腔积液，肝脏形态异常，右肝体积增大，肝脏呈脂肪样变改变，质软，肝右后叶可触及约 13cm×12cm 大小的质硬肿块，侵犯右肾及肝后下腔静脉，遂行右半肝切除+尾状叶切除+右肾切除+肝后下腔静脉人工血管置换术（图 16-140、图 16-141）。手术顺利，失血量约 2 000ml，术后标本如图 16-142 所示，病理检查确诊为肝泡型包虫病。

【围手术期及随访】

患者术后行口服阿苯达唑治疗 1 年，间隔 6 个月复查肝脏影像学检查及监测血清棘球蚴抗体水平。术后 2 年（2019 年 9 月）CT 示肝脏无复发，下腔静脉壁见环形高密度，管腔内无充盈缺损（图 16-143）。复查肺、脑 CT 均未见可疑包虫病灶。

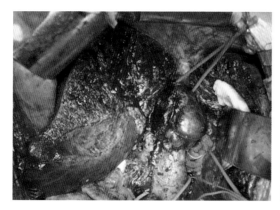

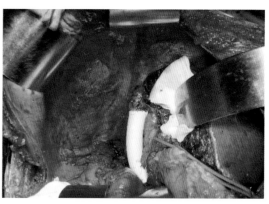

图 16-140　肝实质离断

图 16-141　人工血管重建肝后下腔静脉

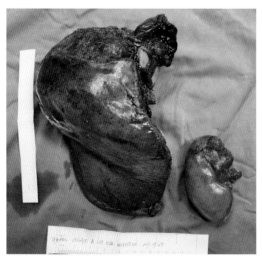

图 16-142　术后标本(右半肝及右肾)

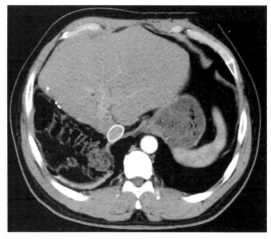

图 16-143　术后 2 年随访复查肝脏 CT 示肝脏术后改变

7. 病例 7　肝泡型包虫病及左肾包虫的外科切除治疗。

【病史简介】

患者,男,39 岁,主因"左侧腰背部疼痛 8 个月,右上腹疼痛 1 天"入院,患者 8 个月前无明显诱因出现左侧腰背部隐痛,放射至左肩部,无恶心呕吐,小便无明显改变,自觉可忍耐,未处理,1 天前突发右上腹胀痛,伴嗳气,遂至我院就诊,入院肝功能及生化检查无明显异常,完善肾功能检查,未见明显异常。

【影像学检查】

入院腹部 CT 提示:肝脏可见大小约 7cm×5cm 的囊性肿物,肝泡型包虫伴钙化可能(图 16-144);左肾外间隙肿块,大小约为 13.7cm×6.6cm,与左肾上腺分界不清,左肾泡型包虫病可能(图 16-145);腹主动脉淋巴结增多。

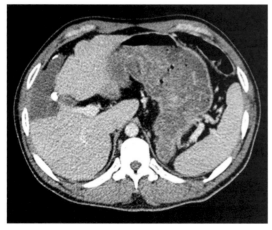

图 16-144　门静脉期示肝泡型包虫病灶

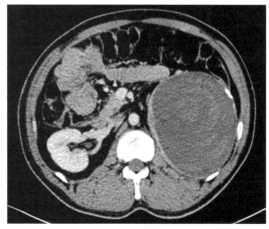

图 16-145　左肾巨大实性团块,考虑泡型肾包虫病

【手术发现】

经多学科 MDT 会诊后,考虑肝泡型包虫病、左肾泡型包虫病。完善术前准备,于 2016 年 5 月开腹行复杂肝包虫切除术+腹膜后包块切除术+大网膜病损切除术+左肾切除术+左肾上腺切除术。术中可见右肝外侧可见突出表面约大小 7cm×5cm 质硬包块,大网膜上移包裹,大网膜、横结肠与肝脏包块紧密粘连(图 16-146),左侧腹膜后可见大小约 15cm×7cm 质韧囊性包块(图 16-147),挤压左肾及肾上腺,并与之紧密粘连,分界不清,腹腔内其余脏器未见明显异常;分离过程中切除病损大网膜;台下解剖标本:肾脏包块内有乳白色果冻样液体溢出(图 16-148)。手术顺利,失血量约 200ml,术后病理检查确诊为肝泡型包虫病及左肾泡型包虫病。

【围手术期及随访】

患者术后第 3 天复查见肝周及肾周少量积液,术后第 6 天拔除腹腔引流管,无胆漏及出血发生,术后第 9 天出院,院外遵医嘱口服阿苯达唑 1 年。随访至今,患者病灶未见复发。

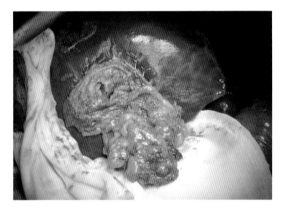

图 16-146　术中见大网膜及横结肠与肝脏包块致密包裹

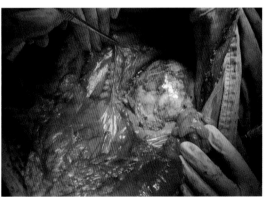

图 16-147　术中见左肾巨大实性占位

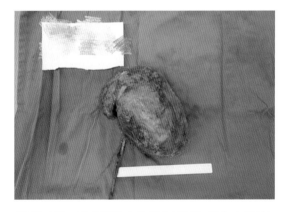

图 16-148　手术切除大体标本(肾脏+肾包虫病灶)

(王文涛　邱海洲　孙汀　张自飞　冯曦)

参考文献

［1］中国医师协会外科医师分会包虫病外科专业委员会. 肝两型包虫病诊断与治疗专家共识（2019 版）［J］. 中华消化外科杂志,2019,18（8）:711-721.

［2］邱逸闻,杨先伟,沈舒,等. 计算机三维可视化重建技术在肝泡型包虫病切除术中的应用［J］. 中国普外基础与临床杂志,2018,25（5）:540-546.

［3］SHEN S,KONG J,ZHAO J,et al. Outcomes of different surgical resection techniques for end-stage hepatic alveolar echinococcosis with inferior vena cava invasion［J］. HPB（Oxford）,2019,21（9）:1219-1229.

［4］王文涛,杨闯,严律南. 肝泡型包虫病外科根治性治疗的新理念与策略［J］. 中华医学杂志,2018,98（38）:3049-3051.

［5］VOGEL J,GORICH J,KRAMME E,et al. Alveolar echinococcosis of the liver:percutaneous stent therapy in Budd-Chiari syndrome［J］. Gut,1996,39（5）:762-764.

第十七章

肝包虫病的腹腔镜手术治疗

肝包虫病作为一种常见的肝脏寄生虫病,外科手术是其最重要、最彻底的治疗手段。传统的两型包虫病外科治疗主要指开腹的内囊摘除、外囊切除、肝切除及自体肝移植,开腹手术具有显露良好,视野清晰,控制重要结构简便易行等优势。近年来,随着微创理念在外科领域的不断推广,以及腹腔镜肝脏外科技术的不断发展,腹腔镜技术应用于肝包虫外科治疗在技术上已成为可能,也已有大量的相关文献报道。但是对于一些关键环节,如适应证的把握、术后的关注要点、术后的并发症等,目前尚缺乏深入的讨论和研究。在本章中,作者结合自身的初步经验以及文献回顾,对相关问题逐一探讨,以供读者进一步了解和学习。

第一节 两型肝包虫的腹腔镜手术指征及手术方式

一、肝囊型包虫病的腹腔镜手术指征及手术方式

手术方式包括完整包虫外囊切除术、内囊摘除术和肝叶切除术。由于腹腔镜气流、气压等特点,因此相较于肝叶切除术,前两种术式存在着更高的包虫囊液外溢、扩散等风险,需要严格把握适应证。在《肝两型包虫病诊断治疗与专家共识(2019)版》中明确指出,肝囊型包虫病的腹腔镜治疗手术指征为:①位于肝Ⅲ、Ⅳ、Ⅴ、Ⅵ段的单发肝囊型包虫病囊肿;②外壁要有一定的厚度,一般>3mm;③靠近边沿的局限在一个肝段或叶内多发性肝囊型包虫病囊肿;④心肺功能好,能耐受腹腔镜手术。

从该指征中可看出,靠近尾侧(即足侧)的肝段单发囊型包虫病是可以通过腹腔镜治疗的,因为这些肝段在腹腔镜下更靠近术者,操作、显露方便。然而随着腹腔镜技术水平的不断提高,显露中枢侧(即头侧,指Ⅱ、Ⅷ、Ⅶ段)病灶随之变得常规和简便,因此在腹腔镜肝脏技术较为成熟的中心,这些肝段的包虫囊肿也是可以考虑经腹腔治疗的。术中需采取严格的措施保护囊肿周围的器官,防止包虫囊液外流进而出现腹腔种植甚至过敏性休克;术前应注射地塞米松;标本袋不能有破损,特别是肝叶切除的囊型包虫病,如取出困难,必须延长切口,以对待恶性肿瘤标本的标准同等对待。

为了达到根治性手术要求,共识中明确了肝囊型包虫病首选是外囊完整剥除术或肝部分切除术,次选外囊次全切除术,再次选内囊摘除术的原则。腹腔镜下肝部分切除术和开腹相比,路径和方式大体相同。而外囊剥脱和内囊摘除术,需用到带有"三通"(可吸引、可冲洗灌液)的腹腔镜穿刺套管替代开腹手术中的"三通"戳卡,以达到同时抽吸囊液、灌注高渗盐水的目的。

二、肝泡型包虫病的腹腔镜手术指征及手术方式

由于肝脏是泡球蚴主要的寄生器官,且不断以出芽或浸润方式增殖,产生新囊泡,还可经淋巴管道和血管转移到腹膜后和诸如肺、脑等远隔器官,与恶性肿瘤的生物学行为极其类似,故该型包虫病亦被称为"虫癌"。由于肝泡型包虫病的病灶极为不规则,浸润性生长,常常累及较大的血管和肝内重要结构,边界不清楚,因此该型包虫病的手术极为复杂多变,被誉为"最难的肝脏手术"。鉴于此,在2019年的专家共识中,尚未就此型包虫病的腹腔镜治疗做出明确的规范指导和手术指征的推荐。然笔者所在的中心,因近几年腹腔镜肝脏切除技术的快速发展和该类包虫病患者的不断增多,也逐渐开展了腹腔镜下肝泡型包虫病的根治性切除。根据笔者中心经验,适合腹腔镜治疗的该类疾病特征如下:①病灶局限于肝段、半肝或同侧三叶范围内,术前无黄疸,ICG在正常范围,剩余肝脏代偿性较好;②病灶未弥漫性侵犯下腔静脉;③病灶未同时侵犯左右肝蒂、第二门门三支肝静脉,即切除后无需第一、二肝门重建的患者;④无肝门部广泛的淋巴结转移和不可切除的邻近器官侵犯。

肝泡型包虫病的腹腔镜手术原则仍同于开腹手术:彻底清除病灶,切除范围要求超过病灶切缘1cm,术后病理检查切缘应阴性,同时确保剩余肝脏结构完整和功能代偿。在该原则下,肝泡型包虫病的腹腔镜手术方式包括:①非解剖性的局部切除,但必须严格保证切缘阴性;②肝段的解剖性切除;③规则的半肝切除或三肝切除。在我们中心,为了保证病灶的彻底清除,规则的腹腔镜下半肝切除仍是最常见的手术方式,甚至比不规则的局部切除手术耗时还少。

第二节　两型包虫病的腹腔镜治疗的技术要点

一、腹腔镜手术戳卡孔的选择

由于戳卡的选择决定了手术的难易,除观察孔外,其余的戳卡孔应根据手术的具体需要决定位置及数量,一般来说,除病变位于左外叶或仅做局部切除采用四孔法以外,略微复杂的病变手术为安全起见,均采用五孔法(图17-1、图17-2)。

1. 观察孔位置　观察孔可位于脐上或脐下,作者一般采用脐上做观察孔,其优势在于脐上更利于隐藏切口,术中镜子转向更为灵活。

2. 主刀主操作孔　主刀主操作孔应在腹腔镜观察肝脏下缘具体位置后再行确定,一般来说,主刀主操作孔的位置在右锁骨中线与肚脐水平线交点处,在进行规则切除时,由于需要使用直线切割闭合器,需使用12mm戳卡,如无使用直线切割闭合器的可能,可置入5mm戳卡。

3. 主刀副操作孔　主刀副操作孔使用5mm戳卡,其位置在腋前线,与主刀主操作孔在同一平面,主要用于协助显露及游离右肝。

4. 助手主操作孔　助手主操作孔一般位于前正中线,剑突下5cm左右,但部分病患可能由于肝脏下缘位置较低,可根据肝脏下缘具体位置进行适度调整,若有使用直线切割闭合器可能,建议采用12mm戳卡;若无,可采用5mm戳卡;若行左肝外叶切除或手术简单,可省略此戳卡。

5. 助手副操作孔　助手副操作孔的位置相对不那么重要,可在距中线左5cm处平主刀主操作孔水平置入5mm戳卡,当患者腹部面积较大,且主要行右肝手术时,可将此孔置于中线上,避免因器械过短造成操作困难。

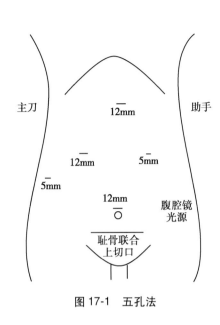

主刀

12mm

助手

12mm   5mm

5mm

12mm

腹腔镜
光源

耻骨联合
上切口

图 17-1   五孔法

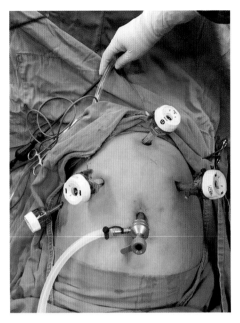

图 17-2   五孔法戳卡实际位置图

二、患者体位的选择

腹腔镜下肝脏手术常用体位有患者并腿、主刀助手左右站位和患者分腿、主刀站于患者两腿之间两种体位,两种体位各有优缺点,以下分别进行介绍。

1. 患者并腿体位   患者取仰位,并腿,主刀站于患者右侧,助手和扶镜手站于患者左侧。头高脚低的倾斜角度根据显露的难易进行调节,显露右肝时可适当将患者向左侧倾斜15°~20°,以便协助右肝游离。该体位的优点在于可简化护理操作,不利之处在于需要长时间手持 CUSA,进行肝脏右后叶操作时需要身体前倾,容易疲劳。

2. 患者分腿体位   患者取平卧位,双腿分开30°左右(非截石位,注意不要悬吊双腿),头高脚低,适当左侧倾斜,主刀站于患者两腿之间,助手和扶镜手站于患者左侧。该体位的好处在于主刀操作相对省力,可减轻主刀右后位操作时身体前倾带来的疲劳感。

两种体位各有优缺点,可根据个人喜好及操作特点进行选择,笔者一般采用患者并腿体位。

三、器械的选择

腹腔镜下进行肝脏手术需要使用到特殊的器械,不同器械其原理及使用技巧有较大差异。一般来讲,器械按功能分为离断、止血、闭合三类。

(一)断肝器械

1. 超声刀   超声刀的工作原理是通过金属工作头做超声频率的震动而对细胞进行破碎,同时产热对结缔组织中的蛋白质进行变性凝固而实现的。以往使用超声刀时,主要利用其两个叶片夹持进行离断,但在腹腔镜肝脏手术中,利用其工作头进行组织细胞的破碎,结合吸引器的使用,可用于管道的显露。超声刀的优势在于在创面出血较少时其断肝速度快,使用简便。但不可忽视的是,在创面有较多渗血时,由于液体介质的热沉效应(heat sink effect)带走了超声刀头的热量,超声刀的凝闭止血效果将会指数级下降,从而造成创面出血—凝闭不佳—出血增加的恶性循环。故在使用超声刀进行肝脏离断时,应结合止血设备尽量降低速度,减少出血。

2. 结扎速　结扎速的本质是一种带切割功能的双极电凝,两枚钳口为电凝的两极,利用双极夹持组织,在凝闭后激发刀片即可实现组织的离断。结扎速的优势在于止血效果较好,特别是当肝组织存在一定硬化时更为明显。使用结扎速进行肝脏离断的主要技巧如下:夹持组织后不要急于闭合钳口,避免管道撕裂,使用预激发功能,待组织预凝后再闭合钳口,再次激发后再行组织离断,此种操作可明显减少组织出血;在使用结扎速时,采用生理盐水滴灌凝闭面,可使组织温度保持在100℃左右,延长激发时间,减少创面焦痂形成,确保凝闭效果。

3. 超声外科吸引系统(CUSA)　开放肝脏手术中,CUSA已被广泛用于精细的肝脏解剖及实质离断。腔镜下CUSA相比开放器械,其操作柄更长,操作者需抬起其尾端进行操作,由于杠杆效应,操作者手臂摆动幅度更大,对体力要求也更高。腔镜下CUSA由于自带持续吸引功能,对于腹腔空间较小的患者,可能存在腹腔内气腹压力难以维持的情况,但只要负压吸引大小得当,可保持创面的清晰,有利于更好地暴露重要管道。更重要的是,由于肝静脉存在周围组织的支撑,未完全游离侧壁的肝静脉出血难以自行停止,故使用CUSA游离肝静脉可较少甚至避免肝静脉的出血。

(二) 止血器械

1. 单极电凝　腔镜下单极电凝使用与开放器械类似,对于小的渗血,单级电凝可以点对点进行精细止血,由于腔镜下距离感不佳,对于肝静脉表面的渗血应谨慎使用单级,避免破口扩大。

2. 双极电凝　腔镜下的滴水双极电凝具有良好的止血效果,相比单级,由于滴水双极温度不超过100℃,不会形成大量烟雾,可避免对腹腔内的视野产生过多干扰。特殊的双极电凝,如百克钳,由于是脉冲式输出能量,且总功率大于常规双极电凝,止血效果更优。

(三) 闭合器械

腔镜下的直线切割闭合器主要用于闭合肝内重要管道,使用闭合器时应注意以下要点:闭合时应获得足够的钳叶插入空间,避免从肝组织内插入造成不必要的副损伤;闭合时应仔细辨认解剖结构,半肝切除时注意保护左右肝蒂内管道;应在肝实质离断足够的情况下进行闭合,尽量只闭合管道,如果有过多的肝组织,钳口闭合时可能造成肝组织内肝静脉撕裂,导致不必要的出血。

四、腔镜超声的应用

腔镜下术中超声对于腹腔镜肝脏手术非常重要,在两型包虫病的腹腔镜手术中,腹腔镜下超声可用于定位深在的病变,了解包虫与重要结构之间的关系,协助辨认重要的解剖结构,确定切除范围。但需要注意的是,腔镜下术中超声对于位于肝右后的病变存在盲区,若要使用超声进行探查,需对右肝进行充分的游离旋转才能彻底对Ⅶ段进行扫描。

五、肝脏的游离

对肝脏周围韧带的充分游离是进行腹腔镜肝脏手术的第一步,根据不同的手术范围,游离的程度和区域有一定的差别,游离的目的在于充分暴露和控制手术区域,阻断或控制重要的血管,以便减少术中出血,有利于手术顺利进行。肝脏游离步骤与术中所见如图17-3～图17-15所示。

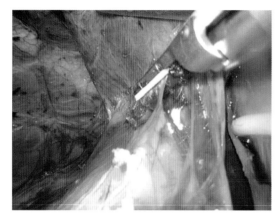

图 17-3 第三肝门解剖

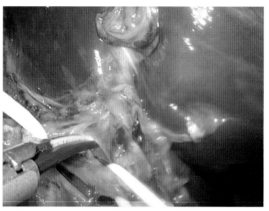

图 17-4 第一肝门解剖

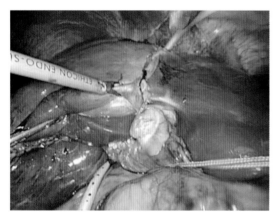

图 17-5 放置绕肝提拉带

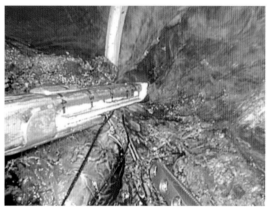

图 17-6 肝内离断肝中静脉

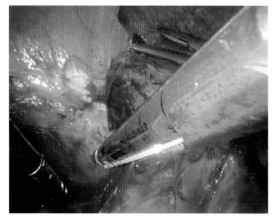

图 17-7 离断右侧腔静脉韧带

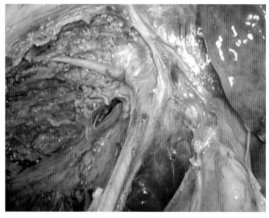

图 17-8 三支肝静脉背面显露

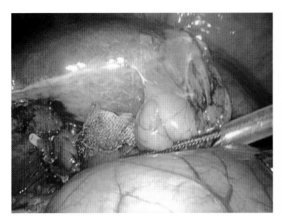

图 17-9　体外预置全肝阻断带

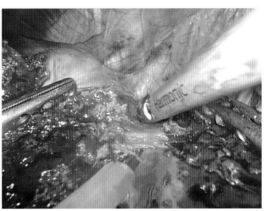

图 17-10　显露前裂静脉

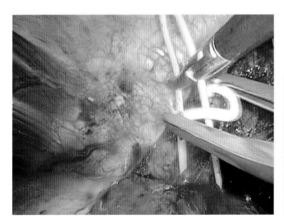

图 17-11　悬吊肝中及肝左静脉共干

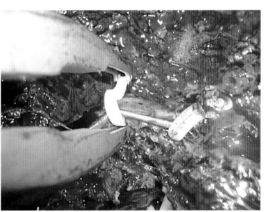

图 17-12　沿Ⅴ段肝静脉追踪肝中静脉主干

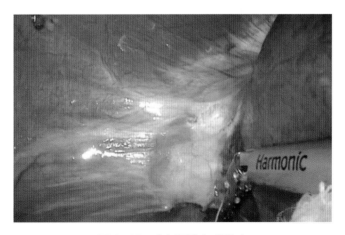

图 17-13　右侧冠状韧带游离

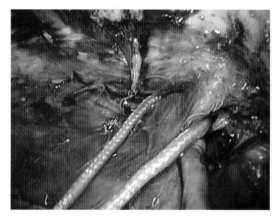

图 17-14　肝右静脉悬吊

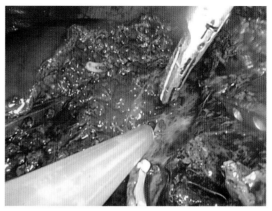

图 17-15　肝中静脉肝内显露

1. 左肝的游离　离断肝圆韧带时,注意尽量靠近足侧,以免断端过长影响摄像头操作。可直接用结扎速双重凝闭后离断,或使用超声刀充分裸化后,双侧结扎,中间剪断。离断镰状韧带直至左右冠状韧带汇合处,沿汇合部游离至肝上腔静脉前壁,注意此处游离以钝性为主,以避免损伤腔静脉前壁,向左侧辨认左膈静脉汇入下腔静脉处,此处标记为下腔静脉左缘,此时主刀可用左手垫起左肝,助手牵引左侧三角韧带,主刀右手器械离断三角韧带后,助手牵引肝脏侧左三角韧带将肝左外叶向右向足侧卷起,可很方便地游离左侧三角韧带,若需分离牵引左肝及肝中静脉,可仔细辨认 Arantius 韧带后由助手将其向左侧牵引,主刀利用血管分离钳仔细寻找肝左静脉与腔静脉之间的间隙,一旦进入间隙,即可于腔静脉窝处穿出而完成牵引控制。

2. 右肝的游离　右肝的游离相对左肝的游离对主刀和助手的要求更高。右肝的暴露和肾上腺的游离是主要难点。在通过右膈静脉辨认出腔静脉右缘后,尽量将腔静脉右侧的右冠状韧带向右打开,这个操作的意义在于稍后自右向左游离冠状韧带时,由于视野的限制和肝脏向左侧翻转,很难辨认第二肝门下腔静脉右缘,可能导致腔静脉损伤,而此处一旦游离,稍后两侧会师即提示已靠近腔静脉,可减少误伤血管的可能。

之后根据手术需要决定是否切除胆囊,助手将右肝向上向左挑起,保持右肝与肝肾韧带之间的张力,自肝下腔静脉右缘开始用超声刀锐性游离肝肾韧带直至其与右侧膈肌汇合处,离断右侧三角韧带,增加肝脏的游离度,此时主刀用左手夹持纱布块将肝脏向左向上推挤,摄像头由主刀双手器械下方进入观察,主刀右手持超声刀即可对右侧冠状韧带进行游离,待冠状韧带基本游离充分后,助手将肝脏向左向上抬起,显露腔静脉与右肾上腺之间的间隙,仔细辨认右肾上腺静脉的位置(通常存在一支汇入右肾上腺静脉的肝短静脉,可用于定位右肾上腺静脉),分离此间隙,由内侧向外侧沿肝脏表面即可安全简便地游离肾上腺。

3. 第三肝门的游离　第三肝门的游离大部分操作是从肝后下腔静脉右侧旁间隙开始,并遵循从足侧向头侧,先右侧后左侧(如有必要)的原则。助手将右肝从脏面抬离,显露腔静脉右侧旁间隙,打开腔静脉右侧的后腹膜,显露足侧第一根肝短静脉。较细(直径小于0.7cm)的肝短静脉可直接使用结扎速凝闭离断,直径稍粗一些的肝短静脉可根据术者自己的习惯或以丝线结扎,或以合成夹夹闭离断。较粗的右后下以及右侧腔静脉韧带,则推荐使用直线切割闭合器离断,防止夹子脱落造成瞬间大量出血。

左侧的肝短静脉往往需要将尾状叶从左侧向右侧翻转才能充分显露。而要顺利而快速实现这种翻动,主刀的左手器械需要经温氏孔通过肝十二指肠韧带后方,穿出后能方便地将尾状叶左侧向右翻起。因此,如果术前阅片制定手术计划时,需要完成此操作,则布孔时应将主刀副操作孔尽量靠近腋中线。

第三节　两型包虫病的腹腔镜手术治疗预后

在各大中心关于两型包虫病的腹腔镜和开腹手术比较的研究中可看出,对于符合手术指征的患者,腹腔镜手术都是一种安全、有效的包虫病治疗方式,与开放手术相比,其在出血量、住院时间、复发率、围手术期并发症以及死亡率等方面并没有明显的差异。仅有一个中心报道在初始开展腹腔镜包虫手术时,无论是肝囊型包虫病或者肝泡型包虫病,腹腔镜手术耗时均长于开放手术。

对于肝囊型包虫病的腹腔镜治疗,几乎很少有中转开腹的报道,而且一致的观点认为外囊剥脱术的复发率要低于内囊摘除术,甚至低于肝脏部分切除术。而在肝泡型包虫病的腹腔镜治疗中,报道的中转率在 1%～10%。

第四节　总　　结

对于满足手术指征的两型肝包虫病患者,腹腔镜治疗是一种安全、可靠的方式,符合现在"精准治疗"与"微创治疗"的观点。腹腔镜手术带来的快速康复、腹腔粘连较少等优势,为可能复发的患者的二次手术提供了更为广泛的选择。在腹腔镜肝脏切除技术比较成熟的中心,这种治疗方式是值得开展的。

(魏永刚　冯曦)

参考文献

[1] 中国医师协会外科医师分会包虫病外科专业委员会.肝两型包虫病诊断与治疗专家共识(2019 版)[J].中华消化外科杂志,2019,18(8):711-721.

[2] CHEN J,LI H,LIU F,et al. Surgical outcomes of laparoscopic versus open liver resection for hepatocellular carcinoma for various resection extent[J]. Medicine(Baltimore),2017,96(12):e6460.

[3] ZHANG H,LIU F,WEN N,et al. Patterns,timing,and predictors of recurrence after laparoscopic liver resection for hepatocellular carcinoma:results from a high-volume HPB center[J]. Surg Endosc,2022,36(2):1215-1223.

第十八章

终末期肝泡型包虫病的肝移植治疗

由于起病隐匿,终末期肝泡型包虫病影像学检查常表现为巨大的肝占位性病变,累及肝内外重要的胆管和血管,合并梗阻性黄疸、门静脉高压、门静脉海绵样变、巴德-基亚里综合征等。现有的药物治疗针对终末期肝泡型包虫病患者效果不佳且具有一定的副作用,根治性切除术是终末期肝泡型包虫病最理想的治疗手段。然而,对于第一、二肝门和下腔静脉广泛受侵的患者,常规肝切除术通常达不到根治性肝切除治疗的目的,异体肝移植术和离体肝切除联合自体肝移植术则为他们提供了最后的根治性治疗的可能。

第一节　同种异体肝移植治疗终末期肝泡型包虫病

一、同种异体肝移植概述

同种异体肝移植可以作为终末期肝病的选择,尤其当病灶严重侵犯肝静脉及下腔静脉导致严重并发症出现的时候。但异体肝移植手术费用高、可出现严重的并发症、术后需长期服用抗排斥药物,故视为肝泡型包虫病外科手术的最后选择。异体肝移植已经公认为终末期肝病的治疗方法。二十世纪八十年代中期,法国 Gillet 和 Mantion 教授在法国贝藏松医院率先实施异体肝移植术治疗终末期肝泡型包虫病。欧洲国家 30 多年临床实践认为:经典异体肝移植可以作为终末期肝泡型包虫病的挽救性选择,尤其是合并梗阻性黄疸或呈终末期肝衰竭,而不能实施泡型包虫病病灶切除术的患者。

二、术前准备及适应证

（一）适应证

1. 病灶同时侵犯左、右半肝或三级以上肝门结构广泛受侵,离体状态无法完成管道重建。
2. 剩余肝脏体积与标准肝体积之比小于 30%。
3. 合并功能严重损害导致肝衰竭的患者　继发性硬化性胆管炎、胆汁淤积症等。

（二）禁忌证

除了以上适应证范围外,笔者认为相对禁忌证需包括以下几点。

1. 合并全身多处包虫活动性病灶尤其是脑转移者。
2. 合并肝脏恶性肿瘤、肝外恶性肿瘤、无法控制的肝外感染(如结核病)、重度心肺疾病、活动性药物依赖症、神经精神疾病活动期等。
3. 难以控制的细菌或真菌感染。

三、术中精细化、个体化管理

截至目前,由笔者等实施的异体肝移植手术根据供肝类型分为尸体全肝移植和活体肝移植。虽然各种术式的细节有不同,但是基本技术类似,手术顺序为:开腹(开胸)→肝门游离(第二肝门、第一肝门)、离断→全肝移除体外→供肝植入术(下腔静脉、门静脉、肝动脉、胆管)→关闭切口。

(一) 手术病例

女,46 岁,汉族,牧区生活史。6 年前患者无明显诱因出现上腹部胀痛,6 个月前患者疼痛加重,伴皮肤巩膜黄染、黑便及贫血。外院行手术探查发现肝脏占位无法切除,术后病理证实多房棘球蚴感染。

【影像学表现】

CT 提示肝左、右叶及尾状叶区可见钙化肿块影,肝硬化、门静脉被包埋,下腔静脉、肝门部胆管受累(图 18-1)。

【肝功能检查】

腹水少量;总胆红素 53.7μmol/L;血清白蛋白 38.0g/L;凝血酶原延长时间 1.4 秒;INR 1.18;Child-Pugh A 级。

【手术所见】

手术时间 6 小时 35 分钟,出血 1 500ml。

1. 通常采用"奔驰"切口开腹,安置腹腔拉钩,充分显露手术视野,对于合并严重门静脉高压症的患者,游离肝脏困难很大,出血量很多,应适当纠正凝血功能。对于

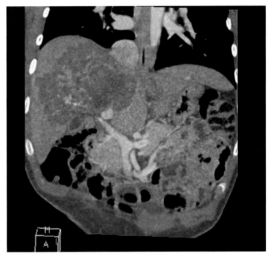

图 18-1 CT 示肝右叶巨大病灶,严重侵犯第一肝门、下腔静脉

右肝巨大包虫病灶的病例,常常采取游离肝脏周围后,先游离第二肝门及下腔静脉,再分离第一肝门及肝十二指肠韧带结构。完成管道分离后,置入尿管牵引待用(图 18-2)。

2. 完全解剖出肝门结构和充分游离肝脏后,因泡型包虫病病灶侵犯下腔静脉而做切除下腔静脉的全肝切除术(图 18-3),并对肝脏和下腔静脉床、右肾上腺和膈肌等部位进行彻底止血。

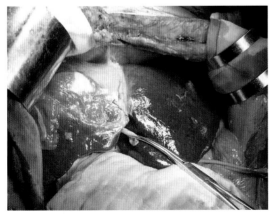

图 18-2 术中显示病灶突出表面并侵犯膈肌

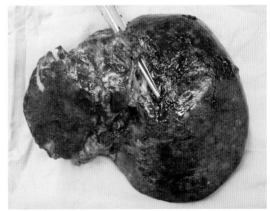

图 18-3 病灶完全侵犯下腔静脉

3. 供肝植入　采用经典原位全肝移植术方法,依次进行肝上下腔静吻合,肝下下腔静脉吻合,门静脉吻合,肝动脉重建,胆管端端吻合(图 18-4、图 18-5)。

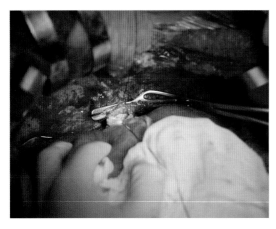
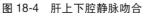
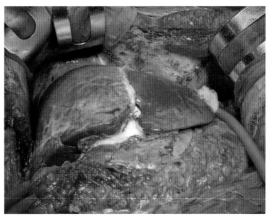

图 18-4　肝上下腔静脉吻合　　　　　图 18-5　植入同种异体肝脏后,肝脏血运良好

（二）免疫抑制药物使用

术后免疫抑制方案均采用三联药物,包括他克莫司或者环孢素、吗替麦考酚酯和泼尼松。他克莫司的剂量根据药物浓度进行调整,使其药物浓度在术后第 1 个月内维持在 7～12ng/ml,之后维持在 3～7ng/ml。环孢素的药物浓度在术后第 1 个月内维持在 250～350ng/ml,随后 5 个月内维持在 100～180ng/ml,之后维持在 50～150ng/ml。吗替麦考酚酯均于术后第 2 天开始口服,0.5～1.5g/d。术后第 1 天开始静脉注射甲泼尼龙 50mg q8h,之后每天总剂量递减 10mg,降至 10mg 后维持到术后第 7 天,第 8 天开始改为每天口服泼尼松,到第 21 天调整为每天口服泼尼松 5mg。一般在术后 3 个月内逐渐停止服用泼尼松。

（三）随访

患者出院后需长期规律口服阿苯达唑片治疗(按体重每天 20mg/kg,分 2 次口服,疗程 1 年以上),并间隔 3 个月复查他克莫司血药浓度、肝功能、包虫抗体、血常规、肝脏专科彩超等,直至恢复正常肝功能并维持 1 年后停药。此外,每 6 个月复查上腹部三维血管重建增强 CT、胸部 CT 等。

第二节　离体肝切除联合自体肝移植治疗终末期肝泡型包虫病

一、离体肝切除联合自体肝移植概述

（一）离体肝切除联合自体肝移植起源

1990 年,受到肾脏体外切除技术的启发,德国汉诺威器官移植中心的 Pilchmayr 教授等首次报道并提出离体肝切除联合自体肝移植技术(简称自体肝移植)的概念。随着肝移植和肝切除技术的日趋成熟,器官灌注液、灌注技术、体外转流技术及血管吻合技术、3D 影像技术等不断进步,自体肝移植技术得以进一步发展。迄今为止,全世界共报道超过 300 例患者接受自体肝移植术,其中绝大部分病例为各种常规无法切除的晚期肝脏恶性肿瘤,且预后不良。

(二) 肝包虫病应用情况

早在 2014 年 2 月四川大学华西医院王文涛教授团队就针对复杂肝泡型包虫病(HAE)患者就进行了自体肝移植的探索,并创新性地将自体血管(大隐静脉、下腔静脉后壁、肝静脉碎片等)充分利用,实现了自体肝移植"全自体化"。随着国内外肝移植技术的不断发展和笔者团队的技术推广,新疆医科大学第一附属医院、青海大学附属医院、四川省人民医院、甘孜藏族自治州人民医院等相继开展了此手术,到目前为止全球有超过 200 例晚期 HAE 患者因此手术获得新生。肝泡型包虫病灶呈浸润性生长,健侧肝脏则呈代偿性增大,具有足够肝体积是自体肝移植治疗晚期复杂 HAE 的有效适应证之一。但术前巨大 HAE 病灶常侵犯肝门、下腔静脉等,合并严重梗阻性黄疸、门静脉海绵样变、巴德-基亚里综合征、胆汁淤积性肝硬化等,且实施自体肝移植术时涉及管道重建、剩余肝功能保护等,因而手术难度大、围手术期管理复杂。截至目前,笔者单位已完成逾 130 例自体肝移植术,积累了多种创新性实用技术,本章就这些技术进行详细阐述。

二、术前准备及适应证

(一) 适应证

拟行自体肝移植的 HAE 患者术前需考虑患者一般身体状况、家庭关系、宗教信仰和社会支持等因素,手术前常规检查需排除明显脑、心、肺、肾功能差及凝血功能障碍等患者。对术前合并胆管梗阻的患者需充分评估肝脏功能,必要时可行经皮肝脏穿刺胆管引流术(PTCD)减黄。对于术前评估有肝静脉狭窄、巴德-基亚里综合征、腹水等,可以根据情况采取静脉支架置入,待一般情况改善后再行手术。对于术前估计剩余正常肝体积不足,可以采用病侧门静脉栓塞术(PVE)、联合门静脉结扎和门静脉栓塞术(ALPPS)等,或切除部分病灶、引流坏死囊液后,待健侧肝增生到足够体积后再行自体肝移植,以免术后出现小肝综合征、肝衰竭。

目前研究认为行自体肝移植治疗晚期 HAE 患者的适应证为:①肝后下腔静脉受病灶浸润、堵塞长度>1.5cm,范围>120°;②病灶侵犯甚至闭塞肝后下腔静脉、3 条肝静脉和第一肝门处;③移植肝体积>40%估测标准肝体积并功能正常;④合并梗阻性黄疸患者需行 PTCD 或其他措施以减轻或降低总胆红素至<60μmol/L(或正常值的 2 倍水平);⑤肝外转移者(肺脑转移多见)继续服用抗包虫病药物达到有效控制状态者。2015 年中国医师协会外科医师分会包虫病外科专业委员会推荐 HAE 行自体肝移植的适应证为:①侵犯第二和/或第三肝门的尾状叶巨大肝泡型包虫病;②累及肝静脉汇合部和下腔静脉。笔者提出自体肝移植治疗晚期肝泡型包虫病的适应证是:①肝泡型包虫病病灶同时侵犯 2 个及以上肝门重要结构;②病灶侵犯下腔静脉长度大于 3.0cm,范围大于 180°;③肝后下腔静脉侵犯长度小于 3.0cm,但上界侵及心包水平;④第一肝门受侵并致梗阻性黄疸者;⑤预计移植肝重量与受体体重比>0.75。

(二) 禁忌证

除了以上适应证范围外,笔者认为绝对禁忌证需包括以下几点:①合并全身多处包虫活动性病灶,比如脑包虫、脊柱包虫、肾脏包虫等;②合并肝脏恶性肿瘤、肝外恶性肿瘤、无法控制的肝外感染(如结核病)、重度心肺疾病、活动性药物依赖症、神经精神疾病活动期等。相对禁忌证:①>65岁;②肺包虫病。

(三)术前准备

1. 知情同意 接受自体肝移植的包虫病患者应满足以下4个条件:①患者符合自体肝移植适应证,无移植禁忌证;②有足够的剩余正常肝体积;③能负担必要的费用;④患者及其家属接受手术同意书相关内容及签署(盖印)相关文书。

2. 三维重建 利用现代影像学图像处理技术,重建肝脏病灶、剩余肝、血管结构等,为术前评估及术中血管重建技术选择提前谋划,详见相关章节。

3. 多学科讨论 根据病灶特点、术前检查情况,开展多学科讨论,包括肝胆外科、血管外科、胸心外科、泌尿外科、重症监护室、影像科、麻醉科等,制定最佳方案及预案。

4. 物品准备 根据术前评估,进行手术前需准备不同口径人造血管(20mm左右)、膈肌补片、电子秤等物品。

5. 药品准备 ①抗生素:按照术前皮试结果,常需准备2组加1支抗生素,这1支抗生素放于修肝盆;②甲泼尼龙:常规需要准备2支(500mg/支),用于切皮时、开放血流后,分别加入100ml 0.9% NaCl溶液,静脉滴注;③前列地尔注射液:动脉开放时,需准备2支(10μg/支),静脉滴注或者静脉推注均可;④HTK液配制:HTK液需要现配,加入地塞米松、胰岛素、肝素等,具体参考肝移植相关专著。

6. 清洁肠道、腹股沟区消毒 对于复杂HAE,预计需要胆肠吻合者,需术前进行灌肠、清洁肠道准备。对于拟采取双侧大隐静脉行血管重建的患者,应注意腹股沟区、大腿内外侧消毒准备工作。

三、术中精细化、个体化管理

截至目前,由笔者等实施的主要自体肝移植手术的供肝类型如下:①左外叶供肝(S2、S3段);②左半肝供肝(S2、S3、S4段);③左半肝+部分S5、S8段。对于剩余肝供体手术,虽然各种术式的细节有不同,但是基本技术类似,手术顺序为:开腹(开胸)→肝门游离(第二肝门、第一肝门)、离断→全肝移除体内→后台修肝、管道整形、无肝期管理→剩余肝植入体内、管道整形(下腔静脉、门静脉、肝动脉、胆管)→关闭切口。

(一)肝脏离体技术

1. 通常采用"奔驰"切口开腹(图18-6),预计脾脏切除者可适当延长左侧切口、右肾切除者延长右侧切口。

2. 对于右肝巨大包虫病灶的病例,常常采取游离肝脏周围后,先游离第二肝门及下腔静脉,再分离第一肝门及肝十二指肠韧带结构。完成肝后下腔静脉近心端、远心端、门静脉、胆管等管道分离后,置入尿管、狗头钳等待用(图18-7)。预计移除肝脏离体前30分钟内,可全身肝素化(0.5mg/kg)。

3. 充分游离下腔静脉肝上段、肝下段,门

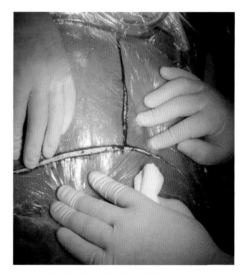

图18-6 采用"奔驰"切口开腹

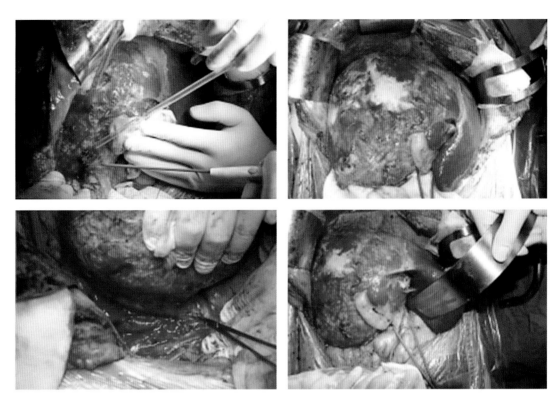

图 18-7 游离肝脏周围结构及肝门处理

静脉,肝动脉,胆管(肝总管、胆总管)后,依次阻断肝上下腔静脉(心耳钳)→肝下下腔静脉(心耳钳)→门静脉(门静脉钳)→肝动脉(狗头钳)→胆管(狗头钳)。去除相关的粘连组织后,肝脏整体移除体内至后台修肝盆(0~4℃,冰块水,含抗生素 1 支)(图 18-8)。

(二)无肝期管理

1. 临时人工下腔静脉重建 无肝期,采用普通人造血管临时重建肝后下腔静脉,并行门静脉-下腔静脉临时转流,可避免门静脉系统淤血(肠道淤血)、回心血量骤降等(图 18-9)。

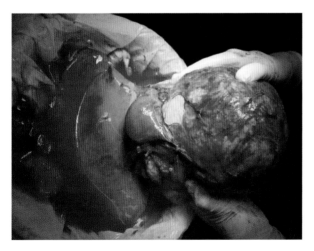

图 18-8 修肝盆内尽量保证健侧肝灌注充分、保护合适

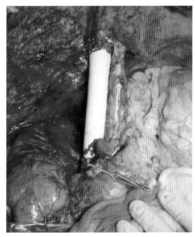

图 18-9 人造血管临时重建下腔静脉
并行门静脉-下腔静脉临时转流

2. 无需下腔静脉重建　对于肝后下腔静脉已完全闭塞者,如果患者双下肢无水肿,术前评估肾功能正常,术中移去病肝或预阻断下腔静脉时患者血压无变化,说明其已建立充分的侧支循环,此种情况可考虑不重建下腔静脉,也无需行临时门-腔静脉分流。

3. 心肺、膈肌管理　无肝期针对侵犯膈肌、右肺、心脏的包虫病,可在此期行膈肌修补术(必要时加膈肌补片)、肺叶包虫切除术、心包包虫切除术等(图 18-10、图 18-11)。

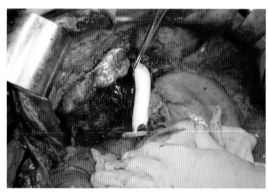 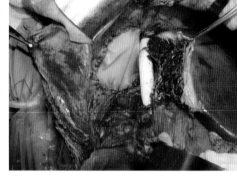

图 18-10　肺叶包虫切除术　　　　　　图 18-11　膈肌补片修补术

4. 肾静脉及肾脏管理　对于 HAE 病灶严重侵犯单侧肾脏时,强行分离粘连容易造成大量失血和上泌尿道断裂,建议在泌尿外科医师指导下进行单侧肾脏切除术并封闭近心端上泌尿道。

（三）供肝获取、修肝及管道重建

1. 肝脏离体灌注　病肝离体后,立即行组氨酸-色氨酸-酮戊二酸盐液(HTK 液)或威斯康星大学溶液(UW 液)灌注,但保存时间均不应过长,以免发生肝细胞水肿和肝内血管损伤。笔者手术患者中无肝期最长 460 分钟,植入后血运良好,未见复流血流异常。可见,采用修肝和临时重建 IVC 分工操作可有效缩短无肝期,减轻冷缺血期间对移植肝的损伤。无肝期重建临时 IVC 后,行门静脉下腔静脉临时转流术,以减轻消化道淤血及保证血流动力学稳定(图 18-12)。

2. 修肝和移植肝获取　根据病灶侵犯特点及剩余肝流入道、流出道情况,采用超声刀行自体供肝获取(图 18-13)。

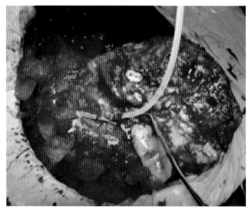 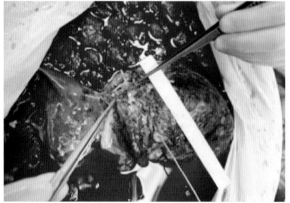

图 18-12　进行肝脏离体器官保存液灌注,注意保存液流入道和流出道通畅及灌注效果

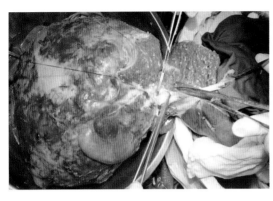
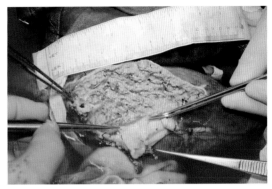

图 18-13　离体肝切除

3. 复杂管道整形　应根据术前影像评估结果及 MDT 制定的方案,结合术中移植肝流入道、流出道整形的情况,选择合适的重建方式,避免重要管道及吻合口狭窄、扭曲等造成移植肝无功能及循环障碍。笔者发现,本组患者中未被侵犯二级分支以上左肝胆管的数目达 2~4 支者,单纯行胆管端端吻合不能达到通畅引流的目的,因此行胆肠吻合联合胆管端端吻合。门静脉、肝静脉和肝动脉重建应在血管外科等科室协助下进行,并行术中彩超检测血流复流情况,以避免血栓形成及管道狭窄(图 18-14)。

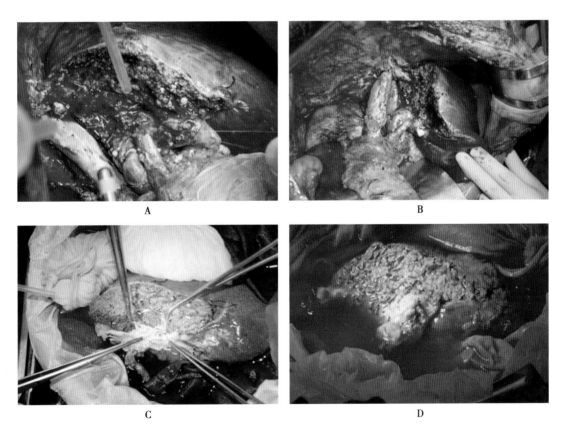

图 18-14　术中根据具体情况,采取个性化重建方式
A. 肝左叶 S3 段独立 2 支胆管与胆总管端端吻合,左外叶 S2 段胆管 2 支整形-空肠 Roux-en-Y 吻合;
B. 供肝左叶 S3 独立 1 支胆管与胆总管端端吻合,左外叶 S2 胆管 1 支整形-空肠 Roux-en-Y 吻合;
C. 3 支胆管分别胆肠吻合;D. 大隐静脉延长门静脉、1 支胆管端端吻合、2 支胆管合并后胆肠吻合

4. 复杂、困难胆管处理 合并门静脉海绵样变、复杂胆管整形等,具体见后描述。

5. 自体静脉获取及整形 常常采用自体大隐静脉、剩余正常的下腔静脉及肝静脉片段,重组形成下腔静脉及门静脉补片(图18-15、图18-16)。

6. 供肝植入 根据不同特点的肝脏及管道重建,选择不同的植入方式(图18-17)。

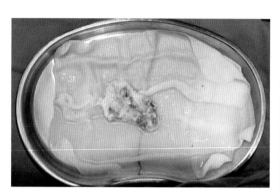

图18-15 自体静脉获取

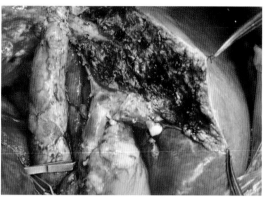

图18-16 自体静脉修补门静脉

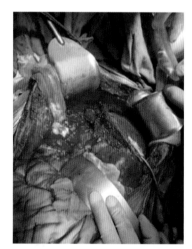

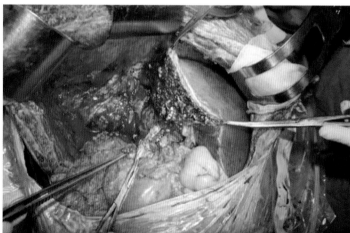

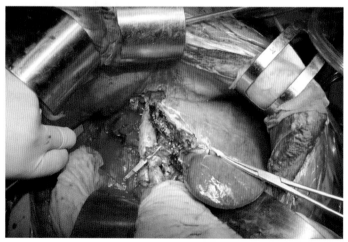

图18-17 3种主要的重建血管方式和移植物植入后的状态

四、麻醉管理

参考本书第十三章内容,注意术中内环境监测、无肝期管理及阻断、开放血流前后对循环系统的冲击。

五、特殊情况下自体肝移植的运用

(一) 门静脉海绵样变

针对 HAE 合并门静脉海绵样患者,术中寻找正确的门静脉进行灌注及重建尤其困难。笔者团队首创在术后肝脏彩超引导下超声穿刺门静脉并置管,可以为门静脉海绵样变患者解决灌注问题,扩大自体肝移植手术适应证(图 18-18~图 18-20)。

手术病例

图 18-18~图 18-20 展示了笔者对两例肝泡型包虫病继发门静脉海绵样变患者实施自体肝移植手术术前影像资料、术中门静脉导管置管、术中探查所见,现对其中 1 例患者的围手术期资料进行详细叙述和总结。

患者,女,因"发现肝包虫病 9 年余,右上腹痛 4 个月"入院。否认肝炎病史及恶性肿瘤史。体格检查:全身皮肤、巩膜无黄染,腹部平坦,全腹软,未见静脉曲张、胃肠型,右上腹肝区有压痛,无明显反跳痛,腹部未触及确切包块。

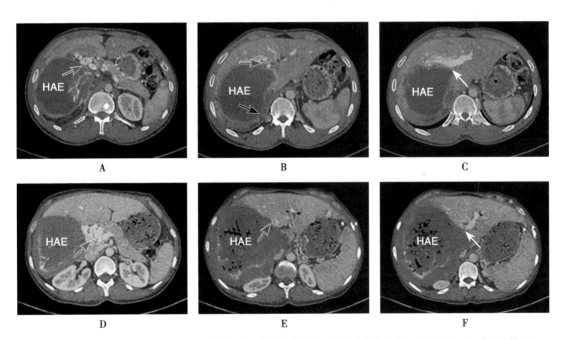

图 18-18　术前 CT 评估 2 例接受离体肝切除联合自体肝移植手术患者第一肝门受侵犯情况(箭头所指为门静脉海绵样改变)

A~C. 为患者 1,术前 CT 显示右叶有大病变(肝多房棘球蚴感染),严重侵犯了右分支。门静脉和肝后下腔静脉的分叉导致部分肝内和肝外门静脉消失并继发门静脉海绵状变。D~F. 为患者 2,巨大肝泡型包虫病病灶严重侵犯了门静脉的左右分支,导致部分肝内和肝外门静脉消失并继发门静脉海绵状变

HAE.肝泡型包虫病

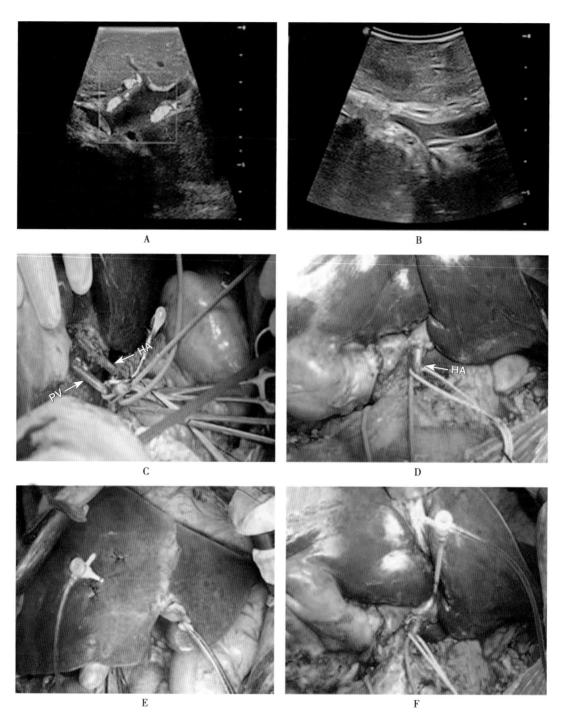

图 18-19　门静脉导管插入和管理程序

A.患者1,术中超声检查显示门静脉左分支无血流;B.检查显示导引器被放置在门静脉的左分支中;C、D.在手术过程中解剖并保护了肝总动脉;E、F.在这两种情况下,导引器都成功地放置在门静脉的左分支中并固定在肝脏上

HA.肝动脉;PV.门静脉

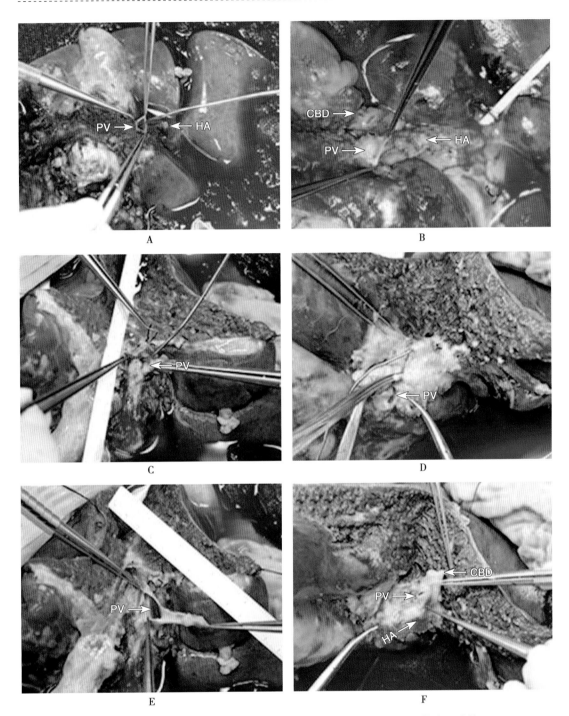

图 18-20　术中探查了接受离体肝切除和自体移植的 2 例患者的门静脉重建情况
A、B. 对于这两种情况,由于局部受压和发炎,肝门均被严重侵袭,无法确定正常结构,直接灌注肝脏是不可能的;C、D. 两名患者的肝门进一步解剖,显示门静脉的肝内部分严重阻塞;E、F. 在仔细解剖肝门后终于找到了可用的血流
PV. 门静脉;HA. 肝动脉;CBD. 胆总管

【实验室检查】

谷丙转氨酶(ALT)16U/L,谷草转氨酶(AST)21U/L,总胆红素(TBIL)15.4μmol/L,直接胆红素(DBIL)9.7μmol/L,白蛋白 29.2g/L,肌酐 37.9μmol/L,钠 137mmol/L,钾 4.58mmol/L,红

细胞 3.41×10⁹/L,血红蛋白 99g/L,血小板 158×10⁹/L,白细胞计数 3.77×10⁹/L,中性分叶核粒细胞百分比 51.9%,凝血酶原时间 14.2 秒,国际标准化比值 1.21,乙肝标志物五项:HBsAg 阴性、HBsAb 阴性、HBeAg 阴性、HBeAb 阳性、HBcAb 阳性,棘球蚴 IgG 阳性。

【影像学表现】

术前 CT 上腹部血管三维重建增强扫描见肝右叶混杂密度团片影,大小约 147mm×134mm×165mm,边界不清,其内密度不均,可见液性、气体密度影及钙化影,引流管影可见,与邻近右侧膈肌分界不清。门静脉高压,肝门海绵样变,胃周、脾周、左侧肾周血管迂曲。胆囊结石,较大者直径约 0.9cm。肝门部及腹主动脉旁淋巴结增多、肿大(图 18-21A、B、C)。使用 IQQA 肝脏系统(EDDA Technology, Inc. USA)重建肝脏模型。导入 CT 扫描图像数据后,系统自动识别二维图像上各种解剖结构的轮廓(图 18-21D)。随后,人工检查纠正不够精确部分。最后,系统自动生成肝脏结构的个体化三维模型。测量并记录相关参数,具体如下:肝脏总体积 3 299.13cm³,占位总体积 1 483.65cm³,预计切除肝体积 2 386.91cm³,剩余肝体积 912.22cm³,标准肝体积 1 106.31cm³,剩余体积/标准体积 82.4%。

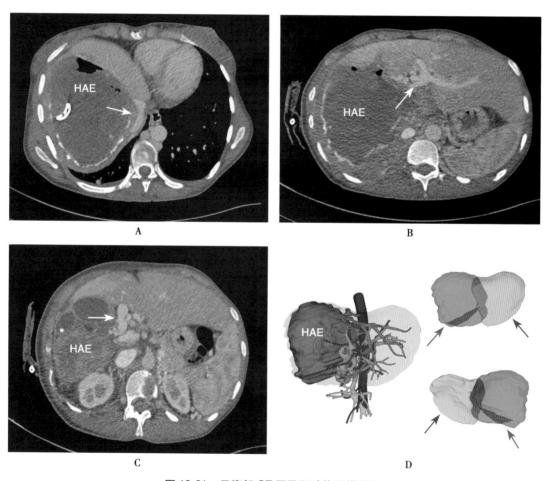

图 18-21　示腹部 CT 图及肝脏体积模型图

A. 病灶完全侵犯肝右及肝中静脉,肝左静脉部分受侵(白色箭头);B. 病灶完全侵犯门静脉右支,部分侵犯门静脉左右支汇合部,肝内海绵样变曲张延伸至门静脉三级分支处(白色箭头);C. 门静脉主干存在(白色箭头);D. 三维重建后肝脏与病灶侵犯情况,以及模拟手术切除后切除病灶部分(蓝色箭头)和肝脏剩余部分(红色箭头)

HAE. 肝泡型包虫病

【术前评估】

1. 患者状况评估(耐受性评估)　患者为青年女性,肝功能 Child-Pugh A 级,心肺功能良好。目前可考虑的治疗方案包括自体肝移植、肝移植、阿苯达唑药物治疗等。肝移植术目前技术成熟,效果较好,但存在供肝短缺、费用昂贵、术后长时间免疫抑制剂服用造成包虫病易复发等问题;药物治疗仅能控制疾病进展速度。因而与患者家属充分沟通后,最终考虑要求行自体肝移植术。

2. 手术可行性评估及术前讨论　由于肝内占位巨大,严重侵犯肝后下腔静脉及肝右静脉、肝中静脉并造成三者闭塞,部分侵犯肝左静脉,并伴有门静脉海绵样变,在体切除及管道重建时间长,易造成剩余肝脏缺血、坏死,临床上宜采取体外肝切除的方式进行右三肝切除并进行相应血管重建。术前应用 Tongyoo 法计算患者标准肝体积为 1 100cm³,进行三维重建及模拟肝脏切除后,患者剩余肝脏体积约为 912cm³,剩余肝体积与标准肝体积之比约为 0.81,体外进行右三肝切除,既保证了能够完全切除病变,又保证了剩余肝脏能够维持患者正常恢复。由于患者肝右静脉、肝中静脉完全闭塞,肝左静脉汇入腔静脉处受侵长度较长,肝内门静脉右支及左右支汇合处受侵,左支海绵样变延伸至门静脉三级分支处,手术切除后可能存在流入道及流出道长度不足、无法行进一步吻合情况,术前超声示大隐静脉可用,术中拟对相应管道修整、整形后,用大隐静脉制作自体血管移植物填补管道长度不足部分。同时,术前CT 示患者下腔静脉受侵长度长(5~6cm)且完全闭塞,考虑到患者患病时间长,腔静脉周围侧支循环丰富,存在已代偿腔静脉的可能性,拟术中阻断后进行监测,如血压、尿量不发生变化,则不予以腔静脉重建,否则应用人造血管予以重建。可能存在的问题如下:由于进行肝脏离体切除,其中某些小的胆管及血管更加难以发现,术后可能出现胆漏及腹腔出血;病肝伴有严重继发性门静脉海绵样变,离体情况下迅速找到门静脉并进行灌注的难度大,增加肝脏热缺血时间;手术涉及多根重要血管重建及自体血管移植物的应用,术后血栓发生的风险增高。但以上问题均可在技术上避免和解决,因此,讨论结果一致同意行自体肝移植术。

【手术步骤】

全麻后常规消毒铺巾,取肝移植倒 T 字形切口,逐层入腹。术中可见肝脏右叶与膈肌、下腔静脉粘连严重,仔细分离粘连,充分游离肝周韧带、第二肝门及第三肝门;术中B 超显示并定位病灶范围,探测肝十二指肠韧带内及肝内门静脉血流情况,确定门静脉主干存在及血流;仔细解剖第一肝门,对其内曲张血管逐一分离、结扎,显露肝固有动脉,用红尿管进行悬吊后 Pringle 法阻断第一肝门剩余部分,分离出门静脉主干及胆总管,分别用血管钳夹闭并离断肝固有动脉、门静脉主干和胆总管;腔静脉钳阻断肝上下腔静脉及肝下下腔静脉后,连同肝后下腔静脉一并切取整个肝脏;移除病肝后将患者肝上下腔静脉及肝下下腔静脉通过人造血管吻合合流,将门静脉断端吻合至人造血管下腔静脉建立循环;切取自体下肢大隐静脉,裁剪缝合,用于修补门静脉与肝静脉;同时在修肝台解剖并分离门静脉,确定其通畅性后,HTK 液进行离体灌注,迅速降低肝脏温度;应用超声外科吸引系统进行离体右三肝切除术,切除过程中联合钛夹夹闭肝内管道口径较小者,较大者丝线予以结扎;病灶切除后对肝左静脉,Ⅱ、Ⅲ段门静脉予以修整后,根据管道口径,自体血管移植物整修重建肝左静脉及门静脉,整修肝左动脉断端及左肝外叶胆管;应用双极电凝处理肝脏创面后,再次灌注肝脏,对创面渗漏处滑线予以缝闭;阻断人造血管,患者尿量、血压正常,故拆除人造血管,将肝左静脉与肝上、下腔残端用 4-0 滑线行端端吻合将残肝置入体内,吻合口直径约 3cm。应用 5-0 血管滑线将自体血管与门静脉远心端吻合后,进行两侧自体血管重建的门静脉吻合;将肝左动脉与离体肝固有动脉用 8-0 滑线行端端吻合;将修正后的左肝外叶胆管整形,用 5-0 滑线行端端吻合;检查吻合口通畅、无张力;肝创面及术野内充分止血,于肝脏创面放置 2 根腹腔引流管;清点纱布及器械无误后逐层关腹(图 18-22)。台下剖视标本,病灶大小约 16cm× 17cm×14cm。术中出血约 2 200ml,术中自体血回输 200ml,输注红细胞悬液 10U、血浆 1 100ml,术中总输液量 12 650ml,术后送往 ICU 行监护治疗。

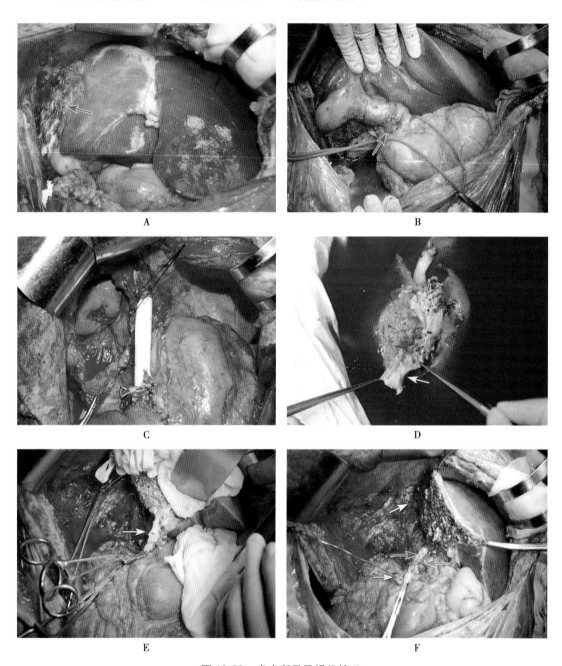

图 18-22 术中所见及操作情况

A. 肝右叶巨大包虫占位(蓝色箭头),与膈肌粘连严重;B. 门静脉周围曲张血管团(蓝色箭头);C. 人工血管临时重建肝后下腔静脉;D. 人造血管修补肝左静脉(黄色箭头);E. 人造血管修补门静脉(黄色箭头);F. 流出道(白色箭头)、门静脉(蓝色箭头)、肝固有动脉(绿色箭头)重建完成后,及未吻合的胆总管(黄色箭头)

（二）巴德-基亚里综合征

巴德-基亚里综合征是由各种原因所致肝静脉和其开口以上段下腔静脉阻塞性病变引起的常伴有下腔静脉高压为特点的一种肝后门静脉高压征。巴德-基亚里综合征患者常伴有肝大、腹水、消化道出血、下肢水肿、色素沉着、晚期肝硬化等多种表现。肝衰竭是巴德-基亚里综合征最严重的并发症，在某些特定的患者中有时会致命。本病可进一步分为血栓形成引起的原发性巴德-基亚里综合征和病变压迫或肝流出道阻塞引起的继发性巴德-基亚里综合征，终末期 HAE 是一种罕见的巴德-基亚里综合征病因。HAE 是一种由多房棘球蚴感染引起的致死性寄生虫病，本病以肿瘤样浸润生长为特征，可导致广泛的肝内破坏甚至远处肝外转移，长时间无症状的 HAE 发病常常导致诊断延迟，并可能出现由病变压迫引起的肝静脉流出阻塞。HAE 引起的巴德-基亚里综合征病程可长达数年以上，多见于膈膜型阻塞的患者，病情多较轻，主要表现为不同程度的腹腔积液，但多数趋于相对稳定。尚可有颈静脉怒张，精索静脉曲张，巨大的腹股沟疝、脐疝、痔核等。主要形成原因包括：①腔内虫栓性阻塞；②HAE 外源性压迫；③血管壁病变等。处理 HAE 导致的巴德-基亚里综合征，要求术前尽可能纠正腹腔积液、肝功能异常等，必要时进行静脉支架置入，待腹水消失、肝功能恢复正常后再行手术。注意术中近心端肝后下腔静脉和肝静脉剥离，尽可能为修复流出道做准备。

手术病例

患者，女，27 岁，因"体检发现肝包虫病 1 年余"，患者 1 年前，无明显诱因出现右上腹疼痛，为阵发性疼痛，无放射性疼痛伴恶心，无呕吐，全身皮肤黏膜及巩膜中度黄染，患者当地医院就诊，考虑肝包虫病（$P_4N_1M_0$），术前给予经皮胆管穿刺引流术减黄治疗。术前总胆红素 44.6μmol/L，直接胆红素 23.4μmol/L，ALT29U/L，入院上腹部 MRCP 提示：肝右叶可见约 11.7cm×9.7cm 团块病灶，累及第一肝门、第二肝门、肝中静脉、肝段下腔静脉及右侧肾上腺。三维测量肝体积具体如下：肝脏总体积 2 550.99cm³，占位总体积 683.18cm³，预计切除肝体积 1 152.82cm³，剩余肝体积 1 395.17cm³，标准肝体积 2 551.05cm³，肝脏剩余体积/标准体积 54.69%。术中可见肝左静脉，肝中静脉完全受侵犯，门静脉右支完全受侵犯，包虫病灶侵犯至右心耳，肝后下腔静脉侵犯长度约 5cm，范围达 180°，术中利用人工移植物大隐静脉重建肝后下腔静脉，左肝 3 支胆管整形后与胆总管端端吻合。术中出血约 3 000ml，输入悬浮红细胞约 11U，输入血浆 1 050ml，手术耗时 10 小时 50 分。术前及术中影像学资料如图 18-23～图 18-25 所示。

（三）多发病灶的处理

肝脏多发病灶（病灶大于 3 个或分布于 3 个肝段以上），在保证剩余肝体积足够的条件下，可根据情况采取修肝状态下多病灶切除术（图 18-26）。但应尽量避免深层的病灶切除和多创面切除，防止造成术后胆漏发生及挤压深层病灶导致术后复发加快。

六、术后围手术期管理

自体肝移植术后围手术期，肝移植专科病房或 ICU 监护和治疗极为重要。研究表明，肝缺血再灌注综合征可在术后 24～48 小时内发生，多表现为昏睡、狂躁、生命体征波动；血生化表现为转氨酶骤升、白细胞计数升高、凝血时间延长、高钾血症、高钠血症、低钙血症，甚至血氨和黄疸指数升高，严重者移植肝出现原发性无功能，发生低温、四肢湿冷、凝血功能严重紊乱、渗血不止、血压下降而升压无效。若对症处理、扩容、纠酸等措施无效，应及时应用人工肝作为桥梁过渡等处理措施。

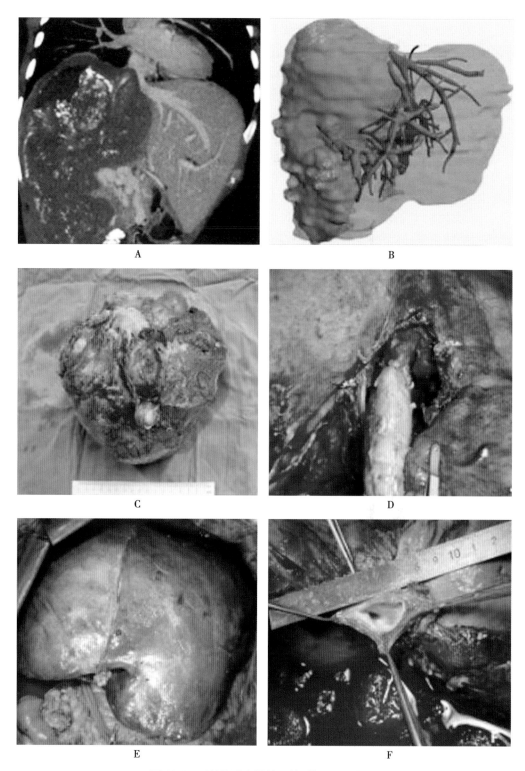

图 18-23　HAE 继发慢性巴德-基亚里综合征

A. 术前 CT 可见肝右静脉、下腔静脉完全被侵蚀；B. 术前三维重建后肝脏及病灶侵犯情况；C. 术中见肝脏较大，呈轻度慢性淤血性改变；D. 肝脏流出道附近病灶组织；E、F. 修肝盆内可见肝右静脉和下腔静脉完全被虫卵侵蚀闭塞

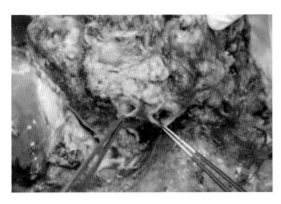

图 18-24　门静脉被虫卵侵犯闭塞

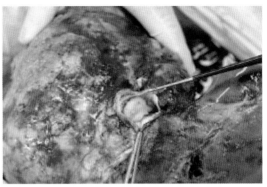

图 18-25　肝后下腔静脉被虫卵侵犯闭塞

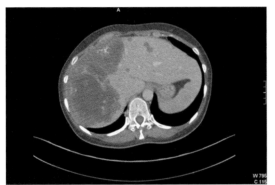

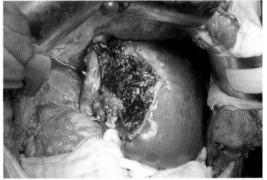

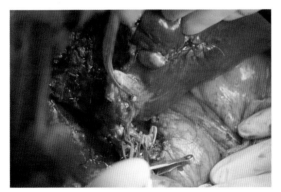

图 18-26　对于移植肝多发病灶的处理

　　自体肝移植术后主要并发症有梗阻性黄疸、胆漏、胆管狭窄、肺部感染、腹腔出血、肝周积液等。笔者团队对胆漏的预测模型可为自体肝移植术后胆漏管理提供思路,尽可能避免将肝周胆汁瘤误诊为病灶复发。腹部超声、ERCP、经内镜鼻胆管引流术(ENBD)等是有效确诊或治疗胆管并发症的方法,积极地给予内科药物对症治疗,必要时再次手术干预,同时探查胆管、实施胆肠吻合术等。

　　术后 90 天内是自体肝移植患者死亡率最高的时间段,死亡原因常因为大出血、重症感染、凝血功能障碍等。此期,定期监测血液指标、复查移植肝血管血流动力学彩超、观察腹部体征及引流液性质尤其重要,可尽早发现并及时处理相关并发症。

七、随访及药物治疗

患者出院后需长期规律口服阿苯达唑片治疗（每天 0.8～1.0ml/kg，分两次口服），并间隔 3 个月复查肝功能、血常规、肝脏专科彩超等，直至恢复正常肝功能并维持 1 年后停药。此外，每 6 个月复查上腹部三维血管重建增强 CT、胸部 CT 等。随访期间笔者团队的患者未见肝包虫复发及远处转移。

八、总结

离体肝切除联合自体肝移植术为终末期 HAE 患者提供了根治性切除 HAE 的治疗方法，与异体肝移植相比，具有无需长期等待供肝、无需免疫抑制剂治疗、费用明显降低等优势。尽管自体肝移植仍然面临许多问题亟待解决：①术前肝功能评估及移植肝质量评价手段尚无统一标准；②移植肝重要管道重建和整形材料、吻合方式多样，近、远期并发症发生率较高；③术后并发症预防及处理，移植肝再生及扭转问题；④适应证标准制定及技术推广、普及。总之，自体肝移植可有效地根治性切除过去无法切除的、累及重要肝脏管道结构的晚期 HAE 病灶，让更多患者受益。

（王文涛　杨先伟　邱逸闻　覃燕　冯曦）

参考文献

［1］ PICHLMAYR R，GROSSE H，HAUSS J，et al. Technique and preliminary results of extracorporeal liver surgery（bench procedure）and of surgery on the in situ perfused liver［J］. Br J Surg，1990，77（1）：21-26.

［2］ YANG X，QIU Y，HUANG B，et al. Novel techniques and preliminary results of ex vivo liver resection and autotransplantation for end-stage hepatic alveolar echinococcosis：A study of 31 cases［J］. Am J Transplant，2018，18（7）：1668-1679.

［3］ QIU Y，YANG X，SHEN S，et al. Vascular infiltration-based surgical planning in treating end-stage hepatic alveolar echinococcosis with ex vivo liver resection and autotransplantation［J］. Surgery，2019，165（5）：889-896.

［4］ JIANYONG L，JINGCHENG H，WENTAO W，et al. Ex vivo liver resection followed by autotransplantation to a patient with advanced alveolar echinococcosis with a replacement of the retrohepatic inferior vena cava using autogenous vein grafting：a case report and literature review［J］. Medicine（Baltimore），2015，94（7）：e514.

［5］ 王文涛，杨先伟，严律南. 离体肝切除联合自体肝移植治疗晚期肝泡型包虫病［J］. 中国普外基础与临床杂志，2017（7）：792-794.

［6］ AJI T，DONG J H，SHAO Y M，et al. Ex vivo liver resection and autotransplantation as alternative to allotransplantation for end-stage hepatic alveolar echinococcosis［J］. J Hepatol，2018，69（5）：1037-1046.

［7］ DU Q，WANG Y，ZHANG M，et al. A new treatment strategy for end-stage hepatic alveolar echinococcosis：IVC resection without reconstruction［J］. Sci Rep，2019，9（1）：9419.

［8］ 王燚，张宇，邓绍平，等. 自体肝移植技术治疗晚期肝泡型包虫病 16 例临床疗效分析［J］. 实用医院临床杂志，2019，16（3）：59-63.

［9］ 魏耕富，杨康明，史屹洋，等. 高海拔地区 17 例晚期肝泡型包虫病行自体肝移植的临床研究［J］. 中国普外基础与临床杂志，2020，27（1）：24-29.

［10］ 王文涛，杨闯，严律南. 肝泡型包虫病外科根治性治疗的新理念与策略［J］. 中华医学杂志，2018，98（38）：3049-3051.

［11］ VOGEL J，GORICH J，KRAMME E，et al. Alveolar echinococcosis of the liver：percutaneous stent therapy in

Budd-Chiari syndrome[J]. Gut,1996,39(5):762-764.

[12] 王瑞涛,刘昌,张晓刚,等. ALPPS 在肝泡型包虫病中的应用[J].中华肝脏外科手术学电子杂志,2018,7(2):127-132.

[13] SHEN S,QIU Y,YANG X,et al. Remnant liver-to-standard liver volume ratio below 40% is safe in ex vivo liver resection and autotransplantation[J]. J Gastrointest Surg,2019,23(10):1964-1972.

[14] 中国医师协会外科医师分会包虫病外科专业委员会.肝两型包虫病诊断与治疗专家共识(2015 版)[J].中华消化外科杂志,2015,14(4):253-264.

[15] 邱逸闻,杨先伟,沈舒,等.计算机三维可视化重建技术在肝泡型包虫病切除术中的应用[J].中国普外基础与临床杂志,2018,25(5):7.

[16] ZENG X,YANG X,YANG P,et al. Individualized biliary reconstruction techniques in autotransplantation for end-stage hepatic alveolar echinococcosis[J]. HPB(Oxford),2020,22(4):578-587.

[17] 孔俊杰,沈舒,黄斌,等.自体肝脏移植治疗终末期肝泡型包虫病合并继发性门静脉海绵样变[J].中国普外基础与临床杂志,2018(7):846-851.

[18] 张雯,王洋洋,王晓.晚期肝泡型包虫病患者行自体肝移植的拔管时间及术中血气分析的研究[J].华西医学,2018,33(3):312-316.

[19] KONG J,SHEN S,YANG X,et al. Transhepatic-intrahepatic branches of the portal vein catheterization for ex vivo liver resection and autotransplantation:Two case reports of novel approach to perfuse the liver[J]. Medicine(Baltimore),2019,98(11):e14706.

[20] 杨先伟.复杂肝泡型包虫病诊疗专家共识(2020 版)[J].中国普外基础与临床杂志,2020,27(1):13-17.

[21] WU K,FENG X,LIU X,et al. Residual cavity hydrops initially misdiagnosed as recurrent hepatic echinococcosis[J]. Lancet Infect Dis,2019,19(5):557.

[22] YANG X,QIU Y,WANG W,et al. Risk factors and a simple model for predicting bile leakage after radical hepatectomy in patients with hepatic alveolar echinococcosis[J]. Medicine(Baltimore),2017,96(46):e8774.

[23] SHEN S,KONG J,QIU Y,et al. Ex vivo liver resection and autotransplantation versus allotransplantation for end-stage hepatic alveolar echinococcosis[J]. Int J Infect Dis,2019,79:87-93.

[24] 中国医师协会外科医师分会包虫病外科专业委员会.肝两型包虫病诊断与治疗专家共识(2019 版)[J].中华消化外科杂志,2019,18(8):711-721.

第十九章

肝包虫病手术中血管重建

第一节　血管重建的要点和原理

血管重建技术与原则最早由 Alexis Carrel 在二十世纪初确立，并因此获得了 1912 年诺贝尔生理学医学奖。随着血管外科技术的发展及缝合材料和器械的改进，血管重建的应用逐渐从主动脉、股动脉等大中动脉普及到肾动脉等内脏动脉，并被应用于动脉与静脉、静脉与静脉的吻合。虽然新型缝线和血管材料在不断更新换代，但是血管重建技巧和原理始终是血管外科手术技术的核心。

一、血管控制与阻断技巧

在进行血管重建前，需在合适的地方通过合理的手段对需重建的血管进行控制和阻断，合理的控制和良好的显露将为血管重建提供不少便利。在肝包虫病自体肝移植中常用的血管控制和阻断方式主要为血管阻断钳结合血管牵引带。血管阻断钳不同于一般血管钳，既要求能绝对安全可靠地阻断血流，不会松脱，又要求不损伤被钳夹的血管。为此，血管阻断钳的齿是楔形，中间带槽沟。肝移植术前应备有各种类型的阻断钳以供选择：Satinsky 阻断钳用于下腔静脉，Debakey 外周血管阻断钳或 Castaneda 无损伤血管阻断钳用于门静脉，狗头夹则用于阻断肝固有动脉。在钳夹血管前，一般用细巧的血管牵引带环绕血管以更好地牵引和控制，避免在阻断血管时阻断钳损伤其他细小分支。此外对于中、小动脉，血管牵引带具有较好的控制效果且损伤较小。一般来说需要重建的血管两端不可均用血管牵引带控制，这样会对吻合口施加一定程度张力，易造成吻合口血管损伤，因此需重建的血管两端至少一侧是由阻断钳控制。

血管阻断与离断位置也同样重要，一般而言，在自体肝移植手术中，充分解剖和显露后，先用狗头夹在肝固有动脉两端阻断，再在靠近肝门处及脾静脉与肠系膜上静脉汇合处分别用外周血管阻断钳阻断门静脉，切断入肝脏血流。在阻断门静脉血流时，在病变条件允许的情况下，近心端尽可能靠近肝门阻断，远心端尽可能靠近脾静脉与肠系膜上静脉汇合处，可为后续临时门腔吻合和门静脉重建提供便利。但部分情况下，门静脉因被肝包虫侵犯而切除后吻合长度不足，此时需要选用自体静脉进行重建。处理完门静脉后，使用 Satinsky 阻断钳阻断肝上下腔静脉和肝下下腔静脉，阻断时需注意应水平横向阻断，并避免扭转。肝上下腔静脉阻断时需注意尽量在膈肌反折边缘，避免损伤膈神经。在离断肝上下腔静脉时尽量保留肝左、右、中静脉口，方便后续重建时进行静脉成形。

二、基本血管吻合技巧

血管吻合技巧是肝移植手术中不可或缺的一项重要技术,是直接影响肝移植术后血管相关并发症及肝移植成败的关键。目前血管吻合均采用无损伤缝针和不可吸收缝线。缝线一般由合成纤维制成,对血管损伤极小。血管吻合时须去除吻合口部位过多的外膜组织,以避免其嵌入血管腔内导致血栓形成。此外,缝合时缝线必须贯穿血管壁全层,并保证内膜外翻,减少血栓形成概率。同时手术过程中对内膜操作尽量轻柔,避免损伤内膜。

(一)血管吻合技术

血管吻合方式包含连续缝合和间断缝合两种,每种又分为褥式缝合和贯穿缝合两种。血管吻合对针距和针脚都有严格要求,每针间距和缝合边缘之间的距离均分别为 1mm,而在缝合大血管、厚壁血管或病变血管时,其距离可增加到 2mm。在缝合大血管时,应从吻合口最深部开始缝合,避免吻合口因“收口袋样”作用产生狭窄。当血管位置比较固定时,如较大血管的分叉部位,可利用双针单线,先从吻合口后壁中点开始,由腔外向腔内进针,再由腔内向腔外出针,缝完后壁后再缝合至前壁。当接合血管一端后壁不完全游离时,比如腹主动脉瘤开放修复需行人工血管置换时,瘤颈后壁不完全游离,此时可采用嵌入缝合的方法:纵行切开瘤颈前壁,用双针将移植物后部中点与瘤颈后壁做水平褥式缝合并打结,接着从后壁向前壁做连续缝合,每针均应贯穿移植物和瘤颈后壁全层,过程中持续拉紧缝线。当吻合口部位显露不佳时,可采用“降落伞”缝合法,即在吻合口两侧缘双针连续缝合数针,然后拉紧缝线使吻合血管逐渐降落在被吻合血管上,注意拉线过程中动作应轻柔,并用肝素生理盐水湿润,减少缝线和针口摩擦力,避免发生切割针口现象。当缝合动脉粥样硬化斑块较重或钙化较重的动脉时,缝针穿过病变斑块组织时应从腔内向腔外出针,然后从腔外向腔内进针,避免使斑块松动游离。当动脉内膜有部分游离时,可用双针一针从腔内经游离内膜穿透血管壁全层向腔外进针,另一针从其旁边部分或经内膜剥脱部分向腔外进针,最后在髂外动脉打结。当缝合管壁脆弱的血管时,可采用 Buttressing 缝合法,即在外壁包绕涤纶 Dacron 血管补片,或采用小动脉、筋膜等组织做支撑缝合。

(二)血管吻合方法

1. 端端吻合　一般可做连续褥式缝合或贯穿缝合。常用二定点连续缝合,在两对端做水平褥式外翻缝合并打结,然后分别向中点连续贯穿缝合,完成前壁缝合打结后,将血管翻转 180°,用同样方法完成后壁缝合,如此血管断端不易移动,接着先在腔内缝合后壁,再在腔外进行前壁缝合。此外,也可采用 Carrel 三点法缝合血管,第一点定位于吻合口后壁中央或最深部位,另两点定位于其两侧,三点将周长分为相等的三部分,在此三点之间分别做外翻褥式缝合或单纯缝合。如血管管径大小不一致,可将其斜行修剪成喇叭口状,或者做两对端斜行吻合口缝合,可避免小血管因垂直的端端缝合而引起吻合口狭窄。同时,有些临床医生建议在做小血管端端吻合时行间断缝合,以避免连续缝合带来的吻合口狭窄。相比而言,本中心习惯使用单定点锚定缝合,在背侧端做水平褥式外翻缝合并打结,然后由两侧向前壁连续贯穿缝合,如此在开展熟练后较二定点缝合节约时间及缝线(图 19-1)。

2. 端侧吻合　临床上端侧吻合被广泛应用于血管旁路转流术。当移植物为中等口径血管时,可将其吻合端修剪成楔形,并在受体血管做纵向切口,其长度至少是移植物血管的 2 倍。当移植物血管直径较小时,可在楔形根部做纵向切口,使吻合端呈菱形,扩大吻合口

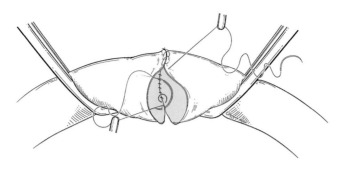

图 19-1　动脉端端吻合技术

面积。吻合时移植物血管与受体血管之间夹角最好呈 30°~45°或更小,以降低血液湍流。缝合时从吻合口根部开始,可选择先做二定点褥式缝合,连续贯穿缝合至另一端打结,再反转移植物血管,显露吻合口另一侧做同法缝合。也可选择在根部做贯穿缝合并打结后,分别由两侧向中间连续贯穿缝合,最后在终点打结。当无法翻转血管时,可先在吻合口后壁做腔内缝合,然后在前壁做腔外缝合(图 19-2)。

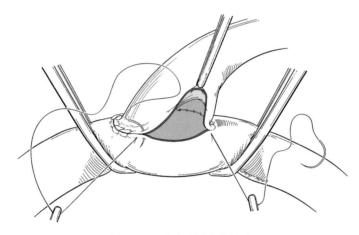

图 19-2　动脉端侧吻合技术

3. 侧侧吻合　侧侧吻合多用于门-腔静脉分流术。吻合前移植物血管和受体血管均做纵向切口,吻合时先在吻合口两对角缝合固定两针,后壁从上角开始做腔内缝合至下角打结,然后从下角起腔外缝合前壁。

第二节　肝包虫自体肝移植手术中动脉重建技巧

肝移植中的血管重建是肝移植手术最重要的部分,也是肝移植主要技术和难点,直接关系到肝移植手术的成败,肝移植血管重建技术主要包括肝上下腔静脉、肝静脉、门静脉和肝动脉重建,良好血管重建是保证肝移植成功的关键,任何上述血管出现并发症均可导致肝移植失败,尤其是肝动脉重建将影响供肝成活。

一、肝动脉术前评估及术中保护

首先在术前要通过 CTA 仔细评估肝动脉是否存在解剖变异及包虫侵犯。如遇到解剖变异,尽量保留尽可能多长度的变异肝动脉,保留发自肠系膜上动脉的肝右动脉和发自肝左动脉的副肝右动脉,为后期吻合提供方便。此外,在年龄较大的患者中,肝动脉合并动脉内膜增厚或动脉粥样硬化斑块可能性大,术前需要做好重建预案,术中在钳夹时需注意避免在斑块处阻断(图 19-3)。

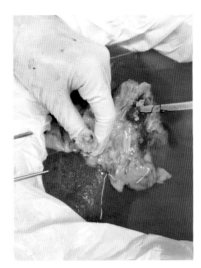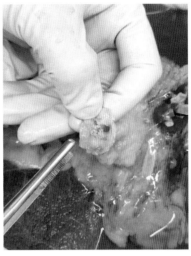

图 19-3　肝动脉内膜增厚及动脉粥样硬化斑块

术中需注意对肝动脉进行保护,避免因各种操作损伤动脉内膜或引起夹层。首先,所有翻动并钳夹肝动脉的动作需轻柔,不要压迫或用力牵引受体肝动脉,避免损伤动脉壁导致夹层或血栓形成。翻动及钳夹肝动脉时应钳夹血管外膜或血管外组织,切忌用血管钳、镊子支架钳夹肝动脉全层,容易引起内膜损伤(图 19-4)。

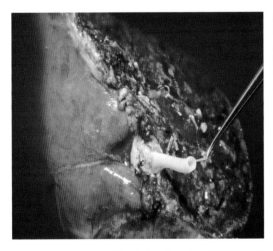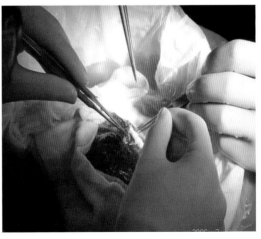

图 19-4　术中保护肝动脉操作:钳夹血管外组织,避免损伤内膜

此外,所有肝动脉分支动脉的结扎必须在阻断动脉血流情况下,避免因血流动力学突然改变,引起主干肝动脉局限性夹层(图 19-5)。

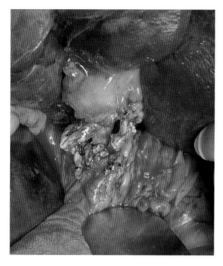

图 19-5 术中保护肝动脉操作:主要分支动脉缝扎,避免结扎

二、肝动脉重建技巧

动脉重建术基本方法包含:单纯缝合、补片血管成形术及移植物旁路转流术等,应用于不同情况下的动脉重建。当动脉长度足够时,可直接做端端吻合;当动脉需纵向切开时,可在缝合动脉时利用补片成型扩大管腔,避免纵向缝合造成管腔狭窄;当动脉条件不佳或长度不足时,可考虑做移植物旁路手术。在肝包虫自体肝移植手术中,常见的困难包括肝动脉不够长、肝动脉变异、肝动脉血栓形成、肝动脉狭窄或包虫累及等,应个体化选择合适的肝动脉重建方式。

1. 直接端端吻合 肝包虫自体肝移植手术中,理想情况下一般在肝固有动脉中份切断肝动脉。若肝动脉长度足够,且肝固有动脉血管条件良好,在回植时可考虑行直接端端吻合。吻合前先开放受体侧动脉断端,检查射血是否良好,有无血栓、夹层及狭窄,待确认无误后夹闭并用肝素生理盐水冲洗断端管腔,保持血管壁清晰,回植动脉断端修剪成 2 倍于口径的斜面,并将对应受体动脉修剪成形与之口径匹配,以备吻合。将肝固有动脉两端修剪成楔形斜面后,可扩大吻合口面积,从而提高通畅性(图 19-6)。若切断位置在分叉部,可利用分叉部修剪成形,将吻合口面积进一步增大(图 19-7)。

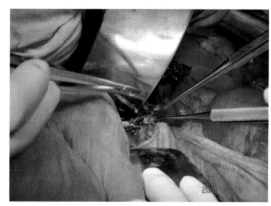
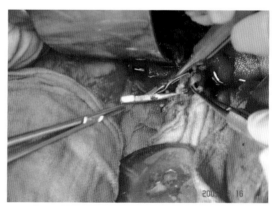

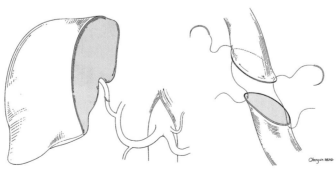

图 19-6 肝动脉断端修剪成楔形斜面扩大吻合口

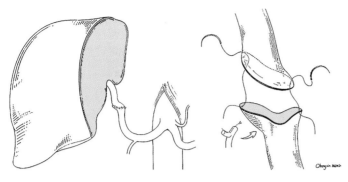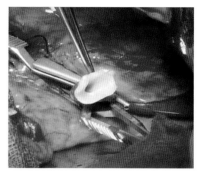

图 19-7　利用肝动脉分叉部修剪成形扩大吻合口面积

　　大多数肝移植中心在吻合肝动脉时一般使用 7-0 的 Prolene 线,采用二定点连续贯穿缝合,也有中心习惯使用多点间断缝合。四川大学华西医院血管外科中心肝动脉吻合经验发现供体肝动脉口径在 2~2.5mm 者,可在 3.5 倍的手术放大镜下完成,选用 8-0 的 Prolene 线后壁连续、前壁间断缝合,术后肝动脉通畅性良好;如血管口径<2mm,建议使用手术显微镜,在放大 5~10 倍的术野下吻合,采用 9-0 的 Prolene 线后壁连续、前壁间断缝合。若遇到青少年肝动脉细小,手术区域有限,加之呼吸时反复移动而使动脉缝合和打结困难时,需要调整患者的呼吸,尽量在呼吸间隔操作。第一针缝合位于动脉后壁最深的位置,逐渐由后壁向两侧连续缝合至前壁,并且每次缝合后缝线向外牵线,以保证血管内膜对合,同时始终能看到血管腔并用生理盐水冲洗,以避免缝到其他侧壁致管腔狭窄。若肝动脉内膜硬化斑块较重,建议吻合时肝动脉缝针内进外出,避免损伤动脉内膜(图 19-8)。

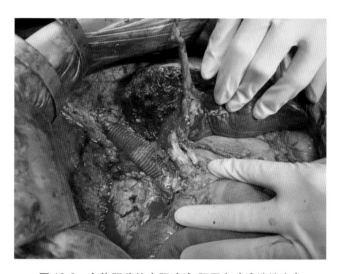

图 19-8　自体肝移植中肝动脉-肝固有动脉端端吻合

　　吻合完毕先开放回植动脉侧血管夹,通过肝回流血检查是否漏血,必要时进行补针,确认无漏血后再开放受体侧血管。肝动脉吻合成功后,供肝色泽逐步红润,肝动脉搏动良好,可术中采用多普勒超声探测肝内动脉血流证实吻合成功与否。

　　2. 自体大隐静脉倒置搭桥　当供体肝动脉太短时(<5mm),可先行自体大隐静脉与回植肝动脉在体外倒置吻合后再与受体动脉吻合。当受体动脉因夹层或外膜下血肿或闭塞难

以重建时,可行受体肾动脉下腹主动脉或腹腔干动脉等与供体肝动脉、自体大隐静脉搭桥术。术前在评估肝动脉条件时也应通过彩超评估患者大隐静脉条件,是否存在瘤样扩张或静脉炎症。在取大隐静脉时应注意标记近心端和远心端,避免搭桥时未倒置静脉使得血流被静脉瓣阻隔。此外,在取下大隐静脉后需通过注射肝素生理盐水扩张静脉管腔,两端分别用狗头夹夹住,一方面避免静脉痉挛使管腔变小,另一方面保护内膜,使其保持湿润(图19-9~图19-12)。

3. 肝动脉相关并发症的处理

(1) 肝动脉血栓形成:据文献报道肝动脉血栓发生率为1.6%~9.2%。其危险因素主要和手术操作与患者情况有关:手术操作方面主要包括肝脏长时间缺血损伤、动脉扭曲成角、血管阻断钳钳夹损伤、吻合口直径小于3.5mm及吻合方式不当等;患者因素包括长期吸烟史、高龄、凝血功能紊乱等。彩超发现、造影明确诊断后,常需进行再次肝移植或外科手术取栓再次动脉重建干预。常见手术方式为肝动脉取栓+肝动脉重建术(图19-13~图19-15)。

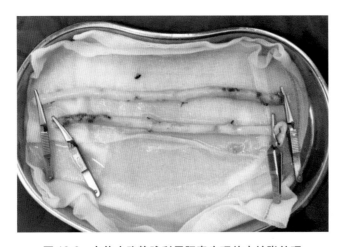

图19-9　自体大隐静脉利用肝素生理盐水扩张处理

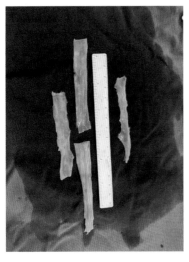
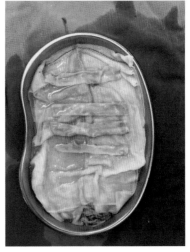

图19-10　自体大隐静脉修剪成形,并用肝素生理盐水浸泡备用

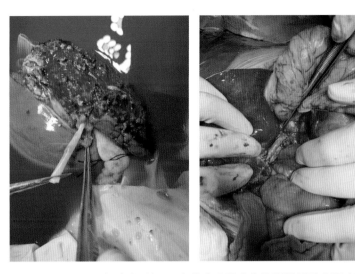

图 19-11　肝门部动脉受侵犯，自体大隐静脉体外预搭桥重建肝动脉

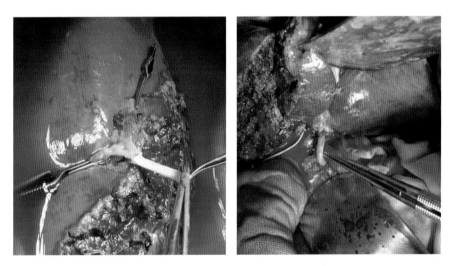

图 19-12　肝动脉变异，成形后自体大隐静脉倒置搭桥重建

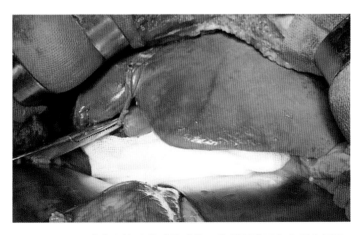

图 19-13　肝动脉血栓形成后及时处理发现肝脏已有小部分坏死

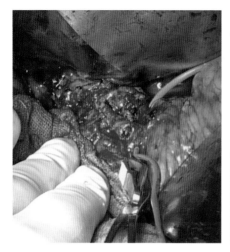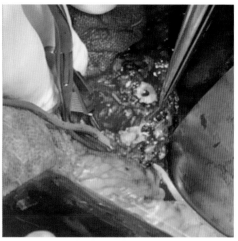

图 19-14　肝动脉血栓形成

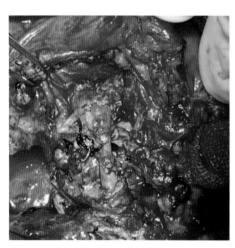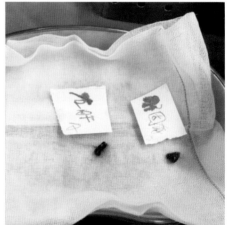

图 19-15　肝动脉取栓后重建及取出的血栓

当肝动脉内膜增厚或伴有较重动脉粥样硬化斑块时,术中操作不当容易导致肝动脉形成夹层,易引起术后肝动脉血栓形成。若出现这种情况,同样也需要再手术处理伴有夹层部分的肝动脉,术中拆开吻合口取栓后,通常需要修剪含有夹层部分的肝动脉,在血管壁完好处重新进行吻合。因修剪后肝动脉长度减少,通常需要取自体大隐静脉进行搭桥重建(图19-16~图 19-18)。

(2) 其他肝动脉相关并发症:肝动脉吻合口出血也是常见肝动脉并发症之一,主要和吻合技术及患者凝血功能紊乱相关。若术中进针方式不当或拉线时对针眼切割过重均可能导致术后吻合口出血。若出现这种情况,需要再次手术进行处理。此外肝动脉吻合口假性动脉瘤形成作为肝动脉相关并发症的一种,可能导致破裂或血栓形成等并发症,其成因可能和吻合口出血、胆瘘及肝动脉夹层处理不当有关。

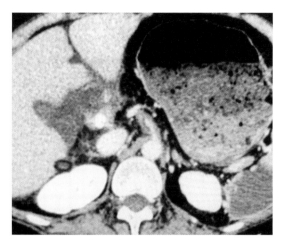

图 19-16　肝移植术后 CTA 发现肝动脉夹层伴血栓形成

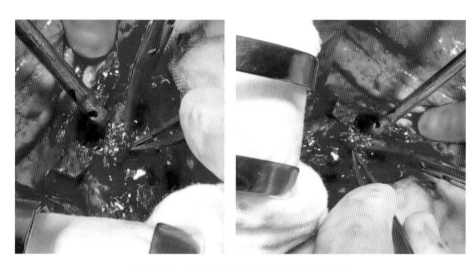

图 19-17　术中发现肝动脉夹层伴血栓形成

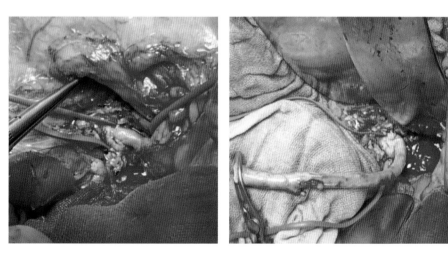

图 19-18　活体肝移植术后肝动脉夹层伴血栓再干预——取栓+自体大隐静脉搭桥（肠系膜上动脉-肝动脉）重建肝动脉

第三节 肝包虫自体肝移植手术中静脉重建技巧

在肝移植相关血管重建中静脉重建是其中难度最大的部分,特别是肝包虫累及肝后下腔静脉和门静脉时,需要通过各种方式尽可能利用自体静脉成形重建。良好的静脉重建同样是保证肝移植成功的关键,若肝移植术后门静脉或下腔静脉出现血栓,那都将是灾难性的后果。

一、肝包虫体外修肝及自体肝移植术中的静脉重建

根据四川大学华西医院肝移植中心及血管中心的经验,将被包虫累及的肝脏取出体外修肝的过程中,可利用直径 19mm 的聚四氟乙烯(PTFE)人工血管临时重建被包虫累及的下腔静脉,并将体内远端门静脉断端通过端侧吻合于下腔静脉,构建临时门-腔静脉分流(图 19-19、图 19-20)。

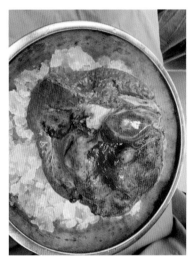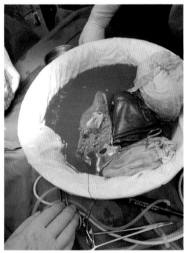

图 19-19 下腔静脉受包虫侵犯,需要进行重建

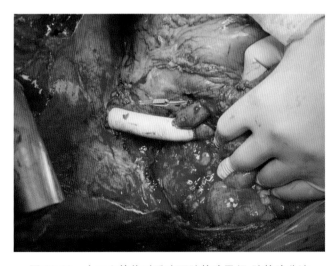

图 19-20 人工血管临时重建下腔静脉及门-腔静脉分流

然后根据下腔静脉缺损程度,取自体静脉体外重建肝后下腔静脉,拆除人工血管,利用自体静脉重建的下腔静脉替换人工血管,接着吻合回植肝相应肝静脉,吻合门静脉。开放静脉循环后,再吻合肝动脉。

四川大学华西医院肝移植及血管中心在重建下腔静脉方面推荐使用自体静脉,而非人工血管。理想的下腔静脉替代移植物应具备以下特点:①能与所替代的血管两端融合成一体,并且有血管内膜长入,不易形成血栓,长期保持通畅;②耐受血管压力,不易形成动脉瘤,受压后不易扭转成角;③不易引起异物反应或排斥反应;④抗感染等。由此可看出,PTFE人工血管材料虽结实牢固,但内皮细胞无法完全覆盖,且一旦发生感染,后果非常严重。因此该中心推荐在有自体静脉来源的情况下,人工血管仅适用于临时组建门-腔静脉分流(图19-20)。

相比之下,已有诸多研究表明自体静脉具有取材方便、长度足够(最大长度为60cm)、术后远期通畅率较高和不易发生移植物感染等优势。在利用自体静脉重建下腔静脉方面,主要难点为拼接成相似管径的自体静脉移植物,通常采用双侧大隐静脉并联的方法,构建有足够直径的管腔。

二、肝后下腔静脉重建方法

1. 大隐静脉并联重建下腔静脉 由于腔静脉管径较粗,利用大隐静脉重建时需将大隐静脉修剪成多条自体静脉补片,再通过5-0的Prolene线连续缝合将他们并联在一起,形成一整块大静脉补片,接着再将其卷折使两侧边靠拢,再连续缝合形成理想直径(3cm以上)的静脉管腔(图19-21、图19-22)。

2. 保存自体动脉重建下腔静脉 当自身自体静脉材料不足时,也可在自体肝移植中保存切除部分尚完好的动脉,修剪成形,作为下腔静脉一部分管壁,配合自体静脉补片共同重建肝后下腔静脉(图19-23)。

3. 复合自体静脉重建 当肝后下腔静脉后壁完整时,可考虑利用多种自体静脉材料,比如大隐静脉、部分肝静脉、部分肠系膜静脉等。在利用复合自体静脉材料重建时可在重建的下腔静脉上方预留一个豁口,便于随后肝静脉与下腔静脉的端侧吻合(图19-24)。

4. 人工血管重建下腔静脉 当自体静脉条件不好时,可选用直径为20mm的人工血管重建下腔静脉,肝静脉端侧吻合于人工血管近心端(图19-25)。

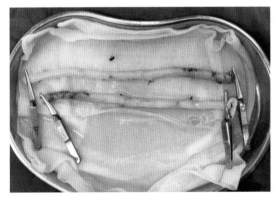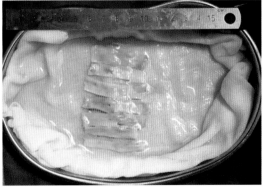

图19-21 取自体大隐静脉修剪成形、并联,为下腔静脉重建做准备

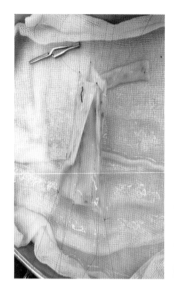
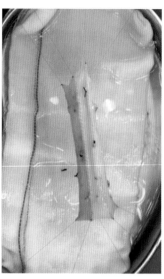

图 19-22 自体大隐静脉并联、卷曲,重建下腔静脉

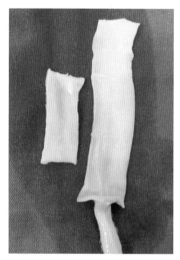
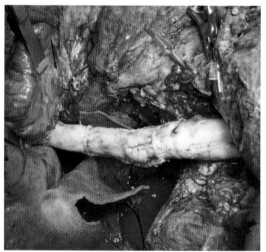

图 19-23 自体肝移植保存动脉重建下腔静脉

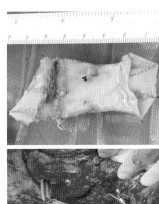
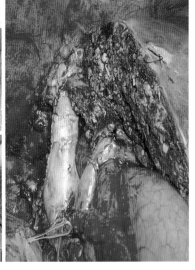
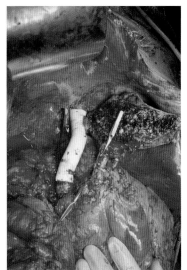

图 19-24　复合自体静脉材料重建下腔静脉　　　图 19-25　自体肝移植人工血管重建下腔静脉

三、门静脉重建方法

在肝包虫自体肝移植手术中,门静脉有时也被包虫侵及需大部分切除,此时须通过自体静脉重建门静脉。和重建肝后下腔静脉方法类似,取自体大隐静脉,并修剪成自体静脉补片后并联缝合在一起,最后将其卷曲成形吻合成完整管腔,直径为 1.5cm 左右(图 19-26~图 19-28)。

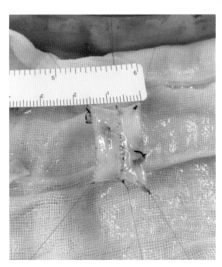
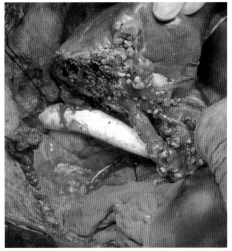

图 19-26　利用大隐静脉重建门静脉

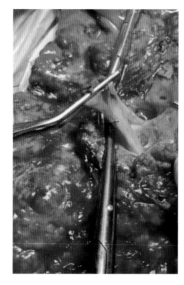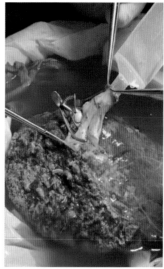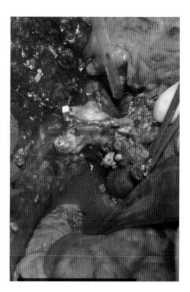

图 19-27　利用大隐静脉重建 2 支门静脉

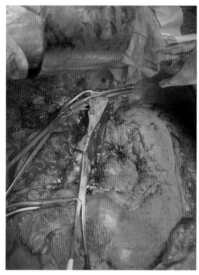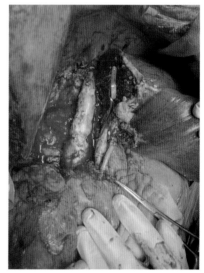

图 19-28　下腔静脉部分自体静脉重建,门静脉与肝动脉自体大隐静脉重建

四、肝静脉重建方法

1. 大隐静脉搭桥重建肝静脉　在离体修肝过程中,有时会发现肝左、右、中静脉被肝包虫累及,此时需要重建相应肝静脉。无论从管径还是材质,最理想方法是利用大隐静脉进行搭桥重建(图 19-29)。

2. 下腔静脉部分修剪成形+大隐静脉重建肝静脉　有时肝包虫同时侵犯肝静脉与下腔静脉,可根据累及范围,对下腔静脉部分管壁修剪成形,利用残留下腔静脉联合自体大隐静脉成形重建肝静脉流出道(图 19-30、图 19-31)。

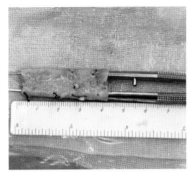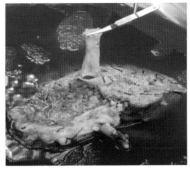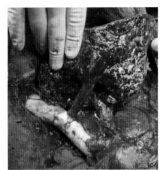

图 19-29　利用大隐静脉重建肝中静脉

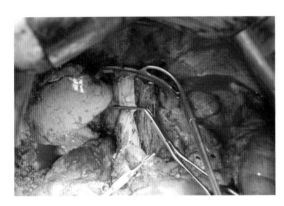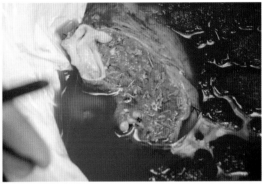

图 19-30　修剪下腔静脉管壁联合自体大隐静脉补片重建肝静脉流出道

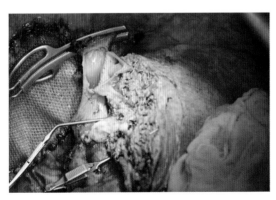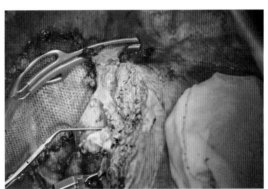

图 19-31　重建后肝静脉流出道与下腔静脉端侧吻合

五、肝移植静脉重建后的用药管理

根据个体情况,在排除术后出血的情况下,本中心在术后第 2 天开始皮下注射低分子肝素(0.4ml q12h)直到出院。出院后予以口服华法林 3 个月(2.5mg qd 起始)。术后第 7 天通过彩超评估肝后下腔静脉、肝静脉、肝动脉和门静脉等血管系统通畅性。之后每 3 个月门诊随访。

(赵纪春　黄斌　王家嵘　翁诚馨　冯曦)

参考文献

［1］ 蒋米尔,张培华.临床血管外科学［M］.4 版.北京:科学出版社,2014.

［2］ CRONENWETT,JACK. Rutherford's vascular surgery,2-Volume Set［M］.8th ed. Amsterdam:Elsevier Saunders,2014.

［3］ Busuttil R W,Klintmalm G B. Transplantation of the liver［M］.3rd ed. Amsterdam:Elsevier Saunders,2015.

［4］ YANG X,QIU Y,HUANG B,et al. Novel techniques and preliminary results of ex vivo liver resection and autotransplantation for end-stage hepatic alveolar echinococcosis:A study of 31 cases［J］. Am J Transplant,2018,18(7):1668-1679.

第二十章

肝泡型包虫病的微波消融治疗

一、概述

肝内局灶性病变的消融治疗已有近三十年的历史,是公认的原发性肝癌的根治手段之一,理论上它也应能在肝泡型包虫病(hepatic alveolar echinococcosis,HAE)的治疗中发挥作用。青海大学附属医院在国内外首次报道了超声引导经皮微波消融(microwave ablation,MWA)治疗 HAE 的临床应用,选择 MWA 的理由是微波与其他能源相比,具有组织穿透力强、热场温度高、消融范围大、治疗所需时间短等诸多优势,能够期待更有效地灭活纤维组织丰富、比肝癌质地更硬的 HAE。目前 HAE 的局部消融治疗尚缺乏更多有力的文献支持,亦未见有采用其他消融技术者,治疗过程中某些环节的难题有待解决,远期疗效还需假以时日用大样本、多中心的临床研究进一步证实。

二、适应证

1. 符合 WHO/IWGE 诊断标准。
2. WHO/IWGE 分期 Stage I($P_1N_0M_0$)或 Stage II($P_2N_0M_0$)。
3. 年龄 15~75 岁。
4. 不能耐受或不愿接受根治性切除手术。
5. 肝脏功能 Child-Pugh A 或 B 级。
6. 体能状态 ECOG 评分<2。

三、禁忌证

1. 病变侵犯胆管致梗阻性黄疸或侵犯腔静脉系主要干支导致阻塞。
2. 血小板计数<$50×10^9$/L 或不能纠正的凝血障碍。
3. 合并胆管炎症或肝脓肿未得到有效控制。
4. 合并肝脓肿未得到有效治疗。
5. 主要脏器功能衰竭、意识障碍、恶病质。

四、治疗目标和途径

对于数目≤3 个、直径≤5cm 的病变,MWA 有能力完全灭活病变,目标是根治性治疗(图 20-1)。应按外科切除的要求,消融范围包括病灶边缘 1cm 正常肝组织,以清除病灶增生活跃的浸润带。这一类病变采用超声引导下经皮治疗,是效益风险比和效益费用比最好

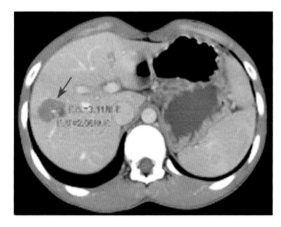
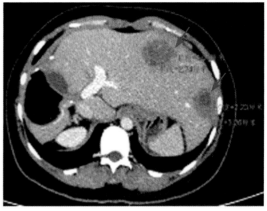

图 20-1   微波消融对于数目≤3 个、直径≤5cm 的肝泡型包虫病治疗目标是根治性治疗

的方案。但同时还须考虑病灶的部位，这是影响临床结果的重要因素。位于膈顶或左外叶等处的病灶，在超声影像下可能显示不清或不全，可辅以人工胸（腹）水增强显像或在融合影像引导下消融，也可改用 CT 引导或经腹腔镜消融；如果病灶距胃肠、胆囊胆管等重要组织脏器不足 5mm，则有热损伤之虞，可用人工腹水把病灶与胃肠道隔开或经腹腔镜消融一并切除胆囊。这些方法仍不失微创治疗的特质。

对数目多或直径超过 7cm 的病变，可施行减病性消融（图 20-2），或联合手术和药物，延缓病情发展、改善生活质量、延长生存期。HAE 大病灶的病理特点是病灶中央为大片坏死、液化或有钙化，故无需施以能量，病灶周边的增生代谢活跃之处才是治疗的对象。可沿着病灶的周边逐一布针消融，即采用所谓"防火墙"的治疗策略，来遏制病变进一步发展。有效的"防火墙"消融操作，往往需要经开腹手术施行，在直视下充分游离暴露，围绕病灶从各个方位构筑尽可能完整的消融带（图 20-2）。

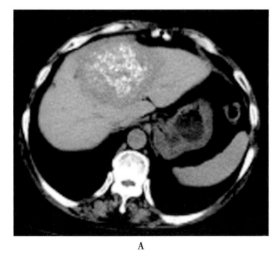
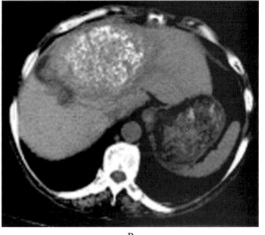

A   B

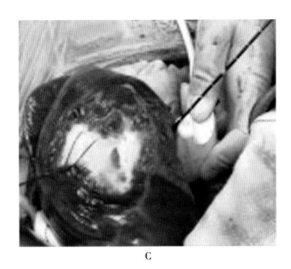

C

图 20-2　微波消融治疗肝泡型包虫病 CT 随访结果及术中情况
A. 术前肝泡型包虫病 CT 表现,可见病灶位于肝中叶,大小约 91mm×83mm;B. 微波消融后 40 天复查 CT 结果;C. 微波消融术中情况

五、消融治疗

静脉镇痛+局麻用于经皮消融治疗,全麻用于经腹腔镜、开腹或经皮消融。病灶若存在明显液区,首先尽量抽吸干净。

一般使用频率为 2 450MHz 的微波消融治疗仪。在影像引导下穿刺一定要清楚显示微波天线的移动路径和针尖所在(图 20-3),这是保证安全和局部疗效的要素之一。根治性消融毁损的是病灶全体,依病灶大小决定布针数目。病灶直径 3cm 通常布 1~2 针,3~5cm 布 3~4 针,针距 2cm,以做到重叠消融。每次消融的能量输出功率为 60W,持续 5 分钟。可根据情况移动天线的位置多次输出能量或适当延长能量输出时间。若是在超声引导下治疗,消融灶由于在高温作用下发生组织气化,会形成高回声团,其大小大致能够反映消融达到的范围,故可作为调整能量输出条件的依据。一个病灶原则上经一次治疗完成消融。减病性消融主要灭活病灶周边,一次能量输出至少可获得长径 3cm、

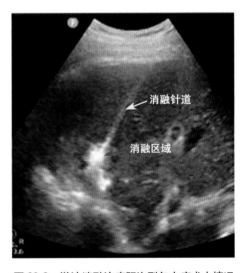

消融针道

消融区域

图 20-3　微波消融治疗肝泡型包虫病术中情况

短径 2cm 的消融范围,可以此为度设计布针。能量输出全部终了拔除天线时,不可忘记边烧灼针道边退针。治疗结束后患者应原地留观,40 分钟后腹部超声扫查,观测腹腔有无活动性出血。

关于抗包虫病药物的使用,术前应按常规口服阿苯达唑片。根治性消融术后者继续服药两年,减病性消融者需长期用药。

六、并发症

根据美国介入放射学会的标准,与肝脏局灶性病变消融治疗相关的不良事件发生率为8.9%~9.6%,死亡率为0.3%~0.5%。最常见的并发症是出血、热损伤和感染。

七、局部疗效评估

HAE消融治疗的局部疗效评估依赖于检测病变的代谢活性。[18]F-脱氧葡萄糖-正电子发射计算机断层显像(^{18}F-FDG-PET-CT)目前被列为检测的金标准,但设备昂贵,基层医院难以实行。另外两个检测手段是磁共振(MRI)和超声造影(CEUS)(图20-4),迄今报道的病例数均有限,可靠性有待进一步验证。CEUS设备可携带,操作简便、快捷,性价比好,故具有更高的可行性。以[18]F-FDG-PET-CT作为对照,CEUS评估病灶活性的敏感度为69%~100%,特异度100%。CEUS是依据病灶的血流灌注来评估活性状态的,HAE基本上属于缺血性病变,即使是代谢活跃的周边环带,在消融治疗前部分病例只能检测到很弱的血流甚至无血流,这将给疗效评估带来困扰。采用CEUS评估的方法学的建立以及寻求更可靠的评估方法,都是值得探讨的课题。

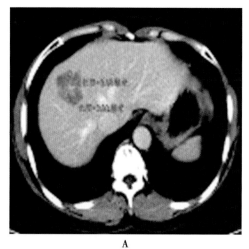

A

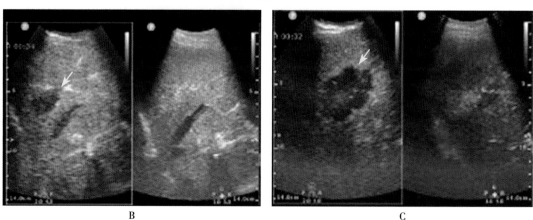

B　　　　　　　　　　　　　　　　　C

图20-4　超声造影对肝泡型包虫病治疗效果评估

A. 肝泡型包虫病CT所示;B. 肝泡型包虫病术前超声造影所示;C. 肝泡型包虫病术后3天超声造影所示

八、其他消融方法

射频消融也是我们常见的一种热消融,它是利用高频电流(>10kHz)使活体中组织离子随电流变化的方向振动,从而使电极周围有电流作用的组织离子相互摩擦产生热量,导致组织凝固性坏死,射频消融温度可达 80~100℃。目前关于 HAE 的射频消融治疗国内外还未见相关文献报道,需进一步尝试应用及总结经验,疗效需进一步考证。

(王聪 阳丹 吕明德 樊海宁)

参考文献

[1] YANGDAN C,ZHANG L Q,REN B,et al. Efficacy and safety of ultrasound-guided percutaneous microwave ablation for the treatment of hepatic alveolar echinococcosis. A preliminary study[J]. Medicine,2017,96(27):e7137.

[2] European Association for the Study of the Liver. EASL Clinical Practice Guidelines:Management of hepatocellular carcinoma[J]. J Hepatol,2018,69(1):182-236.

[3] 中国医师协会外科医师分会包虫病外科专业委员会. 肝两型包虫病诊断与治疗专家共识(2019版)[J]. 中华消化外科杂志,2019,18(8):711-721.

[4] BRUNETTI E,KERN P,VUITTONET D A,et al. Expert consensus for the diagnosis and treatment of cystic and alveolar echinococcosis in humans[J]. Acta Tropica,2010,114(1):1-16.

[5] KERN P,MENEZES D A SILVA A,AKHAN O,et al. The echinococcoses:diagnosis,clinical management and burden of disease[J]. Advances in Parasitology,2017,96:259-369.

[6] KHALILZADEH O,BAERLOCHER M O,SHYN P B,et al. Proposal of a new adverse event classification by the society of interventional radiology standards of practice committee[J]. J Vasc Interv Radiol,2017,28(10):1432-1437.

[7] ZHENG J,WANG J,ZHAO J,et al. Diffusion-weighted MRI for the initial viability evaluation of parasites in hepatic alveolar echinococcosis:comparison with positron emission tomography[J]. Korean J Radiol,2018,19(1):40-46.

[8] SCHWARZE V,MUELLER-PELTZER K,NEGRÃO DE FIGUEIREDO G,et al. The use of contrast-enhanced ultrasound (CEUS) for the diagnostic evaluation of hepatic echinococcosis[J]. Clin Hemorheol Microcirc,2018,70(4):449-455.

[9] KALTENBACH T E,GRAETER T,MASON R A,et al. Determination of vitality of liver lesions by alveolar echinococcosis. Comparison of parametric contrast enhanced ultrasound (SonoVue®) with quantified ^{18}F-FDG-PET-CT[J]. Nuklearmedizin,2015,54(1):43-49.

第二十一章

肝包虫病及相关疾病的内镜治疗

第一节　肝包虫病外科术前的内镜处理

肝包虫病在早期通常无特殊临床症状,大约77%的棘球蚴在人体肝脏内形成肝包虫囊肿,囊肿逐渐增大后可出现各种临床症状。绝大多数肝包虫病外科手术前不需要进行内镜下处理,当肝包虫病引起严重的梗阻性黄疸或急性胆管炎等临床表现时需考虑行内镜逆行胰胆管造影术(ERCP)。

一、术前诊断性内镜逆行胰胆管造影术

肝包虫囊肿与胆管内瘘形成机制:肝包虫囊肿一般呈膨胀性生长,而不是浸润性生长,随着炎症对囊肿周围肝组织的刺激,囊肿逐渐形成完整的纤维结缔组织外囊,肝内胆管常常包含在外囊中。随着囊肿的逐渐增大,外囊壁内的胆管因受挤压而逐渐发生扭曲和变形,进而发生胆汁淤积和渗漏,有时在外力的作用下,外囊壁内的胆管可以发生破溃,破溃开口于囊壁上时,可以形成胆管与包虫囊肿内瘘;或者由于肝包虫囊肿在长大的过程中对邻近胆管的压迫,导致相邻胆管壁的缺血坏死,部分包虫内囊壁随囊内压力增高突出于胆管内,在胆汁的作用下发生破溃,因肝包虫囊肿内的压力高于胆管内压力,囊肿内的囊皮、子囊等进入胆管引起胆管梗阻,并出现相应的临床症状。肝包虫囊肿破入胆管的程度与肝包虫囊肿的大小、囊内的压力、囊肿的部位和破口的大小有关。有研究表明,5%~15%的肝包虫病患者,包虫囊肿可以破溃进入胆管,引起相应的临床症状。如果肝包虫囊肿破入毛细胆管,常常在外科囊肿摘除术后出现胆瘘;而肝包虫囊肿破入二级以上胆管时,由于包虫囊内组织堵塞胆管而出现腹痛、黄疸及畏寒发热等急性化脓性胆管炎症状,严重者可引起感染性休克。

肝包虫囊肿与胆管相通在临床上有一定的发生率,腹部超声检查和腹部CT检查是肝包虫囊肿准确、有效的诊断方法。但是,此两项检查较难诊断囊肿破入胆管,只有少部分患者在检查时可以发现包虫囊肿与胆管的交通口而确诊。术前常规ERCP既可以了解胆管梗阻的部位和程度,又可以判断胆管是否与囊肿相通,为手术的安全性提供相关信息,减少术后相关并发症。但ERCP诊断肝包虫囊腔与胆管相通的假阳性率高达20%,同时漏诊率也较高,大多数轻度的胆瘘术后可自愈,无需特殊处理,并且常规ERCP也存在手术相关并发症发生的风险。目前,肝包虫病外科术前不建议常规进行诊断性ERCP,一般由磁共振胰胆管成像(MRCP)代替。MRCP可以多角度、全方位、立体地显示包虫囊肿与胆管的关系,观察胆管扩张的情况、胆管狭窄或梗阻的部位及程度。

二、术前治疗性内镜逆行胰胆管造影术

大部分肝包虫囊肿引起的胆管梗阻,外科术前一般不需要行 ERCP 胆管引流,只有在囊肿压迫二级以上胆管,引起较严重的梗阻性黄疸,外科术前需要行胆管引流以减轻黄疸、改善肝功能时才考虑行 ERCP 胆管引流术。图 21-1~图 21-5 所示为一 23 岁男性患者因右肝巨大肝包虫引起严重梗阻性黄疸进行术前治疗性 ERCP 过程。

肝包虫患者出现右上腹疼痛、发热、黄疸等症状时,要考虑到肝包虫囊肿破入胆管的可能。肝包虫囊肿破入胆管的严重并发症是引起胆管梗阻及急性化脓性胆管炎。急性化脓性胆管炎是肝胆外科的急症,部分梗阻及感染严重的患者可以在数小时内出现感染性休克。

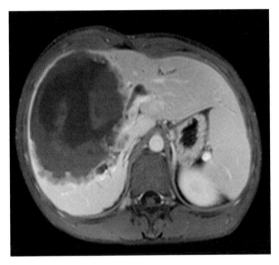

图 21-1　MRI 显示肝右叶巨大囊实性占位,病变累及肝门

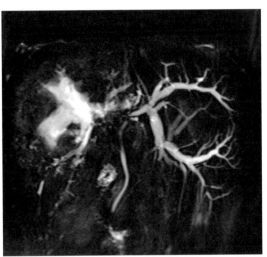

图 21-2　MRCP 显示肝门部胆管明显狭窄,肝左叶内胆管明显扩张

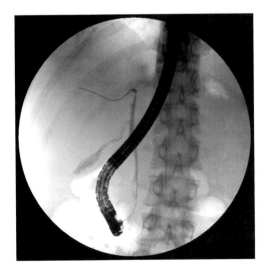

图 21-3　ERCP 显示肝门部胆管狭窄,肝内胆管几乎不显影

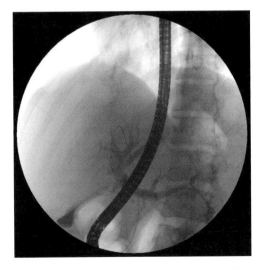

图 21-4　弓形切开刀在导丝的引导下进入肝左叶内胆管,造影显示肝左叶内胆管明显扩张

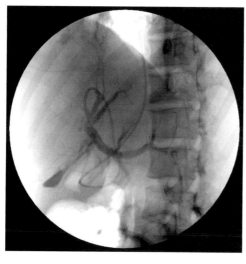

图21-5　将鼻胆管置入肝左叶内胆管引流,肝功能好转后择期手术治疗

出现上述并发症时,传统的治疗方法为外科手术治疗,由于患者的术前准备不足,对患者肝脏的胆管情况的评估不充分,手术风险及术后并发症相应增多。患者出现胆管梗阻或急性胆管炎的表现时可以行ERCP术,术中根据胆管开口的情况决定是否行镜下括约肌切开术(endoscopic sphincterotomy,EST),清除堵塞于胆管内的包虫内囊和子囊,术后留置鼻胆管引流。鼻胆管引流不通畅时,可以经鼻胆管进行冲洗而使其保持引流通畅,病情稳定后再进行下一步治疗。对于小部分病例,如果包虫囊肿与胆管存在较大的通道,ERCP治疗过程中,内镜附件可以进入囊腔内彻底清理包虫内囊及子囊,无需外科手术治疗。

三、经皮肝泡型包虫病囊腔穿刺引流术

合并巨大囊腔坏死型者可一期先行经皮肝泡型包虫病囊腔穿刺引流术外,减压后再行二期根治性切除。图21-6及图21-7所示为一29岁男性患者因右肝巨大泡型肝包虫合并巨大囊腔坏死行经皮肝泡型包虫病囊腔穿刺引流术前后影像学变化。

肝泡型包虫病以出芽的方式或浸润式增殖,不断产生新囊泡,深入组织,类似肿瘤,不仅可以直接侵犯邻近的组织结构,还可以经淋巴和血运转移到腹膜后和远隔器官如脑、肺等部

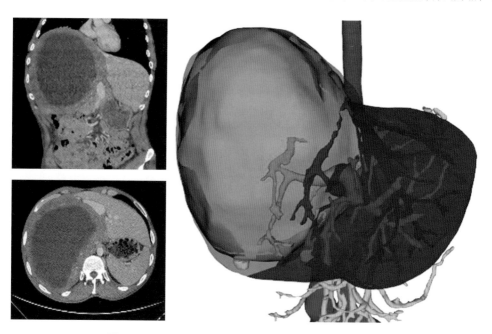

图21-6　CT显示肝右叶巨大囊性占位,病变累及肝门

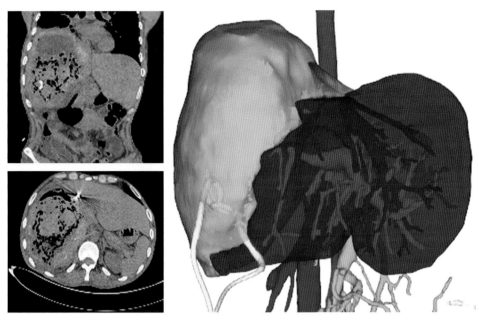

图21-7　二期手术前 CT 及三维重建显示囊性病变明显缩小

位,故有"虫癌"之称。泡型包虫病易侵犯重要的肝门结构,使得手术变得极其复杂。而当肝泡型包虫病合并巨大囊腔坏死时,巨大的囊腔可造成重要管道受压,引起黄疸、门静脉高压等症状。此时可考虑一期先行囊腔穿刺引流术,待梗阻解除,囊腔体积明显缩小时再行二期手术治疗,保证了二期手术的安全性。

第二节　肝包虫术后胆瘘的内镜处理

　　胆瘘在临床上并不少见,是肝脏和胆管术后常见的并发症。由于术中肝脏断面的胆管残端结扎不全、术后残余内囊和子囊堵塞胆总管、术中胆管损伤或术中胆总管过多游离,术后胆管缺血影响胆管愈合等因素均可导致术后胆瘘的发生。原位肝移植是巨大肝包虫的一种常用手术方式,该手术方式由于存在较大的肝脏断面以及胆总管或肝门部胆管吻合口,术后发生胆瘘的概率较高,文献报道高达26%。胆瘘可以引起严重的腹腔感染,严重者可危及患者生命。即使通过充分的腹腔引流,感染能够得到控制,但治疗时间较长,瘘口常常经久不愈,严重影响患者的生活质量。以往,经过保守治疗不能愈合的胆瘘常需手术治疗,由于患者前一次手术尚未完全恢复,再次手术创伤大,并且由于腹腔粘连,组织炎症水肿等,手术的难度较大。近年来,随着内镜下引流技术的发展,该技术逐步广泛应用于胆瘘的处理,并取得较满意的效果。内镜下胆管引流技术操作简单,创伤小,疗效确切,使大多数患者避免再次手术,提高了患者的生活质量。

一、术后胆瘘的诊断

　　肝包虫术后胆瘘主要位于肝脏断面胆管残端和胆管吻合口,一般情况下较少出现肝外胆管连续性中断的情况。术后胆瘘早期无特异性表现,主要有不同程度腹胀、腹部疼痛或低热,在肝脏断面和胆管吻合口附近安置腹腔引流管的患者,常可见到胆汁样液体排出。漏入腹腔的胆汁若能够通过腹腔引流管充分引流,患者的全身中毒症状相对较轻;若漏入腹腔的胆汁不能通畅引流,患者术后 3 天左右往往出现腹痛、发热等严重腹膜炎感染症状。

术后胆瘘常用的检查方法是腹部超声或 CT 检查,检查时可发现腹腔积液,部分患者可呈包裹性积液,无腹腔引流管或腹腔引流不畅的患者,必要时需通过腹腔穿刺明确诊断,穿刺操作时如果考虑为胆瘘,可同时置管引流。肝胆核素显像检查及 MRCP 有时也用于胆管损伤和胆瘘的诊断。检查发现肝外胆管较术前扩张,或者胆管下段发现异常回声充填,要考虑残余内囊或子囊堵塞胆管可能。如果考虑有胆瘘的存在,为明确胆瘘的部位及评估其胆瘘的程度,可以考虑行 ERCP,不但能明确诊断,必要时还可以进行相应的内镜下治疗。

Shanda 等将患者胆瘘的严重程度结合 X 线透视胆管造影作出以下定义:肝内胆管显影后才能发现的胆瘘定义为轻度胆瘘,在肝内胆管显影前即可发现的胆瘘定义为重度胆瘘。

二、内镜处理原则

肝包虫术后胆瘘是否适合内镜下治疗由多个因素决定,如胆瘘的部位及胆管的通畅情况,胆瘘的严重程度,腹腔积液情况,是否合并腹腔脓肿,患者的一般情况等。胆管的连续性和通畅性是决定是否适合内镜下治疗的重要因素,例如肝外胆管有狭窄或胆瘘发生于肝外胆管,如果内镜操作的导丝不能通过肝外胆管狭窄处或胆管瘘口处,经内镜下胆管引流不能有效地减少经过瘘口排出的胆汁量,这种情况不适合行内镜下治疗;另一种情况是胆瘘位于肝脏断面,引流该部分肝脏的胆管汇入肝胆管主干处有狭窄,ERCP 术中行胆管造影时,发生胆瘘的部分肝脏胆管完全不显影,这种情况行内镜下胆管引流效果不佳。而胆汁的漏出量并不是决定是否适合内镜下治疗的主要因素。胆瘘漏出的量不大,引流量逐渐减少,且病情平稳的患者大多数胆瘘能够自愈,可不需特殊处理。在内镜下治疗胆瘘技术出现以前,重度胆瘘是外科手术治疗的指征,随着内镜治疗技术的提高,内镜下治疗重度胆瘘成功的报道越来越多。目前,对于重度胆瘘的患者也可以考虑尝试内镜下治疗。在内镜治疗的过程中,需密切观察患者的病情变化,若出现腹腔感染情况加重或内镜治疗后病情无好转的情况,及时行外科手术治疗。如果是残余包虫内囊和子囊堵塞胆总管引起的胆瘘,ERCP 清除胆管内堵塞物后行鼻胆管引流,疗效确切。

三、内镜处理方法

内镜下治疗胆瘘的主要理论基础是解除胆管梗阻,降低胆管内压力,充分引流胆汁,将胆汁引流到肠腔内或经鼻胆管引流到体外,减少经胆管瘘口处的胆汁量,从而使胆管损伤处逐渐愈合。

括约肌切开术(EST)可降低 Oddi 括约肌压力,有利于胆汁的排出,适用于胆瘘合并胆管扩张、残留结石、残留包虫内囊和子囊、胆管末端狭窄的患者。对于上述患者,EST 术后常规以取石网篮或取石球囊清理胆管,术后留置鼻胆管引流。EST 虽然有利于胆瘘的治疗,但笔者认为,为减少 EST 术后近期及远期并发症的发生,若 ERCP 术中发现胆管末端无明显狭窄、无结石残留,胆管清理时未发现残留包虫内囊和子囊,可不作 EST,以保留患者 Oddi 括约肌的功能。

鼻胆管引流术是治疗胆瘘最常用的方法,可以充分引流胆汁,降低胆管内压力,观察胆管引流情况,必要时可以经鼻胆管行胆管冲洗或外接负压引流,适用于各种类型胆瘘的治疗。引流一段时间后,可以经鼻胆管行胆管造影,判断胆瘘是否已经愈合。鼻胆管引流术的缺点是舒适性差,部分患者不能耐受,对于合并食管静脉曲张的患者,由于鼻胆管的反复摩擦,术后有食管静脉曲张破裂出血的风险。图21-8~图21-10所示为一46岁男性患者因肝包虫病行左肝切除术后考虑胆瘘后的经鼻胆管引流的过程,该患者两周后胆瘘愈合。

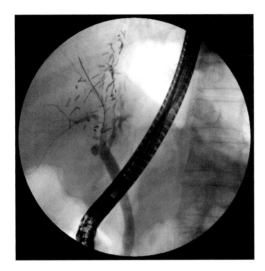

图21-8 ERCP显示肝左叶管附近造影剂外渗

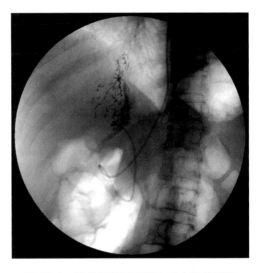

图21-9 将鼻胆管置于肝右叶内胆管引流

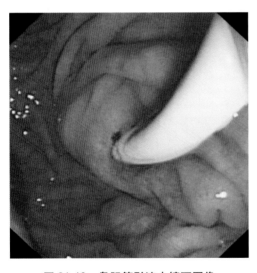

图21-10 鼻胆管引流内镜下图像

塑料胆管支架引流可以留置较长时间,适用于需要较长时间引流,特别是合并胆管狭窄的患者。对于二级以上胆管的胆瘘,理论上跨过瘘口的支架能有效地减少经瘘口排出的胆汁量,有利于瘘口的愈合。但是,也有研究显示,与仅跨越乳头的短支架相比,两者在治疗胆瘘的效果上无明显差异。对于单纯胆瘘,单根支架与多根支架引流效果无明显差异;对于合并胆管狭窄的患者,跨越狭窄的多根支架引流理论上在远期狭窄的处理上优于单根支架。胆管支架引流的时间一般为4~8周,持续数天腹腔引流管中未观察到胆汁排出,复查腹部超声或CT未发现腹腔积液情况变化,可以考虑拔除胆管支架,必要时可以再次行ERCP明确胆瘘愈合后再拔除支架。图21-11~图21-15所示为一55岁女性因肝包虫病行左肝切除术后考虑胆瘘,先行鼻胆管引流,不能耐受后改行胆管支架引流过程。该患者更换胆管支架后1个月,胆瘘愈合。

对于部分普通塑料支架引流效果不佳或胆管瘘口较大的患者,有报道显示,自膨式覆膜金属支架能够堵塞瘘口,有效地减少经瘘口排出的胆汁量,取得理想的效果。胆汁可以引起

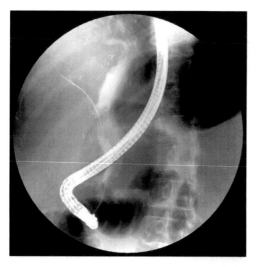

图 21-11   ERCP 考虑肝左叶管或肝脏断面胆瘘

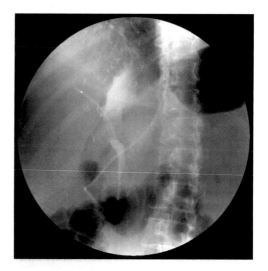

图 21-12   鼻胆管置于肝右叶内胆管引流

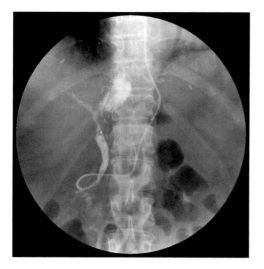

图 21-13   鼻胆管引流术后 9 天,腹腔引流胆
汁量有所减少,因患者不能耐受鼻胆管,更换
为胆管支架前造影显示胆瘘仍存在

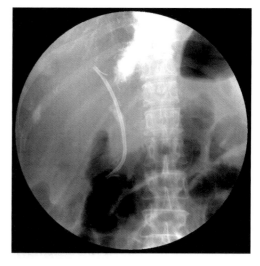

图 21-14   更换为塑料支架引流

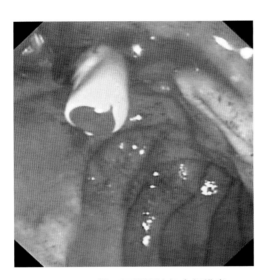

图21-15　镜下可见胆汁经支架排出

腹腔的炎症刺激及继发腹腔感染,因此需要积极处理漏入腹腔的胆汁。经胆瘘进入腹腔内的胆汁,大部分患者可经术后安置的腹腔引流管排出;对于没有腹腔引流管或者腹腔引流管引流效果不佳的患者,可以根据患者的病情及腹腔积液的情况进行腹腔穿刺引流,腹腔积液量不大的患者的腹腔穿刺引流术可在体表超声引导下进行。部分患者可以出现包裹性腹腔积液,对于包裹性的腹腔积液的处理原则一直以来都有一些争议。多年以来,包裹性腹腔积液的体积一直是引流的重要标准:普遍认为包裹性积液直径>5cm 的患者需要行积液引流。然而,包裹性积液直径>5cm 的患者不一定有临床症状,其发生破裂、感染或出血等不良事件的概率也较低,而进行引流的操作本身也有一定的风险存在。总的来说,对于包裹性腹腔积液进行引流的指征主要是临床症状或感染的表现,以及积液量的进行性增加。

　　根据包裹性积液的位置采用合适的引流方式:对于靠近体表或到体表之间没有腹腔脏器的积液可以在体表超声引导下穿刺引流;对于部分位于腹腔深处的积液,经体表穿刺路线不能避开腹腔脏器,这种情况可以考虑进行超声内镜引导下穿刺抽吸或引流;对于较大的包裹性积液(直径>10cm),穿刺抽吸治疗后容易复发,因应选择置管引流,引流效果不佳则考虑行外科手术治疗。超声内镜引导下置管引流的患者需满足以下条件:包裹性积液形成时间>4周,并且超声内镜下显示包裹性积液与胃腔距离不超过1cm。超声内镜引导下置管引流术的禁忌证:合并出血性疾病或凝血功能障碍;上消化道狭窄;一般情况差及合并严重心肺功能障碍;超声内镜下胃壁与积液的距离>1cm。图21-16~图21-21 所示为一45 岁女性因右肝巨大包虫病行原位肝移植术后考虑胆瘘,鼻胆管引流后出现包裹性积液,遂行超声引导下穿刺抽吸的过程。

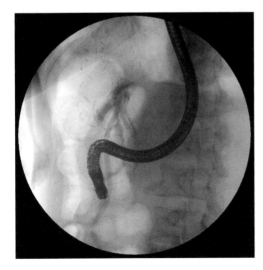

图21-16　ERCP 显示肝门部造影剂外渗,考虑胆瘘

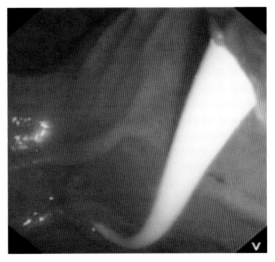

图21-17　ERCP 术后留置鼻胆管引流,两周后胆瘘愈合

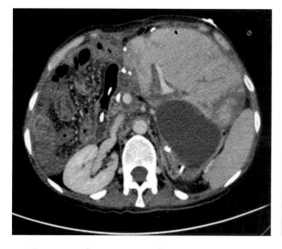

图 21-18　术后 20 天,患者出现腹痛、低热症状,腹部 CT 检查显示左上腹包裹性积液,大小约 5cm×6cm。包裹性积液位于腹腔深处,经皮穿刺路线不能避开腹腔脏器

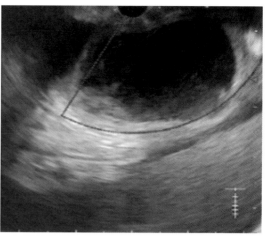

图 21-19　超声内镜显示积液区域呈无回声,内部可见少许斑片状中等回声,穿刺路线上无明显血管影,部分区域囊壁较薄

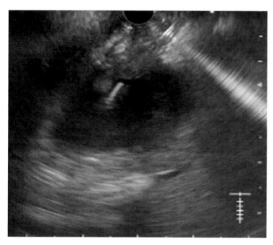

图 21-20　因患者术后 3 周,包裹性积液量不大,遂行超声引导下穿刺抽吸,吸出 40ml 褐色浑浊液体

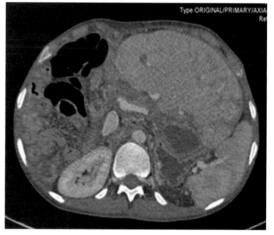

图 21-21　穿刺抽吸术后,患者腹痛逐渐缓解,体温恢复正常,2 个月后复查腹部 CT,原积液区域残存约 3cm×4cm 积液。因患者无临床症状,暂不做特殊处理

第三节　肝包虫术后胆管狭窄的内镜处理

　　肝包虫术后胆管狭窄可以出现在术后早期(术后 60 天以内)和术后晚期(术后大于 60 天),胆管狭窄的发生与术后炎性水肿、病变的范围及部位、手术方式、吻合技术、是否合并胆瘘等因素相关。近年来,随着内镜治疗技术和内镜相关器械的不断发展,内镜治疗成为术后胆管狭窄的首选治疗方法之一,因其具有操作相对简便、创伤小、并发症少、效果确切的特点,其临床应用日益广泛。

一、术后胆管狭窄的诊断

术后早期胆管狭窄较早出现皮肤、巩膜黄染,合并胆管感染时可出现畏寒发热等胆管炎表现。肝功能检查提示血清转氨酶、胆红素升高,腹部超声、CT 或 MRCP 检查可以发现胆管轻度扩张或不扩张。术后晚期胆管狭窄出现典型的梗阻性黄疸临床表现前,常规肝功能检查可以表现为血清转氨酶、胆红素、碱性磷酸酶或谷氨酰转肽酶的轻度升高,此时应考虑胆管狭窄的可能,需进行胆管影像学方面的检查,以尽早发现胆管狭窄并进行相应的处理。MRCP 不仅能够显示扩张的胆管,而且能够直观地显示狭窄的部位,为临床确定治疗方案提供重要依据,是目前常用的检查方法。

Bismuth 等于 1978 年首次提出根据胆管良性狭窄部位不同可以分为 5 型:Ⅰ型:距肝总管起始部远端 2cm 以上;Ⅱ型:距肝总管起始部远端 2cm 以内;Ⅲ型:左右肝管汇合部;Ⅳ型:左肝管或右肝管;Ⅴ型:左、右肝管分支处。狭窄部位的不同,其内镜治疗的难度和效果有明显差别,Bismuth Ⅰ型和Ⅱ型患者内镜治疗效果较好。

二、内镜处理原则

肝包虫术后胆管狭窄的内镜治疗原则是扩张狭窄,引流胆管,防止再狭窄。胆管支架是常用的方法,安置胆管支架后要密切随访患者的临床表现及肝功能变化情况,若出现胆管炎或肝功能恶化,应根据情况做相应的处理。胆管支架安置后 3 个月左右更换,更换支架时,根据胆管造影的情况,适当增加胆管支架的直径或数量,进一步扩张支撑狭窄处,支架支撑治疗的时间一般在 12 个月左右。内镜治疗只有循序渐进地进行,才能降低内镜治疗的风险,提高内镜治疗的效果。

三、内镜处理方法

导丝通过狭窄处是进行狭窄扩张和支架置入术的关键步骤,对于狭窄程度重和情况复杂的患者,尤其是因肝包虫病行原位肝移植的患者,有时胆管的弯曲角度变大,甚至在吻合口狭窄处扭曲成角,导丝通过狭窄处变得异常困难,操作难度增大。操作者在使用导丝通过狭窄处时,要根据狭窄的局部情况综合运用各种插入技术,以提高治疗成功率。

术后不同时期的狭窄,其治疗方式有所差别。早期狭窄一般仅做探条扩张后留置塑料支架,不建议行球囊扩张;对于合并有胆瘘或胆管吻合口的早期狭窄,建议直接留置单根塑料支架或鼻胆管引流,贸然扩张可能引起胆瘘加重或吻合口的撕裂;对于晚期狭窄,应经过探条或水囊扩张后留置多根塑料支架治疗。胆管结石是胆管狭窄的常见合并症,结石往往位于狭窄处近端,取石之前需要行狭窄处的扩张,结石较大时还需将结石碎石后取出。图 21-22 及图 21-23 所示为一 48 岁男性因肝包虫病行原位肝移植术后 1 个月,胆红素升高 3 天,考虑吻合口处胆管狭窄,以扩张导管扩张胆管后安置单根塑料支架引流;图 21-24 ~ 图 21-27 所示为一 53 岁男性因肝包虫病行肝移植术后两年,黄疸 1 周,考虑吻合口处胆管狭窄,使用两根塑料支架于左、右肝内胆管引流过程。

对于胆管良性狭窄的内镜治疗,禁止使用金属裸支架。近年来,全覆膜金属支架的应用在治疗胆管狭窄方面取得了比较理想的效果,然而支架的移位及部分支架取出困难限制了它的推广。

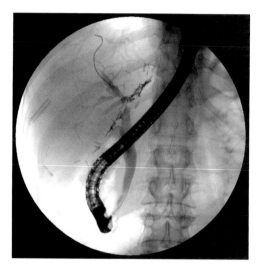

图 21-22　ERCP 显示吻合口处胆管狭窄

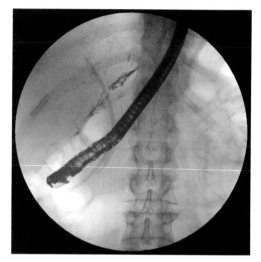

图 21-23　因距离手术时间尚短,以扩张导管扩张胆管后安置单根塑料支架引流

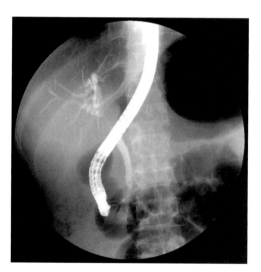

图 21-24　ERCP 显示胆管吻合口附近胆管狭窄

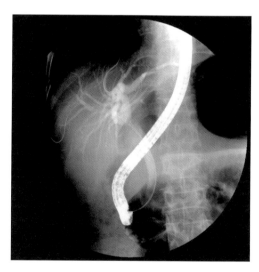

图 21-25　X 线透视下,两根导丝分别置入左、右肝内胆管

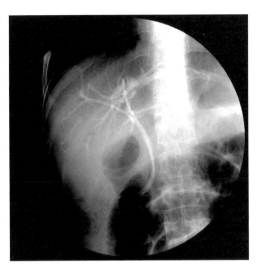

图 21-26 顺导丝先后置入两根塑料支架于左、右肝内胆管引流

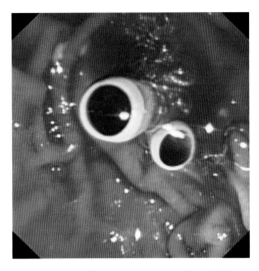

图 21-27 内镜下两根支架腔内均可见胆汁排出。该患者半年后更换支架,支架引流时间为 1 年,拔除支架后随访 1 年半,未出现胆道梗阻表现

（吴春成 胡兵）

参考文献

[1] MALKI H O,MEJDOUBI Y,SOUADKA A,et al. Predictive factors of deep abdominal complications after operation for hydatid cyst of the liver:15 years of experience with 672 patients[J]. J Am Coll Surg,2008,206(4):629-637.

[2] SHARMA B C,REDDY R S,GARY V. Endoscopic management of hepatic hydatid cyst with biliary communication[J]. Dig Endosc,2012,24(4):267-270.

[3] NAKEEB A,SALEM A,SOROGY M,et al. Cystobiliary communication in hepatic hydatid cyst:predictors and outcome[J]. Turk J Gastroenterol,2017,28(2):125-130.

[4] BEEKER K,FRIELING T,SALCH A,et al. Resolution of hydatid liver cyst by spontaneous rupture in to the biliary tract [J]. J Hepatology,1997,26(6):1408-1412.

[5] AKAYDIN M,EROZGEN F,ERSOY Y E,et al. Treatment of hepatic hydatid disease complications using endoscopic retrograde cholangiopancreatography procedures[J]. Can J Surg,2012,55(4):244-248.

[6] BORAHMA M,AFIFI R,BENELBARHDADI I,et al. Endoscopic retrograde cholangiopancreatography in ruptured liver hydatid cyst[J]. Indian J Gastroenterol,2015,34(4):330-334.

[7] THULUCATH P J,PFAU P R,KIMMEY M B,et al. Biliary complications after liver transplantation:the role of endoscopy[J]. Endoscopy,2005,37:857-863.

[8] SHAH J N. Endoscopic treatment of bile leaks:current standards and recent innovations[J]. Gastrointest Endosc,2007,65(7):1069-1072.

[9] SANDHA G S,BOURKE M J,HABER G B,et al. Endoscopic therapy for bile leak based on a new classification:results in 207 patients[J]. Gastrointest Endosc,2004,60(4):567-574.

[10] ZEYBEK N,DEDE H,BALCI D,et al. Biliary fistula after treatment for hydatid disease of the liver:when to intervene[J]. World J Gastroenterol,2013,19(3):355-361.

[11] SEJPAL D. Advancements in biliary stenting[J]. J Clin Gastroenterol,2012,46(3):191-196.

［12］ BISMUTH H,FRANEO D,HEPP J. Portal-systemic shunt in hepatic cirrhosis:dose the Ⅰ type of shunt decis-
ive influence the clinical result ［J］? Ann Surg,1974,179(2):209-218.

［13］ 胡冰.规范胆管良性狭窄的内镜治疗[J].中华消化内镜杂志,2009,26(5):231-233.

［14］ DRAGANOV P,HOFFMAN B,MARSH W,et al. Long-term outcome in patients with benign biliary strictures
treated endoscopically with multiple stent[J]. Gastrointest Endosc,2002,55(6):680-686.

第二十二章

肝包虫病围手术期的加速康复外科护理管理

包虫病主要有两种类型,即由细粒棘球绦虫虫卵感染所致的囊型包虫病和多房棘球绦虫虫卵感染所致的泡型包虫病,两类包虫均主要侵犯肝脏。相比肝囊型包虫病,肝泡型包虫病危害更为严重,其致病性强、致残率和致死率高。其中未经有效治疗的泡型肝包虫患者10年病死率高达94%。依据2020版肝泡型包虫病诊疗专家共识,本章节着重讨论肝泡型包虫病根治性肝切除和自体肝移植的加速康复外科护理管理。

加速康复外科(enhanced recovery after surgery,ERAS)护理管理是对患者围手术期进行风险评估和干预,通过一系列的优化举措,减少手术创伤应激、促进器官功能早期康复、减少并发症的护理管理过程。肝泡型包虫病手术复杂、术后并发症发生率高、护理难度大。目前国内外均无一致的针对肝泡型包虫病手术的ERAS护理方案来指导临床实践。因此很有必要总结国内外该领域的研究进展及专家经验,探索加速康复外科护理管理在肝泡型包虫病可能实现的途径,以提高肝泡型包虫病的护理水平,降低手术并发症发生率,促进患者早期康复,减少住院时间和费用,提高患者满意度。

第一节 肝泡型包虫病肝切除围手术期健康宣教

护士是健康教育的主导者,健康教育目的是促使患者及家属充分理解ERAS安全性以及促进早期康复各项措施,配合ERAS方案的实施。术前对患者实施个体化宣教和患者自身积极配合是ERAS成功与否的关键因素之一。护士采用标准化的健康教育模式:评估—计划—实施—评价进行围手术期宣教。

一、健康教育评估

实施健康教育前,由责任护士进行评估,明确宣教对象:本人、配偶、父母或其他。评估宣教对象对疾病认知、语言、教育程度、有无学习障碍。大部分肝包虫病以藏族患者居多,语言沟通障碍往往会阻碍ERAS方案的实施。

二、健康教育计划

责任护士根据综合评估结果,制订出有序、有效、可操作性强的健康教育计划,ERAS宣教贯穿患者住院的整个过程直至出院。

三、健康教育实施

1. 教育时机

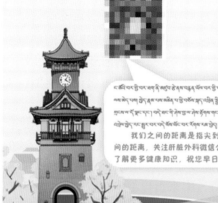

ཨཚོས་ནད་ཚན་ཁག་ལ་འཇུག་སྐྱོང་ཉེད་པ་དང་གཤགས་བཅོས་སྐྱེ་ཞིང་རྒྱ་དང་ན།
རྩུ་ཆོ།། སྨན་ཁང་ནས་ཕྱིར་ལྡོག་རྩེས་སོགས་ཀྱི་རྒྱུ་རིམ་འདོན་འཆར།

肝脏外科入院-术前术后出院流程

我们之间的距离是指尖到屏幕之间的距离。关注肝脏外科微信公众号，了解更多健康知识，祝您早日康复！

一、办理入院

- 门诊开具入院证
- 入院服务中心办理登记预约床位
- 扫码关注"肝脏外科微信号"接入院通知
- 入院服务中心打印《床位确认单》
- 入院缴费
- 心电图检查

注：异地医保到16号窗口刷社保卡登记

二、入院报到

材料准备： 入院证、身份证和社保卡复印件
报到时间、地点和流程：
当日14:00至第二住院楼7楼医生办公室报到观看入院宣教；
14:30-15:30等待主管护士迎接；
注： 患者入院后请勿私自外出！请遵守医院及科室管理制度！

三、术前-术后

1、术前准备：
术前戒烟戒酒至少2周
用物准备：翻身枕、腹带、氢气球等
2、完善术前检查：
实验室检查：血型、AFP、肝肾功、凝血、血常规、输血全套等
影像学检查：胸片、心电图、腹部彩超/CT/MRI、ICG等
3、家属留陪及探视要求：
①为防止交叉感染，每床限留陪1人；
②病房探视时间16:00-20:00，每次探视1~2人为宜；
③以下患者须家属24小时留陪：精神障碍、偏瘫、患有心脑血管疾病患者须24小时留陪。

四、出院

观看出院健康教育视频
（出院当日10:00—医生办公室）
↓
填写出院满意度调查表

★省本级、市医保患者持《出院病情证明书》
到第一住院大楼一楼1~4号窗口进行费用审核后至11~15号窗口联网结算；
★异地医保联网报销患者持《出院病情证明书》到1~4号窗口进行费用审核后到17~22号窗口进行联网结算；
★跨省新农合患者、非联网报销、自费患者持《出院病情证明书》至17~22号窗口办理出院结算。

图 22-1　四川大学华西医院肝脏外科肝包虫患者入院-术前术后-出院流程

（1）预住院期间：医生在门诊开具住院证或预住院单,由院前服务中心护理人员对患者及家属进行集中式健康教育,如院前检查流程,住院、预约住院流程等。

（2）住院期间：患者入院时责任护士进行首次入院宣教;住院期间根据不同的治疗阶段,在进行护理操作、用药、术前、术后、出院前动态评估,不断强化宣教内容。

2. 教育形式及内容　责任护士根据对宣教对象的评估,采用多元化的教育方式,包括口头、书面(宣教手册、宣教展板)、网络微信平台等多种教育方式的结合,提高健康教育的效果。以四川大学华西医院肝脏外科为例,肝包虫病围手术期健康教育流程如图 22-1 所示。

四、健康教育评价

采用知、信、行模式进行核查,即知识掌握、行为效果/依从性的评价。

（吴孟航　任秋平　万娟）

第二节　胃肠道管理与营养支持

一、胃肠道管理

欧洲和美国的麻醉学会指南已经修改了原先的禁食部分意见。各国出台的 ERAS 指南基本建议:无肠道动力障碍患者,麻醉前 6 小时禁食固体饮食,麻醉前 2 小时禁食清流食。若患者无糖尿病史,推荐麻醉前 2 小时饮用 400ml 含 12.5%碳水化合物的饮料,可减缓饥饿、口渴及焦虑情绪,同时降低术后胰岛素抵抗和高血糖的发生率。

传统的术前肠道准备包括机械性肠道准备和口服抗菌药物清除肠道细菌。目前,多个领域的 ERAS 方案均不建议术前行机械性肠道准备。胃肠减压与手术并发症无相关关系。已有研究结果证实,术中不安置胃管,可减少患者肺部并发症发生,缩短肛门排气时间。

二、营养支持与饮食管理策略

创伤和外科手术会引发身体成分和应激代谢的一系列反应,包括应激激素炎症介质的释放,引起由细胞因子主要介导的炎症相关的代谢改变,并在炎症刺激下持续存在,最终导致全身炎症反应综合征(systemic inflammatory response syndrome,SIRS)的出现。外科手术所致的生理创伤和代谢改变可致使患者营养状况恶化,增加术后并发症发生率。

研究显示,营养不良是术后并发症的独立预后因素,在促进快速康复方面具有重要意义,多个欧美外科营养指南均建议在手术前进行常规的营养筛查,对营养筛查判断出有营养风险的患者进行更充分的评定。推荐对筛查和评定判断出有营养风险或已有营养不良的患者进行营养支持干预。美国肠外肠内营养协会提出的相关定义中,营养筛查被定义为一个判断个体是否已有营养不良和营养不良风险以决定是否需要进行详细的营养评定的流程。以四川大学华西医院肝脏外科为例,肝包虫病围手术期营养诊疗流程如下(图 22-2)。

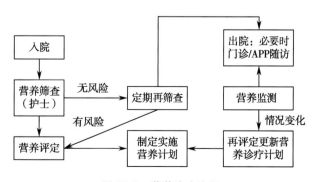

图 22-2　营养诊疗流程

欧洲临床营养和代谢协会建议采用 NRS 2002(nutrition risk screening 2002)营养风险筛查工具对住院患者进行营养风险筛查,具体见表 22-1 和表 22-2。

表 22-1   NRS 2002:初始筛查

NRS 2002 初始筛查	是	否
1. 体质指数(BMI)<20.5		
2. 患者在近 3 个月内体重是否有下降?		
3. 患者在近 1 周内饮食摄入是否有减少?		
4. 患者是否有严重疾病?(譬如在监护室治疗)		
是:如果某个问题答案为"是",则进入表 22-2 筛查;		
否:如果所有问题答案为"否",则间隔 1 周再对患者进行筛查。		

表 22-2   NRS 2002:最终筛查

营养状况受损程度	疾病严重程度(即应激代谢程度)
无(正常营养状况):0 分	无(正常营养需求):0 分
轻度(3 个月内体重下降>5%,或近 1 周内进食量<正常需求量的 50%~75%):1 分	轻度(如骨折、肝硬化、阻塞性肺疾病):1 分
中度(2 个月内体重下降>5%,或 BMI 18.5~20.5 且一般状况差,或者近 1 周内进食量为正常需求量的 25%~50%):2 分	中度(如大型腹部手术、脑卒中、重症肺炎、血液系统肿瘤等):2 分
重度(1 个月内体重下降>5% 或 3 个月内>15%,或 BMI<18.5 且一般状况差,或者近 1 周内进食量为正常需求量的 0~25%):3 分	重度(如严重的颅脑损伤、骨髓移植、ICU 患者等):3 分
总分(营养状况受损程度得分+疾病严重程度得分)	
年龄≥70 岁:总分加 1 分,得出年龄校正后分值	
分值≥3 分:患者存在营养风险,给予营养支持治疗;分值<3 分:每周筛查,重大手术必要时可预防性给予营养支持	

营养支持治疗是指在饮食摄入不足或不能摄入的情况下,通过肠内或肠外途径进行补充,为患者提供充足、全面的各种营养素,增强患者对手术的耐受程度,减少并发症发生的概率,达到加速患者康复的目的。NRS 2002 评分≥3 分说明患者存在营养风险,术前应给予营养支持治疗。对存在重度营养风险的患者,建议在专业营养干预小组(包括外科医师、营养师及营养专科护士等)指导下进行营养支持治疗,术前营养支持治疗的方式首选经口或肠内营养支持治疗,并根据患者个体实际情况制订个体化的方案和目标以改善营养状况。术后患者建议尽快恢复经口进食,可降低感染风险及术后并发症发生率,缩短住院时间。欧洲临床营养和代谢协会推荐早期经口喂养作为术后患者营养的首选方式,指出营养支持治疗可避免大手术后营养不足的风险。考虑到营养不良和营养不足是术后并发症的风险因素,早期肠内营养对于任何有营养风险的手术患者尤为重要,特别是那些进行上消化道手术的患者。当然,我们应考虑到腹部手术后肠麻痹可能会影响术后早期经口进食。

(吴孟航   任秋平)

第三节　疼 痛 管 理

疼痛作为第五大生命体征,越来越受到医护人员的重视。疼痛被证实为影响患者术后快速康复的重要因素之一。围手术期的疼痛管理主要通过疼痛筛查、及时有效的疼痛评估和处理,多种方式的疼痛宣教、术后多模式预防性镇痛的实施及疼痛质量控制来实现。

一、疼痛筛查和评估时机

由护士在入院后 8 小时内完成护理电子病历。对于轻度疼痛(1~3 分)的患者,疼痛每天评估并记录一次;中度疼痛(4~6 分),每班评估;重度疼痛(7~10 分)的患者,每小时评估,直至疼痛评分≤6 分。对于进行疼痛治疗的患者,护士在疼痛治疗方案更改后要再次评估。静脉用药 15 分钟内,口服用药 1 小时内,其余用药方式 30 分钟内复评,如有特殊情况要立即评估。

二、疼痛评估工具及健康宣教

1. 疼痛评估　患者自述疼痛感受是疼痛评估的金标准。视觉模拟评分是有效、可行的疼痛评估方法,对于清醒配合的患者常用的疼痛程度评分工具是数字评分法结合 Wong-Banker 面部表情图(图 22-3)进行评估。

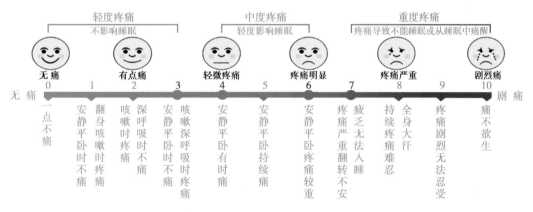

图 22-3　疼痛评估工具

对于手术后或创伤后不能说话的患者最有效可靠的疼痛评估尺度为疼痛行为评分(behavioral pain scale,BPS)总分 3~12 分,3 分无痛,分值越高疼痛越重,12 分最痛(表 22-3)。

表 22-3　疼痛行为评分

项目	描述	分值
面部表情	放松	1
	部分紧绷(如眉毛下垂)	2
	完全紧绷(眼睑紧闭)	3
	痛苦面容	4

续表

项目	描述	分值
上肢运动	无运动	1
	部分屈曲紧	2
	完全屈曲并手指蜷握	3
	持续内收	4
通气顺应性	耐受	1
	偶有呛咳但多数时间可耐受	2
	呼吸机对抗	3
	无法控制通气	4

2. 疼痛健康宣教　护士通过宣教视频、手册、展板做好疼痛相关宣教,使患者了解什么是疼痛、疼痛评估工具、疼痛治疗意义、缓解疼痛对术后快速康复的重要性。

3. 术后疼痛管理　从术后 6 小时起至 48 小时内,对术后使用镇痛泵的患者进行每天一次的随访,评估 6 小时、12 小时、24 小时、36 小时、48 小时这 5 个时间段镇痛泵参数、运行情况;患者静息和活动时的疼痛强度及不良反应,及时处理并调整镇痛参数,评估患者对疼痛宣教的掌握情况。

4. 疼痛质量评价　建设疼痛护理专科团队、护士长、疼痛专科护士、临床护士三级疼痛管理模式,实施 24 小时无缝隙管理。建立护士长、疼痛专科护士、护理组长三级网络质量控制体系及疼痛专项护理质量评价标准,提高疼痛管理质量。

（吴孟航　任秋平　邬涛）

第四节　肺康复训练与早期活动

中外文献报道,肝切除术后肺部感染的发生率甚至高于腹腔感染、切口感染、泌尿道感染等术后感染并发症。术后肺部感染不仅增加患者的痛苦,还可增加患者的住院时间和住院费用,增大疾病治疗的难度,延迟患者快速康复。随着 ERAS 理念在各个领域的推广运用,以及肺康复技术的逐步发展,肺康复训练在围手术期受到越来越多的关注,护士在肺康复训练和患者早期活动中起着积极作用。

一、肺康复训练与早期活动对象评估

上腹部大手术的患者,术前应评估患者是否存在高危因素如:①高龄:年龄≥65 岁(若合并吸烟则男性年龄>60 岁,女性年龄>70 岁,均为高龄);②吸烟史:长期大量吸烟史≥400 支/年;③肺部基础疾病:慢性阻塞性肺疾病等;④肺功能异常。评估患者存在以上高危因素之一,护士即可对患者进行肺康复训练干预。

广义上讲,手术后患者,麻醉复苏、肌力恢复、生命体征稳定、伤口没有出血和严重疼痛,在排除专科禁忌后,即可实施早期活动。

二、肺康复训练指导

1. 健康教育　指导吸烟患者戒烟至少 2 周。护士采用口头、书面、现场演示和多媒体相结合的多元化方式详细告知肺康复训练的目的、具体训练过程及促进康复的各项举措。

2. 制订方案 医生、肺康复师、护士、患者及家属共同参与制订个性化方案,包括药物康复和物理康复。

3. 缩唇、腹式呼吸训练 先缩唇呼吸(图22-4):指导患者通过鼻吸气,然后呼气将口唇缩成吹口哨状,使气体通过缩窄的口型缓缓呼出,2次/d,10分钟/次;接着腹式呼吸:指导患者手放在前胸和上腹部,用鼻缓缓吸气,让膈肌最大限度地下降,呼气时腹肌收缩,2次/d,15min/次。

4. 诱导式呼吸训练 介绍呼吸训练器的构造及注意事项,根据说明书协助患者制订呼吸训练目标值,吸气量按性别、身高、年龄做出相应的调整,但不超过说明书的参考量。教会患者使用呼吸训练器进行深吸气训练(图22-5):训练时将呼吸训练器与吸气软管连接,一手托呼吸训练器,平静呼气后,用口含吸管,慢慢吸气,使白色活塞缓慢提升,白色活塞升到目标刻度后,保持吸气状态停顿,待白色活塞下降至底部,松开吸管,平静呼气。重复以上步骤,每组进行6~10次训练,休息。非睡眠时间,每2小时重复一组训练,以不引起患者疲劳为宜,疗程3~7天。术前即可开始使用呼吸训练器,直至出院。

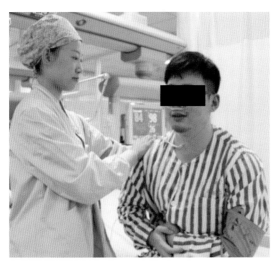

图 22-4 缩唇、腹式呼吸训练

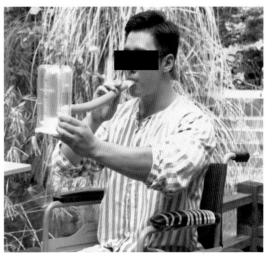

图 22-5 诱导式呼吸训练

三、早期活动指导

1. 术后第一天床上坐或床沿坐

(1) 床上坐:护士在患者床头侧,处置好监护仪导联线、动静脉置管、引流管等管线后,用右手拉患者上臂、左手托肩背部,用力协助患者床上坐起,调整床靠背高度,按需求使用软枕,要求坐位满足患者舒适度。

(2) 床沿坐:护士协同护理员共同协助患者。护士在患者床头侧,整理好管路,协助患者转身至下床方向,护理员接应、协助患者坐于床沿,必要时予以患者踏脚凳。体位要求:根据患者身高调整床高度使患者大腿与小腿保持90°,上身挺直为最佳,避免下肢无支撑的不稳定状态。

(3) 双手上举运动(图22-6):可扩大胸腔容积、改善肺通气功能、维持上肢关节活动度、防止肌肉萎缩。协助患者取坐位,腰背部挺直,用鼻子缓慢吸气,同时健侧带动患侧尽量平行上抬。然后缩唇缓慢吐气,同时双手缓慢放下。一般 10 个一组,根据自身情况每次可做 1~2 组。每天 2~3 次。

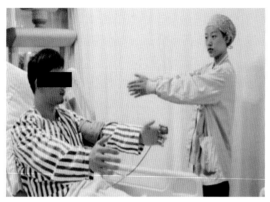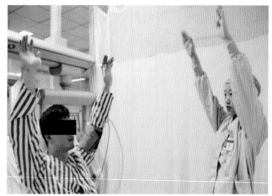

图 22-6 双手上举运动

(4)下肢直腿抬高及屈髋屈膝运动:可维持关节活动度、预防肌肉萎缩。

1)下肢直腿抬高(图 22-7):患者平躺或半卧位,双腿伸直,一条腿缓慢抬高,同时缓慢呼气;将腿缓慢放下,同时缓慢吸气。一般 10 个一组,根据自身情况每次可做 1~2 组,每天 2~3 次。

2)屈髋屈膝运动(图 22-8):患者平躺或坐位,双腿伸直,一条腿屈膝屈髋抬离床面,同时缓慢呼气。将腿缓慢伸直放下,同时缓慢吸气再缓慢将另一条腿屈膝屈髋抬离床面,同时缓慢呼气,再将腿缓慢伸直放下,同时缓慢吸气,在运动过程中不能憋气。一般 10 个一组,根据自身情况每次可做 1~2 组,每天 2~3 次。

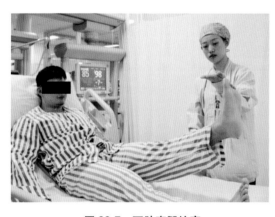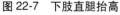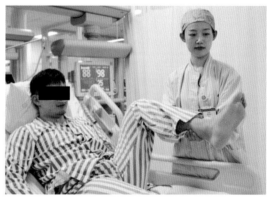

图 22-7 下肢直腿抬高　　　　　　　　图 22-8 屈髋屈膝运动

2. 下床　对坐于床沿无头晕不适的患者,第二天开始协助下床。按照床上坐、床沿坐的操作,循序进行,在床沿坐适应 1 分钟左右,护士或护理员保护其下床站立、原地踏步,再坐于床旁椅子 15~30 分钟,每天 2~3 次。坐的时间根据患者活动耐受情况可适当延长或缩短。术后 48 小时的患者在坐位基础上可使用助行器站立,逐渐过渡到在室内行走。下床坐于椅子的患者,要求坐位舒适,各管路顺畅,并有效监护。

四、掌握原则和注意事项

1. 根据病情特点制订个体化早期方案　如高龄、体质虚弱的患者,若当天无法达到既定的活动目标时,需要根据个体化综合评估来决定并更改其活动目标,以符合循序渐进的原则。

2. 明确终止活动客观指标　明确心率、血压、呼吸频率和/或血氧饱和度的客观指标在超过患者基础值的多少范围应终止活动。一般建议心率、血压超过基础值20%、血氧饱和度<90%、患者自我感觉不适或体力不支,只要某一项达到就终止活动。

3. 强化护士的安全意识　包括各管路的固定、活动中人员的分工和职责、活动过程中的监测终止活动指标的掌握、对患者和陪护的安全宣教。

（吴孟航　谢泽荣）

第五节　血栓管理与预防

深静脉血栓因发病率高、死亡率高、漏诊率高已成为世界性的公共健康医疗保健问题,但同时这一疾病也被认为是最有可能预防的一种致死性疾病。在加速康复护理中,预防静脉血栓栓塞(VTE)是减少术后并发症、促进快速康复的重要过程。通过采取及时合理的VTE预防措施,早期康复及功能锻炼,能够有效地减少VTE发生,改善患者预后,提高患者生存质量。血栓防范管理的核心内容包括风险评估及护理干预。

1. 风险评估　患者入院后24小时内应对其进行深静脉血栓形成风险的评估,住院期间在转科、治疗以及病情变化时应随时进行评估。临床常用的VTE风险评估表为Caprini模型。Caprini评分0~1分为低危;2分为中危;3~4分为高危;≥5分为极高危。对于3分及以上的高危患者,应及时报告医生,同时可在患者床头放置血栓高风险警示标志。

2. 护理干预　下肢深静脉血栓形成的预防方法主要包括基本预防、物理预防和药物预防。

一、基本预防

（1）手术患者,术后指导其抬高下肢20°~30°,促进静脉回流。

（2）踝泵运动(图22-9)

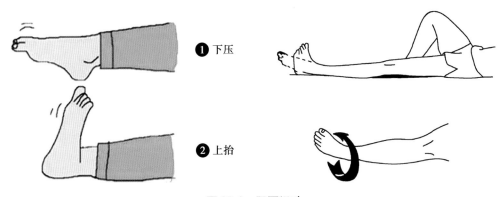

图22-9　踝泵运动

1）屈伸动作：患者躺或坐在床上，下肢伸展，大腿放松，缓缓勾起脚尖，尽力使脚尖朝向自己，至最大限度时保持 10 秒，然后脚尖缓缓下压，至最大限度时保持 10 秒，然后放松。这样一组动作完成。稍休息后可再次进行下一组动作。每次做 20~30 组，每天 3~4 次。

2）环绕动作：患者躺或坐在床上，下肢伸展，大腿放松，以踝关节为中心，脚掌做360°绕环运动，尽力保持动作幅度最大。活动频率和屈伸动作相同，可结合屈伸动作一起锻炼。

（3）围手术期适度补液，多饮水（病情许可情况下，每天 2 000ml）避免血液浓缩。

（4）鼓励患者进食低脂、粗纤维、维生素含量较高的食物，保持大便通畅。

（5）避免在膝下垫硬枕、过度屈髋、用过紧的腰带和紧身衣物而影响静脉回流。

（6）避免在同一部位反复穿刺或在下肢穿刺。

二、物理预防

物理预防主要包括使用压力梯度长袜（俗称"弹力袜"）、间歇充气加压装置和静脉足底泵（图 22-10）等，均可促进静脉回流，减轻淤血和水肿，是预防下肢深静脉血栓发生和复发的重要措施，使用时需经专业人员指导。

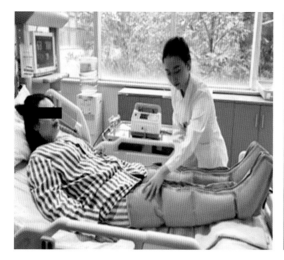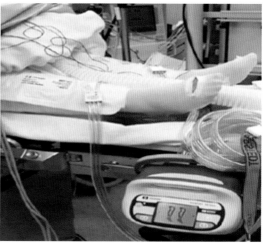

图 22-10　间歇充气加压装置和静脉足底泵

三、药物预防

抗凝药物使用方法主要分为皮下注射和口服两类，用药期间应加强观察，防止不良反应的发生。

1. 皮下注射

（1）注射部位：皮下注射常见部位包括腹部、上臂或大腿外侧等，其中首选部位为腹部。注射时，选取脐周围 U 形区域。因脐周有丰富的静脉网，所以注射时应避开脐周 5cm 范围以免引起出血，两次注射点间距大于 2cm 为宜。需长期注射的患者，应规律轮换注射部位，避免在同一注射部位反复注射，注意避开皮肤破损、硬结、手术伤口和手术瘢痕等。

（2）注射方法：推荐采用留置气泡注射方法。在注射预充式抗凝药物时，注射前注射器内留 0.05~0.1ml 空气，注射时针尖向下，将气体弹至药液上方。注射时操作者消毒皮肤后，用左手拇指和食指以 5~6cm 范围捏起皮肤形成一褶皱,在褶皱顶部以 90°角垂直进针,并将针全部扎入皮肤内,抽吸无回血后推注药液,注射过程中始终保持褶皱。宜缓慢推注药物,建议推注时间延长至 15~30 秒,注射完毕后暂停 5 秒拔针。

2. 口服用药　在服用抗凝药物时,应嘱咐患者遵医嘱定时定量服用。

3. 用药观察　药物预防期间要配合医生做好各项凝血功能指标及血小板的监测,密切观察患者有无出血倾向。常见出血包括伤口出血、皮肤黏膜出血、消化道出血和颅内出血等。在用药期间,一旦发生异常情况,要及时告知医生,遵医嘱做出相应处理。同时尽量减少有创性检查或操作。

(任秋平　邬涛)

第六节　管　道　管　理

一、加速康复外科管道管理核心

减少不必要的置管或早期拔除。

1. 胃管　肝泡型包虫病行根治性肝切除手术患者一般不常规安置胃管,如若安置则应在麻醉时安置,手术结束后拔除。行胃肠道重建患者,根据引流情况于术后 1~2 天拔除胃管。

2. 尿管　建议术后 24 小时拔除。拔管后护士注意观察首次排尿量,预防尿潴留。

3. 引流管和其他管道　手术区域放置引流管可有助于早期发现并引流术后出血、术区积液(或腹水)、吻合口瘘等情况。结合目前循证医学证据及指南推荐,正常肝脏行常规肝切除术后,肝创面放置引流管并不能减少肝脏手术后并发症发生,也不能降低术后重新穿刺置管的发生率。一般于术后 1~2 天确定无出血及胆漏等情况后尽早拔除。

二、留置管道的安全管理

1. 管道标识　护士应了解管道名称、放置位置、作用目的,根据管道不同风险等级做好管道标识,利于医护人员快速识别各种管道。

(1) 不同颜色的专用标签:高危风险管道用红色标签;中危风险管道用黄色标签;低危风险管道用绿色标签。

(2) 专用标签上标记信息:"名称"栏写管道的具体名称;"日期"栏写置管日期。标有有效期的管道写上到期日期,具体为"×年/×月/×日~×年/×月/×日"。

2. 管道评估　护士根据导管风险等级,按要求进行评估。

(1) 评估内容:护士需要对导管留置时间、部位、深度、固定、是否通畅、局部情况、引流液性状、颜色、量及相关护理关注点等进行评估。

(2) 评估频率与记录:根据管道的风险程度和病情状况进行评估。至少每天记录 1 次。发现异常管道滑脱、拔管等情况必须及时记录。

3. 置管护理　护士按标准进行导管维护,为患者提供高效、安全的护理措施,有效预防管道的意外滑脱。

(1) 妥善固定管道:根据引流管部位,选择合适固定材料,采取有效固定方法防止牵拉刺激。如三叉型中间绕管固定、高举平台型固定、工字型固定(图 22-11)。

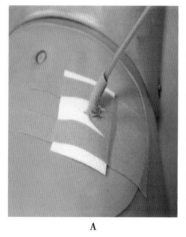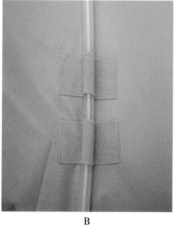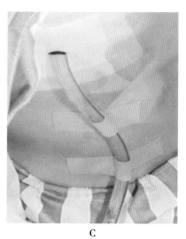

图 22-11　腹腔引流管固定
A. 三叉型;B. 高举平台型;C. 工字型

（2）保持引流通畅:平卧时管道不高于腋中线;站立或半卧位时管道低于腹部切口(图 22-12)。定期挤压管道,避免管道折叠、受压、扭曲。如连接负压吸引装置,正确连接管道,保持安全有效负压。发生堵管,根据不同导管维护技术进行规范处理。

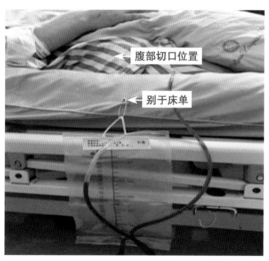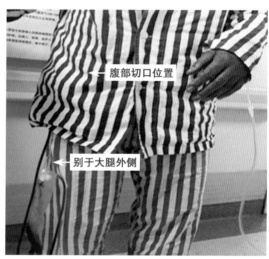

图 22-12　腹腔引流管固定

（3）引流液的观察与记录:严密观察引流液的颜色、量、性质,区分正常及异常情况,发现异常及时通知医生处理。

（4）引流管口皮肤管理:保持引流口皮肤清洁、敷料干燥,有渗出及时更换并估计渗出量,保护局部皮肤。

（5）更换引流装置:对于有使用有效期规定的管道,按要求及时重新置管,以防止感染、体内断管、破损等意外发生。按标准操作流程更换引流袋,一般普通引流袋建议更换频率为3~7 天更换一次。

三、意外拔管的风险管理

发生意外拔管时,护士迅速采取有效措施,使患者的危害程度降低到最低限度。护士长监控管道意外拔管事件,做好持续质量改进。

1. 护士每班评估是否存在管道滑脱危险因素,如存在危险因素,加强巡视,落实防范措施,做好交接班。

2. 护士对患者及家属做好宣教,说明导管的作用,使其充分了解预防管道滑脱的重要性,指导预防管道滑脱的方法与技巧。

3. 护士熟练掌握管道滑脱的紧急处理方法,当发生管道滑脱时,迅速采取有效措施,使患者的危害降低到最低限度。

4. 护士长定期评估护士管道护理的有效性。

5. 当患者发生管道滑脱时,护士及时汇报护士长。

6. 护士长组织科内护士认真讨论管道滑脱的原因和相关因素,提出有效的整改措施,必要时请医生参加。

（吴孟航　任秋平　谢泽荣）

第七节　心理护理和健康宣教

来自偏远地区的肝包虫病患者往往存在语言沟通障碍,对麻醉和手术的意义、目的和预后缺乏足够的认识。周围环境的不良刺激以及对麻醉和手术医师技术的担心等,导致患者很可能出现一系列紧张、恐惧、悲观等不良情绪。而心理社会因素对心身疾病的发生、发展、转归起着十分重要的作用。为更加客观地评价患者的心理负担,若有条件可在患者术前进行常规宣教后,对患者术后的心理状态(华西心晴指数评分)及临床指标(包括疼痛指数、肺功能指标等)进行评估并针对性进行干预,减少心理应激,促进患者康复。

一、认知干预

1. 针对患者对麻醉和手术的不恰当认识做好解释工作,应用通俗易懂的语言讲解疾病的相关知识以及麻醉和手术的必要性,了解现代麻醉和手术的安全性,使患者对可以比较科学、客观地认识疾病和手术。

2. 手术后可能留有鼻胃管、引流管、导尿管时,应向患者说明。

3. 针对患者围手术期所担心的各种问题,有的放矢并灵活地应用规范化语言进行个体化心理疏导。

4. 保持医患沟通的有效性,从而减轻和消除患者因认知缺乏或异常导致的心理问题,保证患者术前良好的情绪和睡眠。

二、情绪干预

主要是情绪支持。对患者术前的焦虑给予共情、理解、鼓励,同时强化家庭和社会支持系统。

三、行为干预

使患者在术前接受相关教育,从各方面学习适应麻醉和手术。告知麻醉后即使有头痛、恶心等不适也很短暂;行放松训练,并教会患者行为应对的一些具体方法,如深呼吸、肌肉放松等,应对疼痛和不适。

四、示范疗法

请手术后恢复期患者现身说法,互相交流,消除患者术前恐惧。

(万　娟)

第八节　出院指导及随访管理

随着 ERAS 理念在国内较快地推广和应用,患者康复速度加快。因此,出院指导及随访显得尤为重要。有研究表明,出院患者对出院指导的需求率较高,且患者和家属对出院指导是否理解、接受与正确执行,直接影响到疾病的预后与康复。肝包虫病除了治疗外,还要做好预防工作,如控制传染源、切断传播途径、提高疫区群众的卫生常识等,只有这样才能彻底消灭包虫病。护士应针对肝包虫病患者出院后最需要解决的护理问题,制订并落实具体的出院指导与随访计划,让患者享受到全程、专业的护理服务,实现护理服务的全面性、协调性、延续性和协作性。

出院随访是将住院护理服务延伸至社区或家庭的一种护理模式。它是指设计一系列护理活动,确保患者在不同健康照顾场所之间转移或不同层次健康照顾机构之间转移时所接受的健康服务具有协调性和连续性,预防或减少高危患者健康状况的恶化。

一、出院随访前评估

1. 责任护士在患者出院前核实患者提供的联系电话,确保电话号码准确。

2. 出院前主管医生和责任护士对患者进行全面的评估,选择随访方式,同时对患者进行告知,取得患者的配合。

3. 在进行电话随访前,对随访人员进行相关内容的培训,包括电话随访流程、礼貌用语、常见肝包虫疾病知识、阿苯达唑药物的不良反应与处理、沟通技巧等。培训结束经考核合格后方可参与电话随访工作。

4. 护士根据随访计划、出院随访评估情况实施随访工作,在随访中加强沟通。

二、出院随访实施

1. 随访方式　由随访人员设计随访提纲,包括患者的生存质量、用药依从性、疼痛、伤口、社会功能、营养状况、生活习惯及疾病恢复情况,设立专用随访电话,安排固定的随访人员,参照随访提纲进行随访。

2. 随访形式　电话随访、网络随访与门诊诊间随访等。

3. 随访时机　首次出院电话随访原则在出院后 1 周内完成,日间手术患者的出院随访在出院后 24 小时内完成。

4. 电话随访的注意事项

（1）随访时间需避开就餐、午休及传统节假日等时间，推荐随访时间为上午 10:00 至 11:30;下午 3:00 至 5:30。

（2）随访前应先了解患者随访档案信息。

（3）沟通时热情礼貌，耐心地倾听患者（或照顾者）主诉。

（4）专业、规范地解答患者（或照顾者）的问题并提供护理指导。对当时不能解答和电话解释不清楚的问题，可通过跨专业延续性护理团队讨论、咨询或查阅资料后另行答复。

（5）患者居家期间有相关护理问题可拨打随访电话进行咨询。

（邬涛　谢泽荣）

第九节　肝泡型包虫病肝移植加速康复护理

肝移植是治疗终末期肝包虫病的重要选择，ERAS 在肝脏移植领域的应用仍处于探索阶段，尚未得到普遍接受和推广。利用 ERAS 理念可以优化肝移植围手术期治疗策略，达到减少并发症、促进患者快速康复目的。

肝移植 ERAS 策略总体上可分为术前、术中及术后三个方面。主要内容如下。①术前阶段：积极调整患者心态，改善和优化重要脏器功能，营养支持和防治感染，以更好的状态接受手术；②术中阶段：在尽可能减少影响患者生理功能的前提下，采用更合适的麻醉方式和药物，降低患者手术应激反应，加强麻醉管理和术中器官功能保护，使手术平稳过渡；③术后阶段：运用多模式的综合治疗手段减少患者术后并发症，促进其器官功能恢复，加强营养支持，防治感染。

一、肝泡型包虫病同种异体肝移植术前加速康复护理策略

（一）术前宣教及术前心理护理

患者一旦列入肝移植等待名单，应立即对其开展肝移植相关知识的宣教工作，增强患者对肝移植知识的了解，消除焦虑，减少心理及生理应激反应。

（二）重要脏器功能的改善和优化

患者由于受慢性肝病的影响，易合并心、脑、肺、肾等多脏器功能不全甚至衰竭，重视术前对这些重要脏器功能的改善是肝移植 ERAS 的术前处理要点。

1. 心肺功能　术前常规行动脉血气分析和肺功能检测来评估患者心肺功能储备以及是否存在严重的肝肺综合征。心脏功能评估主要包括心电图和超声心动图，可疑冠状动脉粥样硬化性心脏病者，可行无创的冠状动脉 CT 血管成像（computed tomography angiography，CTA）检查。制定肺康复训练方案，包括：

（1）药物康复：①抗感染；②祛痰；③平喘或消炎。

（2）物理康复：①激励式肺康复计量吸气训练，每组进行 6～10 次训练，然后休息。在非睡眠时间，每 2 小时重复一组训练，以不引起患者疲劳为宜。②登楼梯训练，在专业治疗师陪同下进行，在运动过程中调整呼吸节奏，采用缩唇呼吸，用力时呼气，避免闭气，稍感气促时可坚持进行，若有明显呼吸困难，可做短暂休息，尽快继续运动。每次 15～30 分钟，每天 2 次，疗程 3～7 天。

2. 纠正凝血障碍及预防出血   长期肝病所致凝血功能障碍,表现为肝脏合成的凝血因子Ⅱ、Ⅴ、Ⅶ、Ⅸ、Ⅹ减少,主要措施包括:①肠外补充维生素K,促进凝血因子合成;②用血制品改善凝血功能障碍,应注意容量超负荷的风险、输血相关的急性肺损伤以及加重脑水肿的风险,一般应仅限于治疗严重出血或对于有颅内压监测装置的患者进行出血预防;③肝硬化患者要控制胶体溶液的输注,合并严重门静脉高压时不宜短期输注大量白蛋白,以避免上消化道出血。

(三) 营养治疗

肝泡型包虫病患者普遍存在营养不良问题。肝移植前要纠正营养不良状态,优先选择经口或肠内营养。营养支持治疗要根据患者的营养状况设定每天营养目标,循序渐进。

(四) 感染的预防和治疗

恰当的营养支持,维持接近正常的血糖水平,细致的口腔护理,机械通气,患者床头抬高30°,侵入性操作和日常使用静脉置管时严格无菌及进行流程化临床检查和监督是有效地控制感染的措施。这些能够有效地减少和延迟医院获得性细菌(主要是革兰氏阴性菌)感染。对于病程长、长期应用抗生素者,需要警惕肺部和肠道真菌感染。有真菌感染证据时应积极使用抗真菌药物。

二、肝泡型包虫病自体肝移植术后加速康复护理策略

(一) 术后心理干预

医护人员应为患者提供良好的环境,提供相应的心理支持,鼓励患者释放心中的压力和表达心中情绪,引导患者及时和家属、主治医师、护理人员进行沟通,提高患者战胜疾病的信心。

(二) 术后镇静镇痛及睡眠管理

重症监护室(ICU)镇痛和镇静制度针对需要持续镇痛和/或镇静的患者提供有效的镇痛镇静方案。由于肾上腺皮质激素的使用,肝移植术后患者多不需要常规镇痛处理。对于需要镇痛的患者,可以考虑阿片类药物等,必要时可以辅助其他类药物镇痛,并在病程记录中记录镇痛治疗原因、治疗药物、镇痛效果及有无不良反应等。肝移植患者术后早期易发生失眠、谵妄等精神异常,应适当使用镇静药物,保证患者充分休息。首选丙泊酚、右美托咪定,并注意药物不良反应,对使用1周以上的患者注意缓慢停药,警惕谵妄发生。对于已经发生谵妄的患者,应积极寻找原因。移植患者多是由于内环境变化,渗透压升高,夜间睡眠欠佳等原因引起。可减少声、光刺激,减少不必要的护理操作,夜间充分镇静,使患者有充分的睡眠。对躁动型谵妄可选择氟哌啶醇肌内注射治疗,对于内环境紊乱患者予以纠正。

(三) 术后消毒隔离的管理

1. 重视病房感染的管理,加强对环境卫生监测和保证日常清洁消毒措施的落实。

2. 应加强对医务人员医院感染预防和控制知识培训,提供便捷的手卫生设施,医务人员严格执行手卫生规范,严格遵守无菌技术操作规程,特别是在实施各种侵入性操作时,应当严格遵守无菌技术操作规程,避免污染。

3. 合理使用抗菌药物。

4. 进行多重耐药菌的筛查和监测,对确定或高度怀疑多重耐药菌感染患者,应当在标

准治疗的基础上,实施接触隔离措施,预防传播。

（四）肺部感染预防和控制

1. 呼吸道管理

（1）呼吸机管道的管理:呼吸机管道内冷凝水应及时清除,在离断管道、变换体位及处理冷凝水原液之前应戴手套,之后更换手套并消毒手,湿化罐、雾化器内装液体应每 24 小时全部倾倒更换灭菌用水,用后终末消毒。

（2）机械通气患者的细菌监控:对患者的痰液进行细菌培养。

（3）呼吸道湿化:加强呼吸道湿化是保证呼吸道通畅、促进排痰、预防呼吸道感染的重要措施。

（4）预防呼吸机相关肺炎的发生:将床头抬高 30°~40°,可有效地减少或避免反流与误吸。

（5）口腔护理:口腔护理能减少细菌数,防止其向下移行而发生 VAP。对存在高危因素的患者建议使用氯己定每 2~6 小时冲洗 1 次。

（6）每天评估是否具备撤离机械通气的条件及留置气管插管的必要性,如有可能应尽早拔除气管导管,尽量缩短通气时间,减少细菌在生物膜内定植,降低 VAP 的发生率。

（7）预防消化性溃疡,预防深静脉血栓,从而减少 VAP 的发生。

2. 肺功能保护　自体肝移植术中创伤较大,术中可能出现液体入量过多,术后出现肺水肿或急性肺损伤,肺部弥散功能障碍,术后补液需实行目标导向性治疗,尽量达到负平衡,预防急性呼吸窘迫综合征的发生。

（五）促进胃肠功能恢复

1. 促进胃肠蠕动　围手术期可加强患者早期自主运动,口服肠道胃动力药物促进肠道蠕动。保持肠道通畅,避免便秘、胀气及腹泻。

2. 早期肠内营养　术后 24~48 小时内予少量滋养型肠内营养。胃潴留严重时可选择经留置空肠营养管进行营养,肠内营养液的温度应保持在 37℃左右。刚开始建议采用低浓度、低速度的喂养方式,患者若无明显腹泻、腹胀等并发症,可逐步增量。

3. 维持肠道菌群稳定　定期行肠道菌群检测,视病情及时调整抗生素与免疫抑制剂的用量,可经肠道补充益生菌。

（六）术后管道管理

1. 中心静脉导管置入及置入部位选择　①穿刺前权衡感染与机械损伤的利弊,成人应避免选择股静脉作为穿刺点;②应在超声引导下进行中心静脉导管置管;③每天进行评估,尽早拔出所有血管内导管。

2. 手卫生与无菌操作　①在接触插管部位前后,以及插入、重置、触碰、护理导管及更换敷料前后都应严格执行手卫生;②进行动脉导管、CVC 置管时严格遵守无菌操作规程;③放置管道或更换导丝时都应采用最大无菌屏障措施。

3. 插管部位敷料应用　CVC 置管应至少每 7 天更换透明敷料一次,有穿刺口渗血、渗液或敷料卷边等情况时应及时更换敷料。

4. CVC 的更换　无需常规更换 CVC 以防止导管相关感染,切勿仅因单纯发热而拔除CVC,应综合考虑。

5. 营养管道管理　动态评估是否具有留置胃管的必要性。安置空肠管,空肠管尖端延伸过十二指肠悬韧带 5~10cm,管路的体外部分应妥善固定。空肠营养管仅用于全液体的肠内营养,避免药物及颗粒状物质经空肠管输注。

6. 尿管及引流管管理　肝移植患者均在术后留置尿管、腹腔引流管监测术后尿量及引流量,应对所置管道每天进行评估,若患者情况允许应尽早拔除尿管及各种引流管,促进早期活动。

(七) 患者术后早期活动

肝移植术后患者长期卧床增加肺部感染、下肢深静脉血栓发生风险。应积极鼓励患者从术后第 1 天开始活动,每天对患者的意识、肌力、自理能力进行评估并为患者制定锻炼计划和目标,完成每天的康复训练计划。

1. 患者术后早期活动的原则　包括:①先确保患者安全;②改善患者的功能障碍要分主次、先后;③意识清楚者以肺部功能恢复、坐位、站位等为目标;④意识不清者以预防肺部感染、压疮、静脉血栓、关节挛缩、肌肉萎缩等并发症为目标。

2. 术后早期活动的重点　包括呼吸功能锻炼、肢体肌力锻炼、关节活动锻炼。

3. 制订个体化的活动计划　应每天对患者的意识、肌力、配合能力进行全面评估并制订个体化的活动目标和计划,完成每天制订的活动目标。

4. 关注 ICU 患者早期活动潜在风险的发生　因患者术后较虚弱、留置管道较多等原因,患者进行早期活动及功能锻炼过程要预防管道非计划性拔管、跌倒、压疮等不良事件的发生,做好评估、安全措施和人力安排。

(八) 营养及饮食的管理

主要管理措施包括:①推荐使用 NRS 2000 评分或危重症营养风险(nutrition risk in the critically ill,NUTRIC)评分标准作为营养评估的标准,不要使用传统的内脏蛋白(血清白蛋白、前白蛋白、转铁蛋白)水平作为营养指标,营养评估还包括疾病状态评估、胃肠道功能状态评估、误吸风险评估;②NRS 2000≥3 分,NUTRIC≥5 分为有营养风险,肝泡型包虫病肝移植患者可能均存在营养不良风险;③肠内营养优于肠外营养,术中留置空肠营养管,可于肝移植手术后 24~48 小时开始肠内营养,尽快使食糜与肠道绒毛接触;④肠内营养时,应该监测肠内营养耐受性,并需监测误吸的风险,采用连续肠内营养输注方式,必要时可使用胃肠动力药,喂养时床头抬高 30°~45°,患者出现腹泻时应积极寻找病因;⑤对NRS 2000≥3 分,NUTRIC≥5 分或严重营养不良的患者,如果肠内营养不能实施,肠外营养应尽快开始。肠外营养时控制血糖在 8~10mmol/L,如果肠内营养能部分实施,尽早实施肠内营养。

(九) 血栓预防和管理

门静脉血栓的处理是肝移植手术的难点之一,因此预防静脉血栓发生非常重要。肝移植围手术期静脉血栓栓塞(venous thromboembolism,VTE)发生风险差异很大,应根据危险程度制订预防措施。通过 Caprini 评分对每例患者进行血栓风险评估、出血风险评估,密切观察患者是否具有疑似 VTE 发生的症状,一经诊断立刻进行 VTE 治疗。

1. 静脉血栓栓塞的风险评估　Caprini 模型包含了若干患者自身或手术相关的风险因素,通过相应分值算出患者的风险评分,继而判断患者的风险等级(表 22-4)。其中 0 分风险等级为极低危,无预防措施时预计 VTE 基线风险<0.5%;1~2 分为低危,VTE 基线风险为1.5%;3~4 分为中危,VTE 基线风险为 3.0%;≥5 分为高危,VTE 基线风险高达 6%。

表 22-4　外科住院患者静脉血栓栓塞症的风险评估表（参考 Caprini 评分）

A1 每项 1 分	□ 大手术（>45 分钟）
□ 年龄 41~60 岁	□ 腔镜手术（>45 分钟）
□ 计划小手术	□ 恶性肿瘤（现在或既往）
□ 近期大手术（<1 个月）	□ 限制性卧床>72 小时
□ 大手术（>45 分钟）	□ 中心静脉置管
□ 肥胖（BMI>25）	□ 关节镜手术
□ 卧床的内科患者	□ 石膏固定（<1 个月）
□ 炎症性肠病病史	**C 每项 3 分**
□ 下肢水肿	□ 年龄≥75 岁
□ 静脉曲张	□ 下肢深静脉血栓或肺栓塞史
□ 严重的肺部疾病，含肺炎，（<1 个月）	□ 血栓家族史
□ 肺功能异常（COPD）	□ 肝素诱导的血小板减少症
□ 急性心肌梗死（<1 个月）	□ 先天或后天血栓形成
□ 充血性心力衰竭（<1 个月）	□ 抗心磷脂抗体阳性
□ 败血症（<1 个月）	□ 凝血酶原 20210A 阳性
□ 输血（1 个月内）	□ V Leiden 因子阳性
□ 其他高危因素	□ 狼疮抗凝物阳性
A2 仅针对女性（每项 1 分）	□ 血清同型半胱氨酸酶升高
□ 口服避孕药或激素替代治疗	**D 每项 5 分**
□ 娠期或产后（<1 个月）	□ 脑卒中（<1 个月）
□ 原因不明的死胎史，复发性自然流产（≥3 次），由于脓血症或发育受限原因早产	□ 急性脊髓损伤（瘫痪）（<1 个月）
	□ 选择性下肢关节置换术
B 每项 2 分	□ 髋关节、骨盆或下肢骨折
□ 年龄 61~74 岁	□ 多发性创伤（<1 个月）

总分：

2. 肝泡型包虫病自体肝移植患者静脉血栓栓塞防治　根据患者血栓风险评估和出血风险评估，按照指南的推荐，采取相应的预防措施（表 22-5）。其中机械预防措施包括间歇充气加压装置（intermittent pneumatic compression，IPC）和梯度弹力袜（graduated compression stockings，GCS），药物预防措施包括普通肝素、低分子肝素等。机械性预防血栓的方法主要用于出血高风险患者，或作为抗凝剂预防血栓的辅助方法。使用 IPC 或梯度弹力袜时须谨慎，确保正确使用。以下情况禁用物理预防措施：①充血性心力衰竭、肺水肿或腿部严重水肿；②下肢深静脉血栓症、血栓性静脉炎或肺栓塞；③IPC 和梯度弹力袜不适用于腿部局部情况异常（如皮炎、坏疽、近期接受皮肤移植手术）、下肢血管严重动脉粥样硬化等。

表 22-5　VTE 风险、出血风险及预防措施

VTE 风险等级	出血风险	预防措施
极低风险（Caprini 0）	–	早期离床活动，无须使用机械、药物抗凝措施
低风险（Caprini 1~2）	–	机械预防措施，建议使用 IPC
中等风险（Caprini 3~4）	不伴高出血风险	低分子肝素、低剂量普通肝素或使用 IPC
	伴高出血风险	使用 IPC

续表

VTE 风险等级	出血风险	预防措施
高风险（Caprini ≥5）	不伴高出血风险	低分子肝素、低剂量普通肝素,建议同时使用机械预防措施如弹力袜或 IPC
	伴高出血风险	使用 IPC 直至出血风险消失可启用药物预防
高风险（Caprini ≥5）但禁忌低分子肝素、普通肝素患者	不伴高出血风险	小剂量阿司匹林,建议同时使用机械预防措施
高风险（Caprini ≥5）的盆腔肿瘤手术患者	不伴高出血风险	延长低分子肝素预防 4 周

注:IPC. 间歇充气加压装置;VTE. 静脉血栓栓塞。

对于肝泡型包虫病自体肝移植患者,术后早期应该对门静脉进行密切监测,对于术后门静脉流速降低的患者要格外予以关注。一旦发现门静脉血栓形成,就需要行门静脉造影或强化 CT 检查以明确血栓范围,便于给予及时有效的治疗。术后尽早进行主动功能锻炼,使用足底静脉泵、间歇充气加压装置是预防血栓发生的关键。

（十）出院指导及随访

经过加速康复治疗,肝泡型包虫病行自体肝移植患者的术后住院时间可以显著减少。但是住院天数的减少是结果而不是目的。通常认为,术后患者达到以下全部要求并愿意出院时,应给予出院:①营养风险评估小于 3 分;②恢复进半流质食物;③无需静脉补液;④口服止痛药可以很好地止痛;⑤日常生活基本自理。由于自体肝移植手术复杂,创伤大,随着住院时间缩短,短于患者及家属的心理预期,患者及家属术后可能出现适应性障碍,出现焦虑等精神心理、生理症状。因此,应加强患者出院后的随访,建立安全网。出院后 1 周内每天进行电话随访和指导。对于出现并发症的患者设立明确的出院患者再入院绿色通道。

目前,在临床全面普及 ERAS 理念仍有不少阻碍,尤其是对于自体肝移植手术患者。主要是因为部分患者传统理念根深蒂固,对 ERAS 方案不能很好地理解和配合,医疗工作人员对 ERAS 理念重视度不够,阻碍其普及和推广。另外,考虑到部分措施缺乏循证医学依据,临床各科室不能相互协同工作,医院管理层亦缺乏对 ERAS 策略实施的政策支持。所以,发展推广 ERAS 理念任重而道远。它除了需要医师和患者个体的理解和重视,更需要医院、国家层面提供资金和政策支持。总之,作为一种充分体现人文关怀的新理念,ERAS 应用于肝泡型包虫病肝移植手术,对降低术后并发症发生率、减少术后机械通气时间及平均住院日、提高病床周转率等方面具有良好的临床效果。不过由于 ERAS 在肝移植手术中临床实践时间较短,相关的临床研究较少,还有很多工作需要完善,包括各种新措施的临床随机对照研究,只有这样才能为 ERAS 贯彻实施提供更多的循证医学依据,完善 ERAS 术后疗效及安全性评价体系,不断完善肝移植手术 ERAS 方案策略等,推动肝移植 ERAS 的长足进步,努力实现"零风险、无痛"的外科终极目标。

（吴孟航　任秋平）

参考文献

[1] 四川省医师协会包虫病专业委员会.肝泡型包虫病诊疗专家共识(2020版)[J].中国普外基础与临床杂志,2020,27(1):13-17.

[2] 陈孝平.外科学[M].2版.北京:人民卫生出版社,2013.

[3] 李乐之,路潜.外科护理学[M].5版.北京:人民卫生出版社,2014.

[4] SIBBERN T. BULL SELLEVOLD V. STEINDAL S A,et al. Patients experiences of enhanced recovery after surgery:A systematic review of qualitative studies[J]. J Clin Nurs,2017,26(9/10):1172-1188.

[5] 车国卫,刘伦旭.肺康复训练有助于肺癌患者术后快速康复吗?[J].中国胸心血管外科临床杂志,2017,24(8):575-579.

[6] 中华医学会骨科学分会.中国骨科大手术静脉血栓栓塞症预防指南[J].中华骨科杂志,2016,36(2):65-71.

[7] SUSAN K,JAYNELLE F,FERBER L,et al. Patients' perception of the quality of discharge teaching and readiness for discharge[J]. Reh nurs,2015,40(1):30-39.

[8] 郑文静,张春兰.腹腔引流管不引流的防范及护理[J].实用临床护理学杂志,2017,2(1):82-85.

[9] 郭爱敏,周兰姝.成人护理学(上下册)[M].3版.北京:人民卫生出版社,2017.

[10] European Association for the Study of the Liver. EASL clinical practice guidelines:liver transplantation[J]. J Hepatol,2016,64(2):433-485.

[11] DALAL A. Anesthesia for liver transplantation[J]. Transplant Rev(Orlando),2016,30(1):51-60.

[12] CHENG X S,TAN J C,KIM W R. Management of renal failure in end-stage liver disease:a critical appraisal [J]. Liver Transpl,2016,22(12):1710-1719.

[13] LEISE M D,YUN B C,LARSON J J,et al. Effect of the pretransplant serum sodium concentration on outcomes following liver transplantation[J]. Liver Transpl,2014,20(6):687-697.

[14] 中华医学会骨科学分会.中国骨科大手术静脉血栓栓塞症预防指南[J].中华骨科杂志,2009,29(6):602-604.

[15] 杨静,关艳霞,范文静.按压对注射低分子肝素致皮下出血的影响[J].中国实用护理杂志,2007,23(8):52-53.

[16] 李艳玲,赵滨.低分子肝素皮下注射方法研究现状[J].中华护理杂志,2014,49(7):858-862.

[17] MELLOUL E,DONDERO F,VILGRAIN V,et al. Pulmonary embolism after elective liver resection:a prospective analysis of risk factors[J]. J Hepatol,2012,57(6):1268-1275.

[18] JONES C,KELLIHER L,DICKINSON M,et al. Randomized clinical trial on enhanced recovery versus standard care following open liver resection[J]. Br J Surg,2013,100(8):1015-1024.

[19] HUGHES M I,MCNALLY S,WIGMORE S J. Enhanced recovery following liver surgery:a systematic review and meta-analysis[J]. HPB(Oxford),2014,16(8):699-706.

[20] ANSARI D,GIANOTTI L,SCHRODER J,et al. Fast-track surgery:procedure-specific aspects and future [J]. Nutr,2010,29(5):689-690.

[21] WEIMANN A,BREITENSTEIN S,BREUER J P,et al. Clinical nutrition in surgery. Guidelines of the german society of nutritional medicine[J]. Chirurg,2014,85(4):320-326.

[22] LASSEN K,COOLSEN M M,SLIM K,et al. Guidelines for perioperative care for pancreaticoduodenectomy: Enhanced Recovery After Surgery(ERAS®) Society recommendations[J]. World J Surg,2013,37(2):240-258.

[23] 江帆,梁大海,王国柱.右美托咪定对肝包虫病手术患者血流动力学的影响[J].中华临床医师杂志(电子版),2016(22):3374-3376.

[24] STEENHAGEN E. Enhanced recovery after surgery:It's time to change practice![J]. Nutr Clin Pract,

2016,31(1):18-29.

［25］陈哲宇.复杂肝包虫病的外科治疗[J].中国普外基础与临床杂志,2017,24(7):785-787.

［26］邱逸闻,杨先伟,沈舒,等.计算机三维可视化重建技术在肝泡型包虫病切除术中的应用[J].中国普外基础与临床杂志,2018,25(5):540-546.

［27］范烨,壮麟,钱晓峰,等.加速康复外科治疗在肝移植中的应用价值[J].器官移植,2014,5(6):349-351.

第二十三章

包虫病的药物治疗

包虫病最行之有效的治疗方法是手术,对于能够通过手术方法达到根治效果的病例,应尽量采用手术治疗。近年来,经皮穿刺引流囊液术也用于肝囊型包虫病的治疗,并取得了较好的疗效。但并不是所有的包虫病患者都能进行手术或经皮穿刺引流,或都能通过手术彻底清除病灶,对于手术不能根治的包虫病患者,或者不能耐受手术的患者,以及手术或穿刺治疗的前后,需要使用抗包虫病的药物治疗,从而达到延长寿命、改善生活质量、减少包虫病复发的目的。药物治疗已成为治疗包虫病的不可或缺的治疗工具。

第一节　常用抗包虫病药物

治疗包虫病的药物主要为苯并咪唑类衍生物,包括阿苯达唑(albendazole,ABZ)和甲苯达唑(mebendazole,MBZ)。这两种药物使用时间最长,临床应用最广泛,均可对囊型包虫病和泡型包虫病进行有效的治疗,并且通常患者的耐受性良好。有研究显示,用苯并咪唑类衍生物治疗了1 000余例有据可查的囊型包虫病,经过12个月的治疗后判定疗效,30%的患者显示包囊消失(治愈),30%~50%显示包囊退化变性和/或明显缩小(改善),20%~40%的患者包囊形态没有明显变化(治疗失败)。用阿苯达唑或甲苯达唑在手术或经皮引流囊液术前后进行治疗可以降低包虫病复发的风险和因术中囊肿破裂而导致腹膜内感染播散的风险。但许多证据表明,不论是对于囊型包虫病还是泡型包虫病,苯并咪唑类药物的作用仍然是有限的,且药物治疗后复发率高。近年来,有许多研究探索新的抗包虫病的药物,取得了一些进展,但其有效性仍需进一步验证。

一、阿苯达唑

阿苯达唑是苯并咪唑类药物的衍生物,是一种广谱的抗蠕虫药物。阿苯达唑应用于临床的时间晚于甲苯达唑,其在体外抗蠕虫的活性比甲苯达唑更强,并且具有更好的胃肠道吸收性和较高的生物利用度,是治疗包虫病的首选药物。除了用于治疗包虫病外,也可用于治疗钩虫、蛔虫、鞭虫、蛲虫、旋毛虫等寄生虫病。阿苯达唑的血清浓度比甲苯达唑高100倍,包虫囊液中浓度比甲苯达唑高60倍。从临床疗效来看,阿苯达唑较甲苯达唑更优,治疗包虫病的复发率更低。

(一) 作用机制

阿苯达唑有杀死包虫原头蚴的作用,并可破坏其生发层。阿苯达唑在体内迅速代谢为亚砜、砜醇和2-胺砜醇。选择性及不可逆性地抑制寄生虫肠壁细胞浆微管系统的聚合,阻断其对葡萄糖等营养物质的摄取,导致虫体内源性糖原耗竭,并抑制延胡索酸还原酶系统,阻止腺苷三磷酸的产生,导致虫体无法繁殖和生长。

(二)药代动力学特点

阿苯达唑不溶于水,在肠道吸收缓慢。有选择的肝脏首过效应,原药在肝内转化为丙硫苯咪唑-亚砜和丙硫苯咪唑-砜,其中丙硫苯咪唑-亚砜为有效杀虫成分。口服阿苯达唑后2.5~3小时,血药浓度达到峰值。药物可广泛分布于肝、肾、肌肉等组织器官中,也可透过血-脑屏障,在脑组织中也能达到一定的浓度。阿苯达唑原药与砜衍生物在血中的浓度极低,不能测出。丙硫苯咪唑-亚砜的浓度变化很大,自 $0.04\mu g/ml$ 至 $0.55\mu g/ml$ 不等,平均 $0.16\mu g/ml$。血液中半衰期为8.5~10.5小时。阿苯达唑及其代谢产物87%在24小时内从尿液排出,13%从粪便排出。在体内无明显蓄积作用。

(三)不良反应

阿苯达唑的不良反应通常轻微,少数患者可有腹痛、恶心、呕吐、头痛、乏力、嗜睡、上腹不适等消化道症状。极少数患者可能出现史-约综合征、粒细胞减少或缺乏、贫血、血小板减少等。由于治疗包虫病药物使用时间长,可出现血清氨基转移酶升高,多数患者停药后可恢复正常。动物实验表明阿苯达唑可致畸,但无致突变性和致癌性。

(四)常用剂型及用法

1. 常用剂型 阿苯达唑最常用的剂型为片剂。口服后生物利用度较甲苯达唑高,但包虫囊内的药物浓度仍不太令人满意。为了增加生物利用度,提高疗效,近年来不断有新的剂型的尝试,包括阿苯达唑乳剂、纳米离子、脂质体、分散剂、微球等。有研究显示,阿苯达唑乳剂治疗肝囊型包虫病116例,平均近期治愈率(治疗结束后)为84.5%,有效率为98.3%,无效率为1.7%,平均远期治愈率(停药后随访1~4年)为82.3%,有效率为82.5%,无效率为0,复发率为17.5%。也有研究报道阿苯达唑脂质体治疗66例包虫病,共治愈20例(20/66),治愈率为30.3%;有效29例(29/66),有效率为43.9%;部分有效10例(10/66),部分有效15.1%;无效7例(7/66),无效率10.6%;总有效率89.3%(59/66)。认为该药是目前一种有效的抗包虫病新药剂型,具有疗效较高、毒力低、副作用小、安全性高的特点。

2. 囊型包虫病 对于囊型包虫病的治疗,阿苯达唑片剂的常规口服剂量为10~15mg/(kg·d),成人通常为每天剂量800mg,分两次口服;阿苯达唑乳剂10~12.5mg/kg,有研究显示12.5mg/(kg·d)效果优于10mg/(kg·d)。治疗28天为一个疗程,通常需要3~6个疗程,每个疗程间隔14天。如果给予更长时间的治疗,临床症状缓解的患者数增加,但治愈率并没有明显变化,副作用没有明显增加。与富含脂肪的食物一起服用,可增加药物的吸收。对于进行手术或经皮囊液引流的患者,术前至少4天开始(WHO建议术前4~30天)口服阿苯达唑,持续至手术或者经皮穿刺后1个月。

3. 泡型包虫病 儿童阿苯达唑片剂每天剂量为10~15mg/kg,分两次口服,成人通常用药一天两次,每次400mg;阿苯达唑乳剂10~12.5mg/kg。28天为一疗程,每个疗程之间间隔14天,具体疗程不确定,治疗时间根据肝脏病变大小,为3~5年。有泡型包虫病患者使用阿苯达唑治疗20年的报道,也有使用更大剂量阿苯达唑的经验[20mg/(kg·d)],服用4.5年。如果患者耐受性好,可不采用间歇疗法,而给予阿苯达唑连续治疗。手术患者术前无需常规服用,手术后建议服用阿苯达唑持续至术后2年。

(五)药物相互作用

阿苯达唑与西咪替丁等抑制肝微粒体酶活性的药物合用时,能抑制本品代谢,使其血药浓度升高;与苯妥英或卡马西平等诱导肝微粒体酶药物合用,可加快本品在肝内代谢,使其血药浓度降低。

二、甲苯达唑

甲苯达唑于二十世纪七十年代开始商品化生产后,最早被用于包虫病的治疗,是第一个被发现的能有效对抗包虫病的药物。为广谱抗蠕虫药物,对蛔虫、蛲虫、鞭虫、粪类圆线虫的成虫和幼虫均有效,可杀灭蛔虫卵,抑制钩虫幼虫的发育。甲苯达唑在胃肠道的吸收及生物利用度均低于阿苯达唑,在临床上已几乎被阿苯达唑取代,但在阿苯达唑不能获得或患者不能耐受阿苯达唑的情况下,可以使用甲苯达唑进行治疗。

(一) 作用机制

甲苯达唑是苯并咪唑类衍生物。对虫体的 β-微管蛋白有很强的亲和力,在很低浓度下就能与之结合,从而抑制微管的聚合,引起虫体表皮或肠细胞的消失,降低消化作用,减少营养物质如葡萄糖的吸收,导致虫体死亡。也可以抑制线粒体内延胡索酸还原酶,减少葡萄糖的转运,并使氧化磷酸化解偶联,从而影响 ATP 的产生。

(二) 药代动力学特点

甲苯达唑口服吸收差,约有 20% 能进入循环系统。在给药后 2~4 小时后,血浆药物浓度达到峰值。血浆蛋白结合率为 90%~95%,分布容积为 1~2L/kg。甲苯达唑主要由肝脏代谢,主要代谢产物(甲苯达唑的氨基化和羟胺化形式)的血浆浓度明显高于甲苯达唑。多数患者口服本品后表观分布容积为 3~6 小时。甲苯达唑代谢产物可能会经过一定程度的肝肠循环,然后被排泄至尿液和粪便中。由胃肠道吸收,进食后服药(特别是脂肪性食物)可增加吸收。

(三) 不良反应

甲苯达唑吸收少、排泄快,不良反应少。患者可能出现腹痛、腹泻、胃肠胀气、食欲缺乏、恶心、呕吐等不适。极少数患者可能出现史-约综合征、粒细胞减少或缺乏、血管性水肿。长期服用可使血清丙氨酸氨基转移酶、门冬氨酸氨基转移酶及血尿素氮增高。在对大鼠和小鼠进行的单剂量研究中,甲苯达唑显示了胚胎毒性和致畸性。对孕妇(尤其是怀孕 3 个月内的孕妇)使用本品时,应权衡利弊。

(四) 常用剂型及使用方法

1. 囊型包虫病　治疗囊型包虫病常规使用甲苯达唑片剂 40~50mg/(kg·d),分三次口服,持续至少 3~6 个月。动物实验表明,甲苯达唑对囊型包虫病的疗效与血清药物浓度和治疗时间呈正相关,但是在人体中,甲苯达唑的血清药物浓度在各个患者中可能差异很大,并且与疗效的相关性不一致。对于进行手术或经皮囊液引流的患者,术前至少 4 天开始(WHO 建议术前 4~30 天)口服甲苯达唑,持续至手术或者经皮穿刺后 3 个月。

2. 泡型包虫病　甲苯达唑片剂每天剂量为 40~50mg/kg,分三次于餐后口服。治疗 4 周后,建议调整口服剂量,以使血浆药物水平 >250nmol/L(74ng/ml)。成人患者每天用量不大于 6g。治疗时间至少为根治性手术后 2 年,对于无法手术的患者以及不完全切除或肝移植的患者,治疗时间可能需要连续多年。有报道甲苯达唑服药超过 11 年的病例。二十世纪七十年代末期,甲苯达唑首先用于治疗本病,取得一定效果。但据国外报道,即使使用时间长达 43 年,在治疗后 1~6 年复查,复发率为 37%。效果不满意。

（五）药物相互作用

甲苯达唑与西咪替丁同时使用时作用增强,不良反应增加,使甲苯达唑的肝脏代谢受到抑制,引起血浆浓度增加。甲苯达唑可能增加甲硝唑的毒性作用,增加史-约综合征或中毒性表皮坏死溶解的风险,应避免与甲硝唑合用。

三、吡喹酮

吡喹酮(praziquantel,PZQ)是一种异喹啉衍生物,本身为一种广谱抗蠕虫药,多数学者认为吡喹酮对于杀灭成虫和原头蚴的作用可以肯定,但在临床研究中吡喹酮的疗效不一,故迄今为止,其作为初始药物治疗包虫病的作用仍不确定,较少单独应用于包虫病的治疗。有报道称吡喹酮与甲苯达唑或阿苯达唑联合应用治疗包虫病,可明显提高治疗效果,缩短治疗时间。其和阿苯达唑在手术或穿刺前后联合应用,对减少手术或穿刺过程中囊液外溢引起的包虫复发有预防作用。阿苯达唑联合吡喹酮较甲苯达唑联合吡喹酮组治疗效果更好,且联合用药组效果均好于单独服用阿苯达唑或甲苯达唑。

（一）作用机制

吡喹酮杀灭虫体有两种主要的作用机制。一是使虫体肌肉发生强直性收缩而产生痉挛性麻痹,虫体肌肉收缩可能与吡喹酮增加虫体细胞膜的通透性,使细胞内钙离子丧失有关;二是虫体表层损害与宿主免疫功能参与,吡喹酮对虫体表层有迅速而明显的损伤作用,引起合胞体外皮肿胀,出现空泡,形成大疱,突出体表,最终表皮糜烂溃破,分泌体几乎全部消失,环肌与纵肌亦迅速先后溶解。皮层破坏后,影响虫体吸收与排泄功能,其体表抗原暴露,从而易遭受宿主的免疫攻击,大量嗜酸性粒细胞附着皮损处并侵入,促使虫体死亡。此外,吡喹酮还能引起继发性变化,使虫体表膜去极化,皮层碱性磷酸酶活性明显降低,致使葡萄糖的摄取受抑制,内源性糖原耗竭。

（二）药代动力学特点

吡喹酮口服后吸收迅速,80%以上的药物可从肠道吸收。血药浓度于 1 小时左右达峰值,药物进入肝脏后很快代谢,主要形成羟基代谢物,仅极少量为代谢的原药进入体循环。门静脉中血药浓度可较周围静脉血药浓度高 10 倍以上,脑脊液血药浓度为同期血药浓度的 15%~20%,哺乳期患者服药后,其乳汁中药物浓度相当于血清中的 25%。口服 10~15mg/kg 后的血药浓度峰值约 1mg/L。消除半衰期为 0.8~1.5 小时,药物主要分布于肝内,其次为肾、肺、胰腺、肾上腺、垂体、唾液腺等,很少通过胎盘。主要由肾脏以代谢物形式排出,72% 于 24 小时内排出。

（三）不良反应

常见的不良反应有腹痛、恶心、呕吐、头晕、乏力、四肢酸痛等,一般程度较轻,持续时间较短,不影响治疗,不需处理。5%~10% 的病例出现心悸、胸闷等症状,心电图显示 T 波和 S-T 段轻度改变,偶见 Q-T 间期延长和房室传导阻滞。少数病例可能出现肝功能异常,偶可诱发精神失常或出现消化道出血。吡喹酮在怀孕期间使用是安全的。

（四）常用剂型及使用方法

通常为片剂。对于囊型包虫病,吡喹酮和阿苯达唑联用可能会取得比单用阿苯达唑更好的疗效,用法为每周 1 次,每次 40mg/kg。吡喹酮是否能有助于防止包虫病的复发有待进一步验证。吡喹酮也被用于治疗泡型包虫病,但从动物模型获得的实验数据表明,即使使用高剂量的吡喹酮,对于泡型包虫病的疗效也远远低于阿苯达唑和甲苯达唑。当苯并咪唑类药物不能获得或患者不能耐受时,也可单独使用。

(五) 药物相互作用

西咪替丁会增加吡喹酮的血药浓度。与地塞米松、苯妥英、利福平、卡马西平联合使用可能导致吡喹酮血浆浓度显著降低。

四、其他药物

自苯并咪唑类衍生物应用于包虫病治疗以来,一直没有其他药物可以将其替代,而现有的治疗药物疗效并不尽如人意,复发率也高,因此,不断有研究对新的治疗包虫病的药物进行探索,这些研究取得了一些进展。例如氟苯哒唑(flubendazole)、奥芬达唑(oxfendazole)、硝唑尼特(nitazoxanide),这些药物在体外和动物实验中对包虫病显示出一定的疗效,但在人体内对囊型包虫病的驱虫效果甚微。使用甲氟喹和青蒿素衍生物进行的体内实验提示能有效对抗包虫,有报道称两性霉素 B 和两性霉素 B 脂质体可用于少数不耐受苯并咪唑的泡型包虫病患者的挽救治疗。但这些药物对包虫病的疗效尚需进一步的临床验证。

联合用药也是一个尝试的方向,其目的在于通过药物间的协同作用最大限度地提高药物的疗效。有研究者使用阿苯达唑联合西咪替丁,发现联合用药的患者囊液内和胆汁内阿苯达唑-亚砜的浓度可以达到单用阿苯达唑患者的 2 倍,认为西咪替丁抑制了阿苯达唑-亚砜的分解,从而延长了阿苯达唑的作用时间,提高了药物抗包虫病的能力。依维菌素联合阿苯达唑治疗包虫病也被证实疗效优于单用阿苯达唑。

另外,国内也有研究者对中草药治疗包虫病的作用进行了研究,通过动物实验发现中药消包粉、汉防己甲素、沙生槐籽生物碱、苦参碱、川芎嗪等对棘球蚴具有药理活性,但在人体内的活性和临床疗效尚待进一步验证。

第二节 包虫病药物治疗的适应证及疗效判定

一、包虫病药物治疗的适应证

(一) 肝囊型包虫病

在肝囊型包虫病手术前使用苯并咪唑衍生物进行治疗可软化包囊,从而降低囊内压力,使手术更容易去除内囊,术前用阿苯达唑或甲苯达唑进行治疗可能会降低再发生肝包虫病的风险,应在手术前至少 4 天开始治疗,使用阿苯达唑治疗应持续到术后 1 个月,甲苯达唑治疗需持续到术后 3 个月。对于无法进行手术或穿刺引流的患者,药物治疗可以延长生存时间、提高生活质量。囊型包虫病的分期、病灶的大小与药物治疗的疗效相关。苯丙咪唑对较小的包囊(CE1 和 CE3a)更有效;对 CE2 和 CE3b 的疗效欠佳;超过 10cm 的肝囊型包虫病灶使用苯并咪唑治疗无效。对年轻患者的疗效优于年老患者。

1. 药物治疗的适应证 ①患者年迈体弱或合并重要器官的器质性疾病,全身状况无法耐受手术,包虫囊平均直径≥5cm 的单囊型、多子囊型、内囊塌陷型肝囊型包虫病;②包虫囊平均直径≥5cm,但患者不愿意接受手术治疗的单囊型、多子囊型、内囊塌陷型肝囊型包虫病;③包虫囊平均直径<5cm 的单囊型、多子囊型、内囊塌陷型肝囊型包虫病;④手术及介入穿刺治疗前后的辅助治疗;⑤合并其他器官(肺、脑、脾等)包虫病的患者;⑥因肝包虫手术时

保护不严,或因误做诊断性穿刺,或自发性破裂,致使包虫囊液外溢,继发腹腔或胸腔种植扩散,病变遍及全腹腔或全胸腔,手术难以根除的患者;⑦肝包虫病患者术后复发不能耐受或拒绝再次手术者。

2. 药物治疗的禁忌证 ①对于有破裂风险的巨大包囊,不建议药物治疗(尤其是位置比较表浅或有感染风险的包虫囊);②慢性肝病的患者应谨慎使用;③骨髓抑制的患者;④早孕是药物治疗的禁忌证,对于妊娠晚期的患者,也很少有证据证明可以进行药物治疗;⑤对苯并咪唑类药物或吡喹酮过敏。

3. 药物治疗的优势 药物治疗是一种非侵入性治疗方法,可用于任何年段的患者(对于 6 岁以下的人群经验少);除妊娠以外,受患者基础状况的限制比手术方式更少。

4. 药物治疗的风险 苯并咪唑类衍生物的治疗风险主要包括肝脏毒性(血清氨基转移酶的升高)、中性粒细胞减少、血小板减少和脱发等。胚胎毒性和致畸性的潜在风险仅在某些妊娠早期的实验室动物中观察到。

(二) 肝泡型包虫病

肝泡型包虫病的治疗方法通常为手术。应尽可能完全清除感染组织,这需要完全切除寄生虫组织,还可能需要根治性切除宿主组织。根治性切除的可行性取决于病灶部位、是否存在转移病灶、患者的合并症等。肝泡型包虫病根治手术后可给予一段时间的药物治疗。对于不能完全切除的病灶,不能手术的患者和肝移植后的泡型包虫病患者,须进行长期药物治疗。

1. 药物治疗的适应证 对于肝泡型包虫病患者,以下几种情况可以使用药物治疗:①根治性手术后使用药物进行巩固治疗。由于在根治性手术中可能无法检测到残留的寄生虫组织,因此手术后应进行至少 2 年的药物治疗,并应随访监测至少 10 年,以防可能的复发。②对于不能手术的肝泡型包虫病患者、病灶进行不完全手术切除的患者、肝移植后的患者,须进行长期的药物治疗。③对于肝泡型包虫病患者,术前无需进行药物治疗,但是,部分患者存在手术禁忌时,可给予药物治疗后再进行手术治疗。

2. 药物治疗的禁忌证 肝泡型包虫病如不予积极治疗可能产生严重的后果,甚至危及生命。目前使用的药物相对毒性较低,因此,药物治疗只有少数禁忌证。骨髓抑制、早孕、对苯并咪唑类药物过敏的患者禁用,合并慢性肝病的患者慎用。

3. 药物治疗的益处 药物治疗是一种毒性较低的非侵入性治疗方法,价格便宜。研究显示阿苯达唑虽不能治愈患者,但可提高患者的生存质量,延长生存期。在不进行手术的情况下,采用阿苯达唑治疗,患者的 15 年存活率为 53%~80%,而不使用药物治疗的患者的 15 年死亡率为大于 90%,约有一半的患者治疗后病灶可以缩小或稳定。

4. 药物治疗的风险 主要风险是粒细胞减少、脱发和肝功能障碍。由于潜在的胚胎毒性和致畸性(仅在实验室动物中观察到),因此,除非采取了避孕措施,否则在育龄妇女以及怀孕初期,不应使用这种治疗方法。

二、包虫病药物治疗的疗效判定

苯并咪唑类衍生物治疗囊型包虫病的疗效受多种因素的影响,尤其与包虫病包囊大小、囊壁厚薄有很大关系,对病程短、疾病早期、小的薄壁包虫囊效果较好。尽管临床应用时间已经很长,但由于疗效有限,复发率高,最合适的治疗剂量与疗程还有待进一步的探索。对于包虫病药物治疗的疗效判定,需要结合患者的症状、体征、影像学检查、血清学检查等进行综合判断。通常以肝脏 B 超或彩超为主,对包虫病治疗进行疗效判定。近年来,FDG-PET 被认为是评估泡型包虫病病灶的代谢活性和决定抗感染治疗是否中断的金标准。

参照 2017 年《四川省肝包虫病诊治规范》,包虫病治疗的疗效判定标准如下:

（一）临床治愈

患者的临床症状和体征消失,且影像学检查具有以下特征之一:

1. 囊型包虫病 包囊消失;包囊及内容物实变或钙化。

2. 泡型包虫病 病灶消失;病灶完全钙化。

（二）临床有效

1. 囊型包虫病 患者的临床症状和体征改善,且 B 超检查具有以下特征之一者:①包囊直径缩小 2cm 以上;②出现内囊分离征象;③囊内容物中回声增强,光点增强增多。

2. 泡型包虫病 临床症状和体征改善,B 超检查具有以下特征之一者:病灶缩小;病灶未增大,且回声增强。

（三）临床无效

患者的临床症状和体征无缓解,且 B 超检查显示病灶无任何变化或进行性增大。

第三节 包虫病药物治疗的注意事项

一、包虫病药物治疗的随访及监测

包虫病药物治疗时间长,长时间用药导致药物不良反应增加,并且停药后复发率较高,因此,治疗过程中及治疗后的随访和监测尤为重要。随访和监测的内容包括患者的影像学检查、血清学标记物检测、药物浓度监测、药物不良反应检测等。

（一）影像学检查

每 3 个月需要对抗包虫药物治疗的疗效进行评估。需要评估患者的症状、体征,肝脏 B 超或彩超检查最初每 3~6 个月一次,病情稳定后每年一次。囊型包虫病影像学检查随访>3 年方可确定是否治愈,泡型包虫病治疗后影像学检查随访>10 年可确定是否治愈。也可采用腹部 CT、磁共振进行影像学检查。对于泡型包虫病,近年来有研究在临床实践中引入 FDG-PET 来检查评估泡型包虫病病变代谢活性,并以此为依据判断药物治疗的疗程和终止抗包虫药物治疗的时机。结果显示 FDG-PET 对于泡型包虫病病灶的代谢活性具有一定的预测价值,该技术与特异血清抗体的随访结合,有助于判断抗包虫药物的持续或撤药后决策。FDG-PET 和抗 recEm18 抗体的双阴性结果目前考虑为泡型包虫病停止治疗的最佳标志。建议在药物治疗的第二年末进行 FDG-PET 检查,对于行根治性手术的泡型包虫病患者,如果 B 超、FDG-PET 和血清学检查均未发现复发,则在手术后 2 年可停止口服药物治疗。但 FDG-PET 价格昂贵,有必要通过进一步的研究来前瞻性地评估其在泡型包虫病管理中的价值。

（二）血清学标记物检测

血清学标记物检测方便、快速，可以鉴别两型包虫病。人体包虫病免疫学诊断方法有间接红细胞凝集试验(IHA)、酶联免疫吸附试验(ELISA)、PVC 薄膜快速 ELISA 等。其中，以 ELISA 法最为常用且较敏感。包虫囊液是主要的诊断性抗原来源，包虫囊液脂蛋白抗原 b 和抗原 5 广泛应用于囊型包虫病的血清学诊断中，采用 ELISA 的方法检测 Em2-plus 或 Em18 用于检测肝泡型包虫病。彻底切除泡型包虫病灶后，抗 Em2 和抗 Em18 抗体会快速降低，随后变得不可检测。这些血清学检测手段可以对影像学诊断或临床诊断进行佐证，并评价经手术或药物治疗的患者疗效。但现有的包虫病免疫学试验方法在敏感性和特异性上存在很大的差异，试验结果受许多因素的影响：包括抗原的性质和质量、检测用的试验系统、棘球蚴囊的数量、部位和活力、不同地理虫株差异、个体免疫应答反应的差异等。血清学标记单独用于评估病灶是否复发的敏感性和特异性有待进一步验证，尽管抗体水平持续升高可能暗示残留疾病或复发，手术成功切除病灶也可能出现抗体水平升高。新抗原似乎有望更准确地在治疗后监测判断病变是否复发。

（三）药物浓度监测

苯并咪唑类衍生物口服吸收的情况存在个体差异，在条件允许的情况下，可进行药物浓度监测，以确定过高(毒性增加)或过低(可能无效)的水平。在开始治疗后的 1、4 和 12 周以及每次调整剂量后 2~4 周分别监测血清药物浓度，建议在早晨服药 4 小时后进行检测。阿苯达唑的治疗浓度约为 0.65~3mol/L，如果两次连续检测水平过高，应减少阿苯达唑剂量。对于甲苯达唑，建议在早晨口服药物后 4 小时测定血清或血浆的药物浓度水平，血浆浓度应维持在 250nmol/L 以上。可以针对个别患者调整口服药物剂量，以达到足够的血清水平。需要注意的是，目前能够进行甲苯达唑和阿苯达唑血药浓度监测的实验室不多，可能需要更多的研究来证实其必要性。

（四）不良反应监测

苯并咪唑类药物常见的不良反应主要包括肝功能的异常及白细胞减少。在治疗期间，需要对患者可能出现的实验室不良反应进行监测。在治疗的最初 3 个月内，应每隔 2 周检查一次白细胞计数，因为在罕见的情况下，在药物治疗的早期阶段观察到严重甚至不可逆的白细胞减少。3 个月到 1 年期间每月检查一次，此后每 3 个月进行外周血白细胞检查。治疗初期，每两周进行血清氨基转移酶的检测，3 个月到 1 年期间每月进行血清转氨酶的检测，此后每 3 个月检查一次，以及时检测肝脏功能是否出现受损。对于联合使用或单独使用吡喹酮的患者，还应定期进行心电图、血肌酐、血尿素氮的监测。

二、特殊人群用药

（一）儿童用药

阿苯达唑和甲苯达唑可用于 2 岁以上的患者，但是对 6 岁以下的患儿临床数据较少。吡喹酮可用于 4 岁以上的患儿。

（二）孕妇及哺乳期患者用药

阿苯达唑在大鼠和兔子中均被证实具有致畸性。在孕早期人体中，阿苯达唑及其主要代谢物阿苯达唑-亚砜的生理暴露量比这些出现致畸毒性的动物要低得多(大约百分之一到十分之一）。因此,按推荐治疗剂量服用出现致畸的风险较小。尽管目前没有观察到怀孕期间服用阿苯达唑后出现胎儿毒性的情况,但仍应避免治疗妊娠或可能妊娠的女性,除非治疗的好处大大超过了发育中的胎儿可能出现不良事件的潜在风险。哺乳期妇女不宜使用。

甲苯达唑在动物实验中显示了胚胎毒性和致畸性。对孕妇(尤其是怀孕三个月内的孕妇)使用本品时,应充分权衡利弊。甲苯达唑吸收有限,尚无研究表明甲苯达唑是否经母乳排出,哺乳期妇女应权衡利弊谨慎使用。

吡喹酮在孕期使用是安全的,哺乳期妇女在服药期间直至停药后72小时内不宜喂乳。

（三）肝功不全的患者

慢性肝病患者必须谨慎使用苯并咪唑及甲苯达唑,如病情需要使用,需酌情减量。中至重度肝功能损害的患者可能会出现吡喹酮的代谢减少,导致更高的血浆浓度并维持更长时间,因此需要权衡使用利弊,调整吡喹酮的用量。

三、不良反应的处理

（一）不良反应分级

《四川省肝包虫病诊治规范》中,将包虫病药物治疗过程中出现的不良反应分为轻度、中度和重度。轻度:服药初期有轻度头痛、头晕、胃部不适、食欲缺乏、恶心、腹泻、皮肤瘙痒、肝区针刺样疼痛;中度:除上述反应程度加重外,出现呕吐、进食量明显减少;重度:除前述症状外,出现明显脱发、贫血、水肿、黄疸等。实验室检查出现胆红素明显升高,白蛋白降低,白细胞明显减少,有时出现蛋白尿和肌酐升高。

（二）肝功异常的处理

如果血清丙氨酸转移酶增加到正常值上限的5倍以上,建议采取以下步骤:①检查有无导致转氨酶增高的其他原因(其他药物,病毒性肝炎,与泡型包虫病相关的胆管梗阻或肝脓肿);②监测阿苯达唑或甲苯达唑药物浓度;③如果阿苯达唑-亚砜血浆水平高于推荐的浓度范围(1~3mol/L,早上服用药物4小时后),减少阿苯达唑剂量,以其他苯并咪唑类药物替代(如果使用的是阿苯达唑,则改为甲苯达唑,反之亦然),肝功能恢复后可再次尝试使用。

（三）白细胞计数降低

白细胞计数如果显著降低,低于$1.0×10^9$/L,应停用苯并咪唑类药物。

（叶　慧）

参考文献

[1] BRUNETTI E,KERN P,VUITTON D A,et al. Expert consensus for the diagnosis and treatment of cystic and alveolar echinococcosis in humans[J]. Acta Trop,2010,114(1):1-16.

[2] 汪复,张婴元.实用抗感染治疗学[M].北京:人民卫生出版社,2012.

[3] 古丽拜尔·卡哈尔,阿地力·买买提,多力坤·买买提.阿苯达唑乳剂治疗囊型包虫病116例临床疗效观察[J].新疆医学,2012(42):30-32.

[4] RAYMOND A,SMEGO J R,PETER S. Treatment options for hepatic cystic echinococcosis[J]. Int J Infect Dis,2005,9(2):69-76.

［5］中国医师协会外科医师分会包虫病外科专业委员会.肝两型包虫病诊断与治疗专家共识(2019版)［J］.中华消化外科杂志,2019,18(8):711-722.

［6］四川省包虫病诊疗专家组.四川省包虫病诊治规范［J］.中国普外基础与临床杂志,2017,24(7):798-803.

［7］HAO W,LUCINE V,TUERHONGJIANG T,et al. Echinococcosis:advances in the 21st century［J］.Clin Microbiol Rev,2019,32(2):5-18.

［8］WHO INFORMAL WORKING GROUP ON ECHINOCOCCOSIS. Guidelines for treatment of cystic and alveolar echinococcosis in humans［J］. Bull of the World Health Organ,1996,74(3):231-242.

第二十四章
侵犯肝外重要器官的包虫病的
诊断和治疗

第一节　肺包虫病

　　肺是仅次于肝脏最常见的发病器官,主要是细粒棘球蚴感染,发病率在 10%~40%。原发于肺部的泡型包虫病临床罕见,占全身包虫病的 0.3%。

一、发病机制及病理

　　绝大多数六钩蚴寄生在肝内,形成肝包虫囊肿。少数直径不超过 0.3mm 的幼虫可通过肝窦毛细血管进入下腔静脉后到达右心和肺毛细血管,并在此着床,形成肺包虫囊肿。有的不经过肝脏,而是通过肠系膜淋巴系统经胸导管再到肺,形成肺包虫囊肿。

　　肺包虫囊肿多为周边型、单发。右肺多于左肺,下叶多于上叶。右肺下叶多见,可能是由于右肺容量及血流量较多,或右肺与肝脏毗邻,幼虫可以通过丰富的淋巴管到肺,或是肝包虫囊肿直接穿破入肺。

　　包虫囊肿是一个扩张性生长的占位性病变,生长比较缓慢,自幼虫侵入人体至形成直径 1~2cm 大小的囊肿需要半年左右,继续生长常形成较大的囊肿。肺包虫囊肿有外囊和内囊,外囊是人体组织对内囊的反应逐渐形成的一层纤维结缔组织包膜,包绕着整个内囊,厚 3~5mm。外囊因其与宿主器官的关系,有很多功能,它不仅可以为内囊中的头节提供营养物质,如氧气、钙、钾和氯离子等电解质,还包括水、葡萄糖,同时还参与吸收和运输棘球蚴所产生的 CO_2 及其他代谢产物。外囊壁有被压破的小支气管的开口,因受到内囊的压力而经常是闭合的,因此空气不能进入两囊之间的潜在腔。外囊与内囊(即包虫囊)之间仅有轻微粘连,极易剥离。内囊是包虫囊肿的固有囊壁,内囊壁厚度仅 1mm,而其内压力却有 100~300mmHg,易破。内囊壁分外面的角皮层和内面的生发层。角皮层无细胞,多层次,半透明,乳白色,具有弹性,外观酷似粉皮。生发层为虫体本身,繁殖能力强,能分泌无色的透明囊液,可向内芽生,形成生发囊和头节。生发层上面附着多数带蒂的小泡,称为生发囊。囊壁内面有无数包虫头节。生发囊脱落于囊液中,称为子囊,其结构与母囊相同。子囊又可形成孙囊。头节也可脱落于囊腔内,称为囊砂,为肉眼可见的白色细小颗粒。在一个包囊内可有数百个子囊和数以万计的头节。有的包囊不产生子囊也无头节,称为不育囊。

　　肺包虫病的病理改变除囊肿本身外,主要是巨大囊肿对肺的机械性压迫,使周围肺组织萎缩、纤维化或有淤血、炎症发生。大于 5cm 的囊肿即可使支气管移位、管腔狭窄,或使支气管软骨坏死,进而破入支气管。表浅的肺包虫囊肿可引起反应性胸膜炎,巨大的囊肿还可能破入胸腔,大量头节外溢,形成许多继发性包虫囊肿。位于中心的囊肿偶有侵蚀、穿破大血管致大出血。少数包虫囊肿有钙化。如囊肿破向细支气管,空气进入内囊外囊之间,可形成多种 X 线征。已有感染或破裂的囊肿可合并胸腔及纵隔脓肿或脓胸,肝包虫囊肿破裂后可能与胸腔或肺、支气管相通,形成肺包虫囊肿-胆管-支气管瘘。

位于肺表面的包虫囊肿可引起反应性胸膜炎。包虫囊肿的囊液和头节对人体均有害。由于宿主对包虫寄生产生抗体,一旦囊肿破入胸腔,可引起严重的过敏反应乃至过敏性休克而死亡。大量头节随囊液进入胸腔,可形成多发的继发性包虫囊肿。

钱中希根据临床表现结合病理解剖把本病分为四型:①肺内单纯型,指单发或多发肺内包虫囊肿,可合并轻度肺部感染,但不包括合并胸膜及纵隔包虫囊肿;②胸内复杂型,指单发或多发胸部包虫囊肿,已有感染或破裂,包括合并胸膜腔、纵隔囊肿或脓胸;③胸腹联合型,指肝包虫囊肿与胸膜腔或肺、支气管相通,形成肝包虫囊腔-胆管-支气管瘘;④膈下肝顶型,指肝膈面囊肿,包括穿入膈下形成脓肿,但未穿破膈肌,不包括合并胸内包虫囊肿者。

二、临床表现

在早期,肺包虫囊肿体积小,多无症状。包虫囊肿的逐渐增大,可突出肺的表面与胸壁产生纤维性的粘连,从而出现胸部隐痛或刺痛。包虫增大挤压肺组织,小支气管被推压扭曲、移位,患者可出现刺激性咳嗽。若较大的肺包虫囊肿压迫肺组织引起肺不张,可导致气促、胸闷、呼吸困难;压迫食管可出现吞咽困难;肺尖部囊肿压迫臂丛和颈交感神经节,导致肩臂痛和 Horner 综合征。若包虫囊肿破入支气管,可引发急剧的呛咳,并咳出大量的水样囊液,在咳出的痰液中可以查到头钩或者原头蚴。若包虫囊肿破入胸腔,可出现胸痛、发热、呼吸困难以及过敏反应的症状。因为胸膜腔的吸收较快,故多易发生过敏性休克。肺包虫囊肿的破裂无论发生在肺内还是发生在胸腔,都会伴有支气管胸膜瘘。感染和破裂互为因果,同时并存,由于破裂可继发感染,表现为肺脓肿症状,胸痛、发热、消瘦、咳嗽、咳脓痰,经久不愈。

患者多无阳性体征。较大囊肿可引起患侧呼吸动度和语颤减弱,叩诊变浊,呼吸音降低等,少数有杵状指。

三、诊断与鉴别诊断

对来自流行区的患者,根据症状、体征、胸部的 X 线检查、CT 检查、血清免疫实验不难做出肺包虫病的诊断。

(一) 了解病史

首先要了解患者曾否居住在包虫病流行地区和是否有犬、羊接触史,在牧区犬、羊朝夕相处,人与犬、羊接触频繁,并由于不良的卫生习惯及机体的抗病能力差,所以极易感染,尤其是儿童发病率高。如患者曾有咳出粉皮样物及带有咸味的清亮液体的病史,亦可确诊为肺包虫病。

(二) X 线和 CT 检查

目前诊断肺包虫病的最主要的影像学检查方法是胸部 X 线及 CT 检查,原因是肺组织与包虫囊肿的密度具有明显的差异,能够清晰地显示各类影像的所在大小、个数、性状、部位以及合并症。其典型的征象表现为密度均匀、边界清楚的圆形或椭圆形囊状阴影。外囊壁纤维组织致密,故显示边缘致密、清晰锐利。部分囊壁可有钙化,肺包虫囊肿增强扫描时囊壁可呈轻度环形强化,而子孙囊的囊壁一般轻度强化或无强化,囊内液体影无强化。多个较大的子囊充满母囊时会使整个病灶呈现出"蜂窝状"或"桑椹状"(图 24-1~图 24-3)。

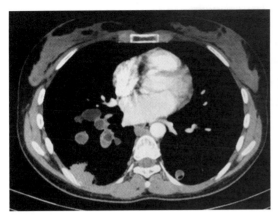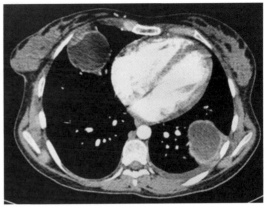

图 24-1 肺内多发的圆形或类圆形囊状影,边缘光滑清晰,少数呈分叶状,增强 CT 可见囊壁轻度强化,囊内液体影未见强化

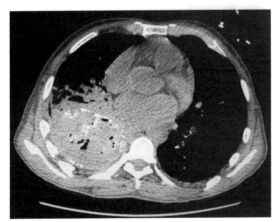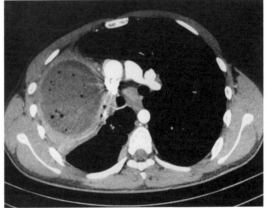

图 24-2 肺内单发的囊性团块影,囊壁有钙化,囊内含有少量积气

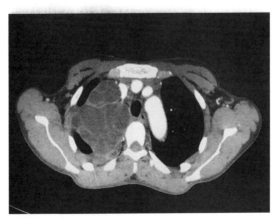

图 24-3 多个较大的子囊充满母囊时会使整个病灶
呈现出"蜂窝状"或"桑椹状"

　　如囊肿破裂并通过支气管与外界沟通,可出现各种特殊的征象:①外囊破裂,少量空气进入外囊与内囊之间,内外囊分离在囊肿顶部呈现新月形透亮区;②外囊、内囊都破裂,囊液部分排出,空气同时进入外囊及内囊,则囊内呈现液平面,其上方有两层弧形透明带;③外囊内囊都破裂,部分囊液排出,内外囊分离且内囊陷落漂浮于囊液表面,则在液平面上呈现不规则的内囊阴影,犹如水上浮莲;④囊壁破裂,内容物全部排空,则呈现囊状透亮影,类似肺大疱;⑤双层壁破裂,囊液完全排出,内囊皮皱缩,部分附着于外囊壁上,CT 表现为"腔内蛇影"征(图 24-4~图 24-6)。

　　肺泡型包虫病的 X 线表现肺内单发或多发高密度结节或肿块,类似棉花团样改变,病灶内可见多发小空泡,与转移瘤很难鉴别。CT 可清晰显示病灶位置、形态、大小、数量和边缘,明确其与周围组织的关系。病灶可表现为粟粒状、结节状、实质性肿块,边缘多不规整,有时呈分叶状,仔细观察可见多发不规则分布的小囊泡是其特征。较大者病灶内可见坏死液化形成的空洞改变。由于钙盐的不断沉积,病灶内常见小颗粒状或斑点状钙化(图 24-7)。泡型包虫病灶常可转移或在生长过程中侵犯胸膜,形成肺内和胸膜的融合性团块,并致邻近胸膜的增厚粘连。

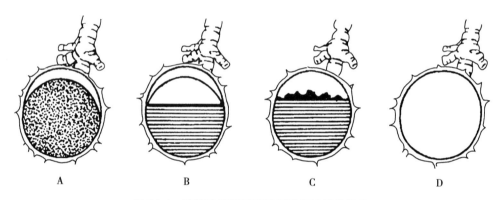

图 24-4　肺棘球蚴囊肿破裂后的各种 X 线征象
A.外囊破裂,顶部有新月形透亮区;B.内、外囊破裂,内有液平面,顶部有两层弧形透亮带;
C.内、外囊破裂,内囊陷落,呈现"水上浮莲"征;D.囊壁破裂,内容排空,呈囊状透亮影

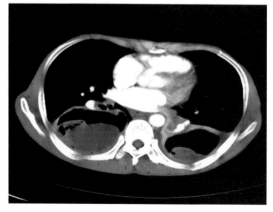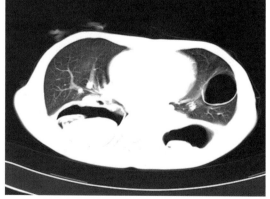

图 24-5　包虫囊肿外囊内囊都破裂,部分囊液排出,内外囊分离且内囊塌陷,漂浮于囊液表面上形成"水上浮莲"征

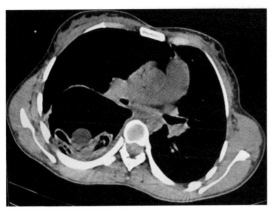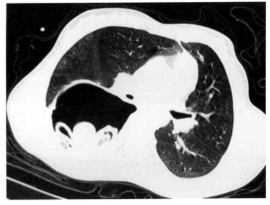

图 24-6　包虫囊肿双层壁破裂,囊液完全排出,内囊皮皱缩,部分附着于外囊壁上,表现为"腔内蛇影"征

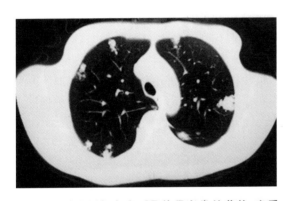

图 24-7　肺泡型包虫病,CT 片见多发结节状、实质性肿块,边缘多不规整,有时呈分叶状

(三) MRI 检查

MRI 对于复杂类型的包虫病诊断更有优势,特别是水成像技术在包虫病的诊断中起着重要的作用。MRI 可以清晰显示包虫囊壁、宿主局部组织反应、破裂包虫囊肿、包虫与支气管的关系等。肺包虫 MRI 特异性征象:①囊壁厚度均匀一致,尤其在 T2WI 上的低信号是其特征性表现;②多子囊型,呈多房性,表现为玫瑰花瓣状征象;③内囊从外囊剥离破裂者可呈飘带征、水蛇征。

(四) 超声检查

由于肺充气的影响,超声用于检查胸部疾病有一定的局限性,而超声在鉴别囊性或实质性病变时比较准确。超声检查对于肺包虫病变比较表浅及已破裂的胸腔内包虫病变有一定的诊断价值,如肝顶部包虫囊肿破裂进入胸腔,超声可以探出肝顶部经破裂膈肌裂口及右胸腔积液;如果破裂的包虫囊肿内囊进入胸腔,超声下就会出现液气胸征象;如果含有包虫子囊,可见小光环或多条光絮。

(五) 实验室检查

嗜酸性粒细胞增加,常在 5%~10%,甚至可高达 20%~30%。有时咳出物或胸水中能查到囊肿碎片及囊、头节或小钩。其他免疫学诊断方法包括包虫皮内试验(Casoni 试验)、包虫补体结合试验、间接血凝集试验以及目前最广泛使用的免疫电泳、双扩散、对流免疫电泳实验和凝胶扩散酶联免疫吸附实验等已成为包虫病诊断最重要的常规方法。

值得提出的是,疑为包虫囊肿者禁忌行囊肿诊断性穿刺,以免引起囊液外溢,产生过敏反应及包虫病播散等严重并发症。

肺包虫病主要与以下疾病相鉴别:

1. 肺结核瘤　大多好发在肺上叶的后段,病灶直径多在 3cm 以下,边缘较光滑,周围常见卫星病灶,密度较高,多数有不同程度钙化,钙化形式有环形、弧形及层状,增强扫描病灶一般明显强化。观察期间不增长,参考结核好发部位及临床症状可鉴别之。

2. 肺结核空洞 结核空洞的壁较厚,内含干酪物质的液平,较小而不平坦,周围有浸润而边界毛糙,痰菌阳性。

3. 肺癌 边缘模糊有毛刺,转移癌似棉花球样,增长较快,有索条状伪足伸向肺门,CT片可见不规则分叶阴影,密度不均匀,有偏心性透光区。尤其是囊肿破裂后皱缩成团块状的肺包虫病及肺泡型包虫病,更易误诊为周围型肺癌。

4. 肺部炎性假瘤 密度较高并略呈点片状不均匀,不能透见肺纹理,边缘不如包虫的界限光滑、锐利。而肺包虫密度均匀一致的阴影里可见肺纹理。

5. 肺囊肿 先天性的肺囊肿者自儿童时期就经常出现上呼吸道的感染,囊肿可压迫支气管从而引起肺不张,当囊肿破进支气管后,可以形成气液平,但绝对不会出现"水上浮莲"征,另外,也能用血清免疫诊断将二者鉴别区分。

四、治疗

肺包虫呈进行性生长,大多数患者因其囊肿的囊内压不断增高而破裂,随后发生许多严重并发症。因此,肺包虫病一经确诊,应及时予以外科手术治疗。手术的目的是切除囊肿,防止囊肿破裂和播种。尽管肺包虫囊肿呈膨胀性生长,但对肺组织主要是压迫而不是组织破坏,虽有不同程度的感染,但压迫解除后绝大多数肺均能复张,一般行包虫囊肿摘除术即可。大多数专家不主张肺叶切除,即使囊肿破裂也要最大限度地保留正常肺组织。

常用手术方法有两种,即内囊/囊肿摘除术和肺切除术,视包虫囊肿的部位、大小、有无并发症以及粘连而定。

肺包虫病的外科手术麻醉应采用全身麻醉,双腔气管插管,防止包虫囊液逆流入健侧肺。

切口选择:关于手术入路,可根据以下原则处理。根据病变位置施行左侧或右侧剖胸术;双肺均有病变者,首先处理病变大的一侧。对双侧病变体积较大,怕在术中对侧肺包虫发生破裂者,可采取胸骨正中劈开切口,同期处理两肺的病变,一期完成两侧肺的手术,或采取双侧前外侧切口入胸,暴露困难时,可待对侧手术完毕后,将手术床倾斜进行操作。

对右肺与肝顶部包虫囊肿同存的患者,根据病灶前后的位置采用右胸后外或前外侧切口,处理完肺包虫后,切开膈肌,处理肝顶部包虫,一期处理完毕。对肝顶部包虫囊肿经腹部切口很难获得良好的暴露和满意的内囊摘除及理想的残腔处理者,也可经此切口手术。但对右肺包虫同时有肝低位的包虫囊肿,应分别做剖胸切口和肋缘下右上腹斜切口,分别处理两处病变(先肺后肝)。

(一)内囊摘除术

分为内囊穿刺摘除术和内囊完整摘除术。

1. 内囊穿刺摘除术 适用于摘除深部囊肿、破裂感染囊肿或巨大肺包虫囊肿,且外囊壁无纤维增生及钙化并容易塌陷和残腔容易缝闭者。

开胸后明确囊肿位置,用高渗盐水纱垫保护囊肿周围组织,用注射器抽出囊液以使内囊塌陷缩小,之后切开外囊,提起外囊边缘,用吸引器吸尽囊内的残留囊液,用环形钳将已塌陷缩小的内囊完整取出。内囊穿刺摘除术中应严格保护穿刺点周围及术野区,防止囊液溢出后污染胸腔(图24-8)。取出过程中嘱麻醉师增加供氧流量,加压呼吸,防止囊液流入呼吸

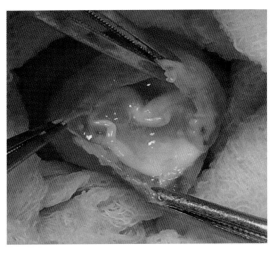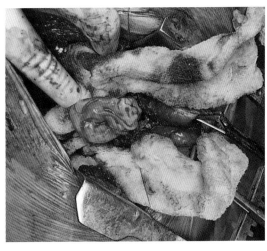

图24-8　内囊穿刺摘除术,高渗盐水纱垫保护囊肿周围组织,防止囊液溢出后污染胸腔

道。可以用30%过氧化氢(双氧水)或20%高渗盐水涂擦外囊壁。残留的外囊腔如有小支气管瘘,应用细丝线或可吸收线予以缝合。支气管瘘处理前不能往外囊腔内倒水试漏气,也不能向内注入稀释的甲醛、过氧化氢或高渗盐水,因其易流入支气管内引起窒息。外囊腔用生理盐水冲洗后将外囊壁间断疏松缝合对拢。外囊腔较大时采用多层次间断缝合法:从囊内深部缝起,分层缝到浅部,使囊壁对面合拢,互相紧贴缝合。缝合要与支气管走向平行,以免支气管扭曲。缝合时要特别耐心,避免出血渗满手术野,对拢不严密,遗留有死腔。把多余的外囊切去或内翻,肺边缘严密止血缝合,勿使漏气。

2. 内囊完整摘除术　与上法不同之处是事先不做内囊穿刺,直接切开外囊,将内囊完整摘除。如摘除成功,可完全避免复发。手术野的显露和保护与内囊穿刺摘除术相同,要求麻醉平稳,手术刀宜作30°～45°倾斜,用力均匀,避免刀尖垂直。不宜一刀切开外囊全层,先做一短浅切口,用刀刃刮剥,用力过重易使内囊破裂。持续开放两个吸引管以防囊肿突然破裂后大量囊液外漏或进入呼吸道引起窒息。扩大包虫外囊切口,使其长度应等于或略大于内囊直径,请麻醉师缓缓加压鼓肺,借助内囊四周(特别是内囊底面)肺膨胀的推力,使内囊球完整地由切口脱出。内囊脱出之后,如发现外囊内有支气管开口,应细心予以缝合修补,以预防感染及支气管胸膜瘘。缝合外囊壁之切口,方法同上,以缝闭死腔。此手术的适应证是包虫囊肿生长在肺脏表面或边缘,无合并感染,直径在5～10cm的单纯性或单发的包虫囊肿;不适合于深部囊肿或破裂感染囊肿或巨大肺包虫囊肿,因巨大包虫囊肿张力较大,不谨慎时常常引起包虫破裂播散,导致术后复发。

（二）囊肿摘除术

适用于位置比较表浅的单纯囊肿。其方法是在包虫囊肿外囊之外进行解剖、分离,直到将囊肿全部摘除。其优点是术后无残腔存留,肺复张较好。但手术操作较费时。

（三）肺楔形切除术

包虫囊肿较小,位于肺表面者,可将囊肿及其周围的少量肺组织一并予以楔形切除。

（四）肺段、肺叶切除术

一般能行囊肿摘除术的患者不主张行肺段、肺叶术,要尽量保留正常肺组织有助于肺功能恢复。手术指征包括:①巨大肺包虫囊肿累及一叶肺的大部;②一叶肺或一侧肺内多发性包虫囊肿;③肺包虫囊肿合并感染或形成肺脓肿;④肺包虫囊肿合并支气管扩张症;⑤肺包虫囊肿破入支气管后内容物已经咳出,但其外囊较厚,不能塌陷闭合或形成支气管胸膜瘘者,或肺长期受压纤维化而不能复张者。

手术时,应先游离病肺支气管并钳夹之,以免因手术操作时的挤压而导致囊肿破裂,囊液流入外囊壁支气管开口,造成患者窒息。

(五) 肝顶包虫囊肿破裂感染经胸引流法

处理肝顶包虫囊肿破裂感染、支气管瘘和肝胸膜瘘、胆管-支气管瘘的关键在于首先充分引流原发病灶。在 X 线和超声检查准确定位之后,通过肋间或肋床(切除 4~5cm 肋骨)穿刺见脓,沿穿刺针方向切开肋间或肋床置粗管引流。只要经常保持引流管通畅,合并胆管-支气管瘘者咳出的大量胆汁、脓痰会立刻减少,瘘管可逐渐愈合。也可取经右胸切口,经膈肌切入肝顶包虫囊肿,彻底清除肝包虫囊内容,生理盐水反复冲洗囊腔。细心缝闭胆管瘘(多在靠肝门侧),在外囊最低位置留置残腔引流管,残腔引流管置入负压引流瓶中。最后妥善关闭肝、膈肌切口。置胸腔闭式引流管,关胸。残余的化脓性支气管炎,经内科和抗生素治疗,只要原感染灶(肝外囊腔)引流通畅,2~3 周症状即可消失,遗留支气管炎症需切肺手术者极少数。

(六) 胸腔镜手术

近些年来,随着胸腔镜技术的逐步发展,经胸腔镜治疗肺部包虫病已经成为一种新的趋势,其术后恢复快、手术切口美观、创伤小等特点的优势明显突出,故经胸腔镜有效治疗肺包虫病的相关手术报道越来越多。经胸腔镜行肺包虫囊肿摘除或肺段、肺叶切除术是安全有效的,但是该术式的要求相对较高,需要对患者进行认真而全面的身体评估,同时还要求术者能够熟练运用胸腔镜和具备扎实的解剖学基本知识。

(七) 其他手术方法

其他手术方法包括液氮冷冻肺包虫囊肿摘除术,即采用液氮将肺包虫囊肿冷冻成冰球,将包虫囊肿整块摘除,也能做到完整摘除包虫囊肿,并可预防术中囊液漏所致的过敏性休克及囊液污染所致的复发。另外还有 X 线引导下囊腔穿刺闭式引流术,超声引导穿刺硬化治疗术等,其适应证和远期疗效尚待进一步探索和临床实践。

(八) 主要并发症

1. 支气管瘘　包虫囊肿之内囊摘除后,多无并发症。但因内囊多与支气管相通,如摘除囊肿后未进行修补,则有发生支气管瘘的可能性。为预防发生支气管瘘,术中应仔细检查,并严密缝合漏气处。

2. 包虫囊肿复发　其原因之一是术中遗留较小的包虫囊肿;二是术中囊液外溢,头节脱落,移植再发;三是再次感染发病。

(九) 药物治疗

二十世纪八十年代初,经世界卫生组织(WHO)协调的多中心临床研究确认了苯并咪唑类的阿苯达唑和甲苯达唑对包虫病的治疗有效,从而结束了包虫病只能依靠外科手术治疗的局面。目前最主要的抗包虫的药物有苯并咪唑类药物和吡喹酮类药物。世界卫生组织(WHO)指导手册中推荐药物治疗只能用在无法接受手术治疗的原发性肺包虫病的患者,以及已有 2 个或 2 个以上的器官遭受侵犯的多发性包虫病的患者。目前,使用的阿苯达唑脂质体可增加药物的脂溶性和稳定性,提高药物的生物利用度。

五、预防

在包虫病流行区进行宣传教育,注意饮食卫生、饭前洗手和保护水源,调查掌握病变流行情况,对牧犬投驱虫药,加强对屠宰场管理等措施,可以减低发病率。

第二节　脑包虫病

包虫病发生于颅内较为少见,约占全身包虫病的 1%~3%,以囊型包虫病为主,儿童及青少年发生率高于中老年人。脑泡型包虫病多继发于其他脏器的泡型包虫病,约占脑包虫病的 1%。

一、发病机制及病理

虫卵经口摄入后,经胃内消化液的作用,在十二指肠孵化成六钩蚴,穿入肠壁进入门静脉,若进入体循环,则引起其他器官组织的包虫病,如脑、脾、肾、肌肉、眼眶等。进入颅内的包虫囊囊泡内含胶样物,周围组织发生慢性炎性肉芽肿,不形成纤维包膜,在受损的病灶中央可有坏死、钙盐沉着,被很多的小子囊带包绕,形成薄的外膜,围绕的这些小囊具有头节,具有生长发育的能力。脑囊型包虫病是膨胀性生长方式,随囊肿体积增大,逐渐产生脑部压迫、刺激症状及一系列颅内压升高的征象。而脑泡型包虫病呈浸润性生长,常由小片融合成大片,严重破坏神经组织,引起癫痫发作、颅内高压和局灶性神经功能障碍等。

二、临床表现

脑包虫病最常见的症状是头痛、癫痫发作和神经功能障碍。其中脑囊型包虫病患者的颅内高压症状如头痛和神经功能障碍等出现缓慢,癫痫发作频率较低;而脑泡型包虫病上述症状出现早,早期出现癫痫等。持久的颅内高压可造成乳突水肿,视力下降,视野模糊;若未能及时诊治,可持续发展为视神经萎缩、脑疝等导致失明或危及生命。根据包虫所在部位不同,可产生相应的局灶性神经功能缺损症状。其中泡型脑包虫因浸润性生长,神经功能障碍有出现得早且进展得快等特点。最常见的神经功能障碍为单侧肢体的无力,呈进行性加重,甚至发展为偏瘫。其他定位症状根据包虫囊的位置和大小不同可表现为失语、偏身感觉障碍、听力下降、视力下降、平衡失调、共济失调等临床表现,但与其他颅内占位性病变相比,症状会相对较轻。

三、诊断

(一) 接触史

有疫区生活史,或家中喂养犬、羊,有密切的接触史,误吞入被棘球绦虫虫卵污染的饮食而感染,或在非流行地区,有直接或间接的接触史(如屠宰场工人或附近居民等)。

(二) 实验室检查

血常规检查可发现半数以上患者嗜酸性粒细胞增多。血清免疫学试验如胶体金渗透法和酶联吸附法诊断包虫病,阳性率约 80%。但多数原发性颅内囊型包虫病患者血清学检查多为阴性,脑泡型包虫病血清免疫学检查阳性率较高。

（三）影像学检查

1. 头颅 X 线平片　颅骨包虫病病变从板障开始，破坏颅骨，并且容易破出骨板，形成颅内、外软组织肿块。浅表囊肿致邻近颅骨局限外凸，骨板变薄。平片显示为弧线状、环形或蛋壳状及团块状钙化，囊肿本身也可钙化，可以定性诊断。脑泡型包虫病可表现为颅内多发钙化病灶。

2. CT 和磁共振（MRI）检查　脑囊型包虫病在平扫 CT 上表现为脑内圆形、类圆形囊性病变，囊内容物呈低密度影。脑泡型包虫病的 CT 表现与脑转移瘤相似，呈低密度影，病变较大时周围水肿明显，多半有钙化。MRI 扫描检查可有效地显示脑囊型包虫病，特点是呈圆形、边界清楚的囊性病变，并可显示出母囊内子囊的数量及分布情况。脑泡型包虫病的 MRI 特点为颅内多发的混杂信号病灶，灶周水肿明显，增强后可明显强化。

3. PET-CT 检查　全身 PET-CT 检查可清楚地显示泡型包虫的原发病灶及全身各脏器转移情况，并可有助于判别包虫病灶有无活性。若无氟脱氧葡萄糖（FDG）摄取可确认包虫病灶无活性，反之有活性。

四、鉴别诊断

1. 蛛网膜囊肿　多见于脑池或脑室邻近的部位，多无明显症状，CT 及 MRI 表现与囊型包虫病相似，但包虫免疫血清学实验呈阴性。

2. 囊性肿瘤　一般为单发，多发时继发于其他脏器的肿瘤，CT 及 MRI 与囊型包虫有一定的相似之处，但增强造影后肿瘤囊壁可呈明显强化。

3. 转移瘤　症状与影像学特点有时与泡型包虫病很难鉴别，但泡型包虫病几乎均继发于肝包虫病，并且免疫学检查可作为主要鉴别诊断方法。

五、治疗

几乎所有的脑包虫病患者都表现为颅内压增高，需降低颅内压治疗，来挽救受压的神经、血管和脑实质。继发于肝泡型包虫病的脑包虫病患者，常常因头痛、癫痫发作等作为首发症状而就诊，抗包虫药物可减轻病灶周围脑组织水肿，有效缓解症状（图 24-9、图 24-10），阿苯达唑被世界卫生组织指定作为包虫病治疗的首选药物之一，进入人体后在肝内代谢为丙硫苯咪唑-亚砜发挥驱虫作用，能抑制寄生虫对葡萄糖的吸收，导致虫体耗尽葡萄糖或者抑制延胡索酸还原酶系统，阻碍 ATP 的生成，使寄生虫无法存活或繁殖。阿苯达唑等药物并非杀虫剂，并不能完全阻止寄生虫的复发或转移（图 24-11），长时间服用可产生耐药，病灶的清除主要还是靠手术治疗。

（一）手术治疗

1. 注水漂浮法脑包虫内囊摘除术（Orlando-Dowling's 技术）主要针对脑囊型包虫病，其中外囊是由脑组织胶质增生形成的半透明薄膜，远较肝包虫外囊薄，近似肺包虫的外囊，与包虫囊壁仅有纤维性轻微粘，无血管相连，易剥离。具体操作如下：术前根据 CT、MRI，术中用神经导航系统，术中 B 超或 MRI 精确定位后，患者取头低位，逐层开颅后，10% 盐水浸泡的棉片保护好周围脑组织，打开包虫囊外囊，按包虫内囊与正常脑组织界面进行环形分离。当剥离脑组织达包虫直径的 1/3 以上时，包虫囊即自行向外膨出，此时将软细塑料管插入已形成的包虫内囊与脑组织之间的界面，管子内注入一定压力的水来漂浮包虫囊，将患者的头向病变部位方向旋转，在重力作用下漂浮出包虫囊。

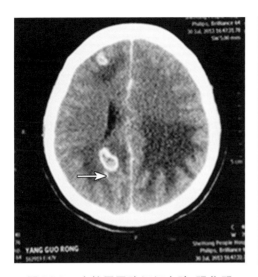
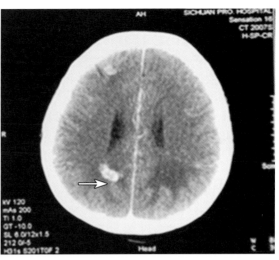

图 24-9　病灶周围脑组织水肿,强化明显(箭头所示)

图 24-10　口服抗包虫病药物(阿苯达唑)1 年后,病灶周围脑组织水肿减退,病灶缩小(箭头所示)

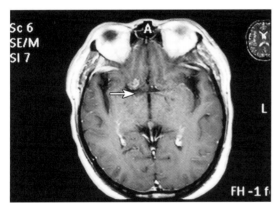
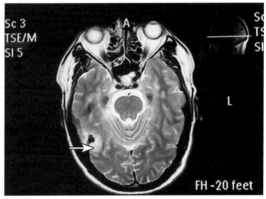

图 24-11　肝泡型包虫病术后 3 年,长期服用阿苯达唑,半年前逐渐出现头痛、癫痫发作及视力下降等表现,MRI 示右侧枕叶、右侧额叶结节,周围见片状水肿带(箭头所示)

2. 穿刺回抽引流方法　对位置深在或功能区域的包虫囊无法采用 Orlando-Dowling's 技术切除时先进行穿刺,吸抽部分囊内容物后囊内注射适量的杀虫剂,等几分钟后抽吸全部囊内容物,使包虫囊倒塌,切除包虫囊。

3. 显微外科手术方法　脑泡型包虫病病灶切除及脑囊型包虫病术中解剖分离等操作,均可采用显微外科手术方法。

（二）药物治疗

一般原则是完整内囊摘除的颅内原发囊型包虫的患者不需要口服抗包虫药物,而颅内多发的、术中破裂的、无法达到完整内囊切除的囊型包虫病以及继发于全身其他部位的囊型包虫病,建议使用抗包虫病药物治疗。推荐药物为阿苯达唑,10mg/kg,分两次口服。疗程较长,停药标准为包虫病灶消失、钙化或 PET-CT 显示无活性,血清免疫学检查结果转阴等。

（罗兰云）

参考文献

［1］尹伯约.人体包虫病［M］.2版.西宁:甘肃人民出版社,1981.

［2］吴明拜.肺寄生虫病［M］.上海:上海科学技术出版社,2003.

［3］温浩,徐明谦.实用包虫病学［M］.北京:科学出版社,2007.

［4］唐桂波.实用包虫病影像学［M］.北京:人民卫生出版社,2013.

［5］钱中希,郭水源,唐国学,等.肺包虫囊肿内囊完整摘除术180例探讨［J］.中华外科杂志,1980,18:
217-219.

［6］付艳,冯晓辉,温浩,等.包虫病八项免疫诊断临床应用的初步观察［J］.新疆医科大学学报,2000(3):
242-243.

［7］宋斌,王博文,韩平,等.双侧同时开胸治疗双肺包虫(附24例报告)［J］.宁夏医学院学报,2001,23
(5):344-345.

［8］陈秋菊,张慧玲,高益均,等.小儿肺包虫病应用胸腔镜治疗体会［J］.中华小儿外科杂志,2006,27(9):
500-501.

［9］周诚,热娜古力,刘文亚,等.肺包虫破裂的CT影像表现［J］.中华放射学杂志,2014,48(11):963-964.

［10］肖开提·买买提伊明,迪力努尔·艾合买提,郭睿,等.电视胸腔镜下肺细粒棘球蚴内囊摘除术体会
［J］.腹腔镜外科杂志,2015(7):513-515.

［11］李德生,张力为,张铸,等.胸部包虫病诊疗技术规范专家共识［J］.中国胸心血管外科临床杂志,2015
(9):799-802.

［12］玉才,佟乌龙.包虫病流行与疫苗使用［J］.兽医导刊,2016(23):41-42.

［13］AYTAC A,YURDAKUL Y,IKIZLER C,et al. Pulmonary hydatid disease:report of 100 patients［J］. Ann
Thorac Surg,1977,23(2):145-151.

［14］DOAN R,YFIKSEL M,CETIN G,et al. Surgical treatment of the hydafid cysts of the lung:report on 1055 pa-
tients［J］. Thorax,1989,44(3):192-199.

［15］ATHANASSIADI K,KALAVROUZIOTIS G,LOUTSIDIS A,et al. Surgical treatment of echinococcosis by a
transthoracic approach:a review of 85 cases［J］. Eur J Cardiothorac Surg,1998,14(2):134-140.

［16］BURGOS R,VARELA A,CASTEDO E,et al. Pulmonary hydatidosis:surgical treatment and follow up of 240
cases［J］. Eur J Cardiothorac Surg,1999,16(6):628-635.

［17］MORAR R,FELDMAN C. Pulmonary hydatid cyst［J］. Eur Respir J,2003,21(6):1069-1077.

［18］SOKOUTI M,SOKOUTI B. Structure of the pulmonary hydatid cyst［J］. J Med Ultrsonics,2014,41(2):251-
252.

［19］ZHANG W,ZHANG Z,WU W,et al. Epidemiology and control of echinococcosis in central Asia,with parti-
cular reference to the People's Republic of China［J］. Acta Trop,2015,141(Pt. Ⅱ):235-243.

［20］温浩.中枢神经系统棘球蚴病(包虫病)的诊断与外科治疗专家共识［J］.中华地方病杂志,2016,35
(9):625-628.

［21］ENRICO B,PETER K,DOMINIQUE A V. Expert consensus for the diagnosis and treatment of cystic and
alveolar echinococcosis in humans［J］. Acta Trop,2010(114):1-16.

［22］李长栋,孙建军,荔志云.脑泡状棘球蚴的诊断及治疗进展［J］.中华神经外科疾病研究杂志,2013,12
(3):284-285.

［23］MA L,LIU W K,MAO B Y,et al. An echinococcosis multilocularis presenting as a giant anterior cranial bas-
ilar tumor［J］. Neurol Sci,2009,30(3):247-249.

［24］DUISHANBAI S,GENG D,LIU C,et al. Treatment of intracranial hydatid cysts［J］. Cuin Med J (Engl),
2011,124(18):2954-2958.

［25］MEHMET T. Hydatidosis of the central nervous system:diagnosis and treatment［M］. Berlin Heidelberg:

Springer-Verlag,2014.

［26］　VUITTON D A,BRESSON-HADNI S. Alveolar echinococcosis:evaluation of therapeutic strategies[J]. Expert Opin Orphan Drugs,2013,2(1):67-86.

［27］　TURGUT M. Intracranial hydatidosis in Turkey:its clinical presentation,diagnostic studies,surgical management,and outcome. A review of 276 cases[J]. Neurosurg Rev,2001,24(4):200-208.

索　引